Heidelberger Taschenbücher Band 46

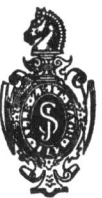

Robert D. Eastham

Klinische Hämatologie

Übersetzt und ergänzt von G. Ruhrmann

Springer-Verlag Berlin · Heidelberg · New York 1968

Robert Duncan Eastham B.A., M.D., F.C.Path., D.C.P., Dipl.Path.,
Consultant Pathologist to the Frenchay/Cossham Group of Hospitals,
Bristol Lately Consultant Pathologist to the Newcastle General Hospital,
Newcastle upon Tyne/Great Britain

Dozent Dr. *G. Ruhrmann*, Klinik St. Hedwig, 84 Regensburg

Titel der englischen Original-Ausgabe:
Clinical Haematology,
2nd Edition. John Wright & Sons Ltd. Bristol 1966

ISBN-13: 978-3-540-04189-4 e-ISBN-13: 978-3-642-95060-5
DOI: 10.1007/978-3-642-95060-5

Alle Rechte vorbehalten. Kein Teil dieses Buches darf ohne schriftliche Genehmigung des Springer-Verlages übersetzt oder in irgendeiner Form vervielfältigt werden. © by Springer-Verlag Berlin · Heidelberg 1968. Library of Congress Catalog Card Number 68-30900

Die Wiedergabe von Gebrauchsnamen, Handelsnamen, Warenbezeichnungen usw. in diesem Werk berechtigt auch ohne besondere Kennzeichnung nicht zu der Annahme, daß solche Namen im Sinne der Warenzeichen- und Markenschutz-Gesetzgebung als frei zu betrachten wären und daher von jedermann benutzt werden dürften.   Titel-Nr. 7576

Vorwort zur 1. Auflage

Dieses Buch gleicht in Aussehen und Anlage den „Biochemical Values in Clinical Medicine", worin ich versucht habe, eine genaue Zusammenstellung der Wege zu geben, auf denen verschiedene klinische Erkrankungen mit Blutbefunden in Verbindung zu bringen sind.

Seit die klinische Hämatologie eine von der klinischen Biochemie getrennte Disziplin ist, wurden die verschiedenen Labortests und ihre Resultate nicht dementsprechend isoliert dargestellt. Deshalb gliedert sich das Buch in folgende Abschnitte:

1. Hämoglobine und verwandte Pigmente
2. Erythrocyten
3. Anämien
4. Periphere weiße Blutzellen
5. Knochenmark
6. Blutungen, Gerinnung und Transfusion.

Die betreffenden Labortests finden sich in jedem Abschnitt erwähnt. Die einzelnen Gerinnungsfaktoren (z. B. Faktor V, VII usw.) sind im Detail erwähnt. Ihre physikalischen Eigenschaften, falls bekannt, wurden angeführt. In dieser Hinsicht wurde die augenblicklich akzeptierte Internationale Nomenklatur benutzt (z. B. Faktoren I—X).

Die Ätiologie mancher klinischer Krankheitsbilder (z. B. Pancytopenie, Purpura bei Kindern, Makrocytäre Anämie) wurde eingehend dargestellt.

Weil das Ausmaß der Wissensausbreitung in der Hämatologie, wie in der klinischen Biochemie, augenblicklich sehr groß ist, wurden viele neue Tests, die noch nicht im Routinelabor ausgeführt werden, dargestellt. Die Ausdehnung des gegenwärtigen Wissens wurde auch als Entschuldigung bei der Darstellung von Details angesehen, z. B. solcher Erkrankungen wie der v. Willebrand'schen Krankheit, die, wenn sie auch selten ist, eine sehr interessante Verbindung zur Hämophilie und anderen Erkrankungen mit reduziertem Gehalt an antihämophilem Globulin hat. (Der Name v. Willebrand wurde in Verbindung zu 4 Syndromen verwendet.)

Es besteht die Hoffnung, daß dieses Buch, das andere hämatologische Standardwerke nicht ersetzen soll, mehr Anreiz zur Diskussion hämatologischer Fälle und Probleme zwischen Klinikern und klinischen Hämatologen gibt. Ebenso besteht die Hoffnung, daß es den jüngeren

Klinikern etwas Hilfe in ihrem Drang nach Untersuchungsmethoden bietet und in der Interpretation der Resultate solcher Tests.
Ich danke Dr. A. B. RAPER, Consultant Hämatologist der Bristol United Hospitals, daß er das Manuskript las, und Herrn K. W. DENSON, F. I. M. L. T., für wertvolle Hinweise, Kritik und sehr wichtige Informationen in Verbindung mit den Gerinnungsproblemen.

Bristol, im Januar 1961 R. D. E.

Vorwort zur 2. Auflage

Seit der ersten Auflage dieses Taschenbuches im Jahre 1961 hat sich viel neues Wissen hinzugesellt. Einige Abschnitte dieses Buches wurden deshalb gründlich überprüft und einige weniger wichtige Tests ausgeschlossen. Die Abschnitte über Plasmaviscosität, Vitamin B_{12} und Folsäure, Blutgerinnungstheorie, Thrombocyten einschließlich der adhäsiven Blutplättchen, und über Fibrinolyse wurden neu geschrieben. Überall wurden Zusätze und Änderungen zum Text im Hinblick auf neue Arbeiten gemacht. Dankbar erwähne ich hilfreiche Hinweise und Informationen von meinen Freunden, besonders Herrn K. W. DENSON, F. I. M. L. T., von der Blutgerinnungsabteilung in Oxford, der mir wichtige Informationen gab, die im Abschnitt „Blutung und Blutgerinnung" verwendet sind.

Bristol, im Mai 1966 R. D. E.

Bei der Übersetzung, bei Zusätzen und Änderungen konnte ich mich des sachverständigen Rates meiner Kollegen, der Privatdozenten Dr. E. KLEIHAUER (München), Dr. K. RIEGEL (München und Dr. D. VOSS (Marburg) erfreuen, denen ich an dieser Stelle nochmals danken möchte.

Regensburg, im September 1968 G. R.

Inhalt

Abschnitt I. Hämoglobin und verwandte Pigmente 1
  II. Die Erythrocyten 21
  III. Anämie 45
  IV. Periphere weiße Blutzellen 88
  V. Knochenmark 110
  VI. Blutungen, Blutgerinnung und Transfusion . . . 124
Sachverzeichnis 204

ABSCHNITT I

Hämoglobin und verwandte Pigmente

Gesamthämoglobin

Normalwerte.

Neugeborenes (reif, Nabelschnurblut):	13,6—19,6 g/100 ml
Säugling (3 Monate, Mittelwert):	11,5 g/100 ml
Kind (1 Jahr, Mittelwert):	11,2 g/100 ml
Schulkind (10 Jahre, Mittelwert):	12,9 g/100 ml
Erwachsene (ohne Geschlechtsunterschied, Mittelwert):	14,8 g/100 ml
Erwachsene Männer:	13,5—18,0 g/100 ml
Erwachsene Frauen:	11,5—16,4 g/100 ml

Literatur: DACIE, J. V.: Practical haematology, 2nd ed. London: Churchill 1956. — BETKE, K.: Erg. Inn. Med. Kinderheilk. NF 9, 437 ff. (1958).

Plasmahämoglobin

Normalwert. Weniger als 1 mg/100 ml Plasma.

Pathologische Werte.

1. Leichte Erhöhung (5—10 mg/100 ml)
a) Sichelzellthalassämie
b) Hämoglobin C-Krankheit

2. Mittlere Erhöhung (10—25 mg/100 ml)
a) Erworbene hämolytische Anämie (Autoimmun-Typ)
b) Sichelzellanämie
c) Thalassaemia maior
d) Sichelzell-Hämoglobin C-Krankheit.

3. Starke Erhöhung. Jede Krankheit mit starker intravasculärer Hämolyse und Hämoglobinurie, d. h., die Mechanismen des freien Hämoglobintransports im Plasma sind erschöpft.

Siehe auch: *Haptoglobine, Methämalbumin, Hämoglobinurie, Hämolytische Anämie.*
Die renale Schwelle für Plasmahämoglobin beträgt etwa 150 mg/100 ml. Das Plasmahämoglobin muß 25 mg/100 ml überschreiten, ehe das Plasma schwach rosa wirkt.
Bei der familiären Sphärocytose fehlt ein Plasmahämoglobinanstieg, da der Erythrocytenabbau extravasculär in der Milz erfolgt.
N. B. Wichtig ist es, Hämolyse während oder nach der Blutentnahme zu vermeiden, sonst ist das Resultat unzuverlässig.
Literatur: PEARSON, C. M., W. BECK, and W. H. BLAHD: Arch. intern. Med. 99, 376 (1957). — MARTINEK, R. G.: Proc. Ass. clin. Biochem. 3, 228 (1965).

Mittlerer Hämoglobingehalt der Erythrocyten (M.C.H.)

Normalwert. 30 µµg
Abweichung. 27—32 µµg
Pathologische Werte.
Erhöhung.
a) Makrocytose (bis 50 µµg)
b) Sphärocytose.
Erniedrigung. Mikrocytose, verbunden mit Eisenmangel (bis zu 15 µµg).
N. B. Obwohl dieser Wert den absoluten mittleren Hämoglobin*gehalt* pro Erythrocyt angibt, ist er nicht so wichtig wie die mittlere Hämoglobin*konzentration* der Erythrocyten (M.C.H.C.) (s. unten) oder der Eindruck der roten Blutzellen selbst im gefärbten Ausstrich.

Färbeindex

$$\frac{\text{Hämoglobin (in \% des Normalen)}}{\text{Erythrocytenzahl (in \% des Normalwertes)}} = \text{Färbeindex.}$$

Normalwert. 1,0
Abweichung. 0,85—1,15
(100% Hämoglobin = 14,8 g/100 ml angenommen)
(100% Normal-Erythrocytenwert = 5 000 000/mm^3)
Erhöhter Färbeindex. Makrocytose und Sphärocytose.
Erniedrigter Färbeindex. Mikrocytose mit Eisenmangel.

N. B. Der Färbeindex ist kein gutes Maß, weil er nur eine relative Größe darstellt. Der äquivalente absolute Wert ist der M.C.H.-Wert (s. oben).

Mittlere Hämoglobinkonzentration der Erythrocyten (M.C.H.C.)

Die mittlere Hämoglobinkonzentration der Erythrocyten (M.C.H.C.) ist die Hämoglobinmenge von 100 ml Erythrocyten. Sie gibt die aktuelle Hämoglobinkonzentration im Blut an und ist ein absolutes Maß für den Eisenmangel.

Normalwert. 32—36 g/100 ml Erythrocyten.

Makrocyten können normochrom sein, sind aber nie hyperchrom, denn es scheint eine physiologische obere Grenze der Hämoglobinkonzentration pro Einheit Zellsubstanz zu geben. Interessant ist, daß Erythrocytenzahl und -form von Species zu Species wechseln, während der M.C.H.C.-Wert in der Säugetierreihe ziemlich konstant bleibt.

Pathologisches.

Anstieg des M.C.H.C. (d. h., mehr als 36 g %). Werte über 36 g % können bei schwerer Exsikkose auftreten.

Erniedrigung des M.C.H.C. (d. h., weniger als 32 g-%).

a) Eisenmangelanämie: der M.C.H.C.-Wert kann bei lang dauerndem Eisenmangel sehr niedrig sein. Während der M.C.H.C-Wert bei den megaloblastären Anämien vor der Behandlung gewöhnlich normal ist, fällt er häufig während der erfolgreichen Therapie auf erniedrigte Werte ab, wenn die Eisenvorräte erschöpft sind. Ähnlich zeigen die Erythrocyten nach einer schweren Blutung dasselbe M.C.H.C. wie zuvor. Nach wiederholten Blutungen werden die Zellen hypochrom, wenn die Eisenspeicher durch gesteigerte Zellregeneration aufgebraucht sind.

b) Wasserüberfüllung: der M.C.H.C.-Wert kann in Fällen von Wasserintoxikation als Maß für den Behandlungserfolg benutzt werden. Während der Überfüllung kann der M.C.H.C.-Wert innerhalb 24 bis 48 Stunden um 2 g-% fallen.

N. B. Außer bei Wasserintoxikation ist ein niedriger M.C.H.C.-Wert eine Indikation zur Eisentherapie, abgesehen von der Bemühung um die Ursache des Eisenmangels.

Der Hämatokrit oder das Volumen der „Packed Cells"

Dieser Wert wird definiert als das Volumen der Erythrocyten von 100 ml Vollblut.

Normalwerte.

Neugeborenes (reif,
  Nabelschnurblut): 44—62%
Säuglinge (3 Monate): 34 %
Kinder (1 Jahr alt,
  Mittelwert): 35 %

Schulkinder (10 Jahre
  alt, Mittelwert): 37,5 %
Männer: 40—54%
Frauen: 36—47%

Literatur: DACIE, J. V.: Practical haematology, 2nd ed. London: Churchill 1956. — KÜNZER, W.: Handb. ges. Hämatol. I/1, 60 ff. (1957).

Die oberste Zellage in einem zentrifugierten Hämatokritröhrchen besteht aus Thrombocyten und umfaßt üblich 0,26—0,44% des gesamten Blutvolumens.

Unmittelbar unter dieser cremefarbenen Schicht liegt eine graue Schicht (0,4—1,0%) von Leukocyten. Erythroblasten werden in dieser Schicht gefunden, wenn sie im peripheren Blut erscheinen. In allen Fällen von Anämie mit auffälligem Differentialblutbild, unklaren Zellen, oder in Fällen von fraglicher megaloblastärer Anämie sollten Ausstriche aus dieser Zellschicht gemacht werden.

Die Erythrocyten in der oberen Schicht haben einen höheren Anteil an Retikulocyten als die unteren Schichten. Diese Zellen der oberen Schichten enthalten auch mehr Wasser, Natrium, Kalium, Chlorid und Phosphor als die Erythrocyten der unteren Lagen.

Literatur: KEITEL, H. G., H. BERMAN, B. H. JONES, and E. MACLACHLAN: Blood 10, 370 (1955). — KÜNZER, W.: Handb. ges. Hämatol. I/1, 60 (1957).

Erniedrigter Hämatokritwert. Bei jeder Anämie, gleich aus welcher Ursache.

Erhöhter Hämatokritwert.

1. Primäre Polycythaemia vera. Dieses Syndrom gehört zu den myeloproliferativen Krankheiten. Hämoglobinkonzentrationen von 18—24 g-% sind dabei üblich. Die Erythrocytenzahl schwankt zwischen 7—10 Mill./mm^3 oder mehr, häufig bei herabgesetztem Erythrocytenvolumen. Das gesamte Blutvolumen kann bis auf 83—133 ml/kg Körpergewicht ansteigen. Das Knochenmark weist eine gesteigerte Zellproliferation aller zelligen Elemente auf.

N. B. Es gibt eine seltene benigne familiäre Polycythämie, die in der Kindheit auftritt. Dabei fehlt die Leukocytose oder Thrombocytose, die bei der Polycythaemia vera häufig sind.

Literatur: AUERBECK, M. L., J. A. WOLFF, and S. R. METTIER: Pediatrics 21, 54 (1958).

2. Sekundäre Polycythämie.

a) Relative Polycythämie: Nach eingeschränkter Flüssigkeitszufuhr und/oder starkem Verlust von Körperflüssigkeiten, führt der Plasmaverlust zu einem erhöhten Hämatokritwert, auch wenn die totale Erythrocytenmasse nicht erhöht ist.

b) Absolute Polycythämie:
  I. Neugeborene. (Transitorisch)
  II. Angeborene Herzkrankheiten.
  III. Erworbene Herzkrankheiten.
  IV. Lungenkrankheiten.

V. Höhenanpassung.
VI. Cushing-Syndrom (viele Fälle zeigen einen Anstieg von 5%
über den Normalwert).
VII. Gelegentlich nach chron. Vergiftung mit Anilinfarben, usw.
VIII. Nierenkrankheiten. Polycythämie kann auftreten bei
a) Nierencarcinom, b) benignem Nierentumor, c) Hydronephrose, d) Cysten-Nieren.

Literatur: JONES, N. F., R. W. PAYNE, R. D. HYDE, and T. M. L. PRICE: Lancet 1, 299 (1960).

N. B. In der Schwangerschaft übersteigt das Plasmavolumen bis zu einem Maximum von 55% den früheren Normalwert, etwa 60 Tage vor der Geburt. Das gesamte Blutvolumen steigt in derselben Zeit um ungefähr +45% (d. h., etwa 1800 ml) und die Erythrocytenmasse erhöht sich um +30%. Obwohl damit der gesamte Hämoglobinbestand des Körpers ansteigt, fällt der Hämoglobinwert des Blutes ab.

Blutvolumen

Normalwert.

1. Totales Blutvolumen
a) 72—100 ml/kg Körpergewicht.
b) 2500—4000 ml/m² Körperoberfläche.

2. Totales Plasmavolumen
a) 49—59 ml/kg Körpergewicht.
b) 1400—2500 ml/m² Körperoberfläche.

Das interstitielle Flüssigkeitsvolumen ist dreimal so groß wie das Plasmavolumen und bewahrt das Plasmavolumen vor einem merklichen Abfall nach einem Verlust.

Während einer Anämie (im Gegensatz zum akuten Blutverlust) wird das normale Blutvolumen durch einen kompensatorischen Anstieg des Plasmavolumens aufrechterhalten.

Anstieg.

1. Normale Schwangerschaft. Die Erythrocyten und der Plasmabestand steigen an, der stärkere Anstieg liegt aber beim Plasmavolumen. Dies führt zur Scheinanämie der normalen Schwangerschaft (d. h., Hämoglobin bleibt über 10 g-%). Das totale Blutvolumen steigt um maximal 45% in der 32. Woche, während das Plasmavolumen um 25 bis 55% und die Erythrocytenmasse um 20—40% anwächst.
2. Polycythaemia vera (Erythrocytenmasse vermehrt).
3. Gelegentliche Fälle von kongestivem Herzversagen.
4. Anwendung von hypertonen Salzlösungen, Glucoselösung, oder

Wasser nach Pitressin äußert sich in vermehrtem Volumen bis die Diurese einsetzt.
5. Anwendung von Glucoselösung während Hypothermie. Die Zellenzyme setzen bei niedriger Körpertemperatur weniger um. Glucose wirkt als ziemlich träger Expander des Extracellularvolumens, bis die Körpertemperatur wieder normal ist.
6. Übertransfusion mit Blut, Serum, Plasma oder Dextran.

Erniedrigung.
1. Blutungen. Das Plasmavolumen wird rasch durch die Flüssigkeitsreserven des interstitiellen Raumes ergänzt. Rasches Ansteigen des Plasmavolumens gleicht den Verlust der Erythrocytenmasse aus.
2. Wasser und/oder Elektrolytverlust.
a) Hunger und Wasserverlust.
b) Anhaltendes Erbrechen.
c) Anhaltender Durchfall.
d) Addison-Krankheit.
3. Das Blutvolumen soll beim Myxödem erniedrigt sein.
4. Chronische alimentäre Anämie. Das Plasmavolumen bleibt konstant, aber das Erythrocytenvolumen sinkt mit der fallenden Hämoglobinkonzentration ab. Daher wirken die Vollblut-Hämoglobinbestimmungen im Vergleich mit dem gesamten zirkulierenden Hämoglobin als zu hoch. (Dieser Fehler kann bis zu $+50^0/0$ betragen.)
Literatur: TASKER, P. W. G.: Lancet 1, 807 (1959).

Blutviscosität

Gesamtblutviscosität. Diese Größe ist klinisch wichtig, weil sie in direkter Beziehung zum Hämatokritwert steht. Wenn der Hämatokritwert $50^0/0$ übersteigt ist die Herzarbeit doppelt so groß wie normal. Bei der Polycythaemia vera kann die Viscosität des Vollblutes 6fach größer als normal sein. Bei Verwendung eines Doppel-Konus-Viscosimeters beträgt die normale Vollblutviscosität beim Mann bei 37° C 4,59 centipoise und bei gesunden Frauen 3,95 centipoise. Es ist möglich, daß sich bei erhöhter Blutviscosität reversible Erythrocytenaggregate bilden, die Zellhypoxie und nachfolgende Veränderungen an den Zelloberflächen bewirken, welche irreversible Agglutinate zur Folge haben. Diese können umgekehrt, zu Plättchenaggregaten und eventuell zur Thrombose führen.
Bei der Sichelzellkrankheit steigt die Erythrocytenviscosität und damit die Vollblutviscosität bei Desoxygenierung innerhalb der normalen physiologischen Grenzen, was gestörte Blutströmung für die kleineren

Blutgefäße bedeutet und damit Gewebsanoxie und Nekrosen hervorruft.

Literatur: DINTENFASS, L.: Circ. Res. 11, 233 (1962). — ROSENBLATT, G., J. STOKES, and D. K. BASSETT: J. Lab. clin. Med. 65, 202 (1965).

Plasmaviscosität. Bei 25° C beträgt die normale Plasmaviscosität 1,50—1,72 centipoise. In der normalen Schwangerschaft ist die Schwankungsbreite mit 1,50—1,80 centipoise bei 25° größer.

In gewichtsgleicher Lösung hat Fibrinogen eine größere Viscosität als Globulin, was wiederum eine größere Viscosität als Albumin besitzt. Die Blutsenkung beruht auf Geld-Rollenbildung, welche umgekehrt von der Globulin- und Fibrinogenkonzentration abhängig ist. So fand man, daß die Blutsenkungsgeschwindigkeit und die Plasmaviscosität parallel ansteigen bis das Plasma so viscös ist, daß es das Absinken der Erythrocytenrollen verlangsamt.

Die Messung der Plasmaviscosität ist ein sehr feiner Index für einen Wechsel in der Plasmaproteinzusammensetzung, die als Antwort auf Entzündung und Gewebszerfall auftritt. Unvorhersehbare Variationen der Blutsenkungsgeschwindigkeit entsprechend den Auswirkungen der Hämatokritschwankungen und der Erythrocytenoberfläche werden dabei vermieden, und Plasma kann über 24 Stunden hinaus in seiner Wirkung unveränderlich gehalten werden. Beim Gebrauch eines einfachen Viscosimeters wird ein Variationskoeffizient von weniger als 1% angegeben, wobei jede Messung weniger als 2 Minuten dauert.

Literatur: EASTHAM, R. D.: J. clin. Path. 7, 66 (1954). — EASTHAM, R. D.: J. Obstet. Gynaec. Brit. Commonw. 70, 763 (1965). — EASTHAM, R. D., J. JANCAR, and ETHEL H. L. DUNCAN: Brit. J. Psychiat. 111, 999 (1965).

Hämoglobin-Sauerstoff-Dissoziationskurve

Wenn der Sauerstoffgehalt des Hämoglobins gegen den O_2-Partialdruck aufgetragen wird, dem das Hämoglobin ausgesetzt ist, entsteht eine S-förmige Kurve, die die Fähigkeit oder Unfähigkeit des Hämoglobins anzeigt, Sauerstoff bei verschiedenen Drucken zu binden oder abzugeben.

Der steilste Anstieg der Kurve ist auch der Abschnitt, bei dem eine relativ kleine Änderung der O_2-Spannung eine rasche Bindung oder Abgabe des Sauerstoffs durch die Erythrocyten bedeutet. Wo die Kurve weniger steil ist, nämlich an jedem Ende der S-förmigen Kurve, braucht man relativ große Änderungen der O_2-Spannung um Abgabe oder Bindung von Sauerstoff durch die Erythrocyten zu erreichen (d. h., die Erythrocyten sind in diesen Teilen der Kurve schlechte Sauerstoffträger).

Eine „Abweichung nach rechts" dieser Kurve bedeutet leichtere Sauerstoffabgabe an die Gewebe, umgekehrt „Abweichung nach links" eine größere O_2-Bindung in den Erythrocyten und deshalb geringere Sauerstoffabgabe an die Gewebe.

„Abweichung nach rechts."

1. Die Kurve der fetalen Erythrocyten liegt links von der der mütterlichen Zellen, d. h., eine Austauschtransfusion bringt eine „Abweichung nach rechts". Dagegen ist die Beobachtung abzuwägen, daß im Falle einer Rh-Unverträglichkeit mit „blockierenden Antikörpern" die Sauerstofftransportkapazität der kindlichen Erythrocyten um 15—31% vermindert sein kann. Auch Absinken des pH-Wertes ruft eine „Abweichung nach rechts" hervor (d. h. Gewebe mit steigendem CO_2-Gehalt erleichtern die Abgabe von Sauerstoff und umgekehrt).
2. Sichelzellanämie.
3. Hypochrome Anämie.
4. Normochrome Anämie.

Keine Abweichung.

1. Aplastische Anämie.
2. Hämolytische Anämie (außer durch „blockierende Antikörper").
3. Sichelzell-„trait" (= Heterozygote Erkrankung).

„Abweichung nach links."

1. Fetales Hämoglobin, im Vergleich mit normalem, gelöstem Erwachsenenhämoglobin, bei M.C.H.C. > 30%. (Vgl. die Unterschiede, die im ersten Abschnitt beschrieben sind, die auf Unterschieden der Erythrocytenhülle beruhen.)
2. Megaloblastische Anämien.

N. B. Im Gegensatz zu früheren Befunden besteht bei hypochromen und normochromen Anämien kein Links-„shift".

Literatur: RIEGEL, K.: Dtsch. med. Wschr. 87, 1947 (1962).

3. CO-Vergiftung ⎫
4. Methämoglobin ⎬ Dabei ist die Kurvenform verändert.
5. Sulfhämoglobin ⎭

Mit anderen Worten ist in (3), (4) und (5) der Effekt auf den Patienten viel größer als es durch einfachen Ersatz von aktivem Hämoglobin durch inaktive Hämoglobinkomponenten eintreten würde (CO-Hämoglobin, Methämoglobin bzw. Sulfhämoglobin), da eine stärkere Tendenz zur Gewebsanoxie besteht. Eine Anämie verstärkt diese Tendenz noch erheblich.

Literatur: ABRAHAMOV, A., and C. A. SMITH: Amer. J. Dis. Child. 97, 375, 380 (1959).

Blut-Sauerstoff

Ein Gramm Hämoglobin, das ganz in Oxyhämoglobin verwandelt ist, verbindet sich mit 1,36 ml Sauerstoff bei N.T.P.

Deshalb ist die Sauerstoff-Kapazität ein Maß für das gesamte effektive Hämoglobin (Oxyhämoglobin und reduziertes Hämoglobin). CO-Hämoglobin, Methämoglobin und Sulfhämoglobin sind darin nicht eingeschlossen.

Sauerstoff-Sättigung.

$$\frac{(\text{Sauerstoffgehalt der Probe [chem. gebunden]} - \text{Sauerstoff in physikal. Lösung})}{(O_2\text{-Kapazität der Probe [chem. gebunden]} - O_2 \text{ in physikal. Lösung})} \times 100\%.$$

Normales arterielles Blut. Nicht weniger als 94% gesättigt.
Normales venöses Blut. Ungefähr 70—90% gesättigt (Mittelwert).

Bei Rh-Unverträglichkeit durch blockierende „Antikörper" ist die O_2-Kapazität der kindlichen Erythrocyten um 15—31% reduziert, vermutlich infolge Schädigung der Erythrocytenmembranen. Dieser Aktivitätsverlust der Erythrocyten steigert überdies die Auswirkung der sonst noch vorliegenden Anämie.

Die Messung der Sauerstoffsättigung von Proben, die bei der Herz-Katheterisierung an verschiedenen Orten entnommen werden, ist in Verbindung mit intrakardialen Druckmessungen wichtig zur Aufdeckung von Herzfehlern.

Ficksches Prinzip. Wenn die arteriovenöse O_2-Differenz und der gesamte O_2-Verbrauch über eine bestimmte Zeitperiode bekannt sind, beträgt das Minutenvolumen:

$$\frac{\text{Totaler Sauerstoffverbrauch pro Minute (ml/min)}}{\text{Arteriovenöse } O_2\text{-Differenz (ml)}}$$

N.B. Während der Herzkatheterisierung ergibt das Blut im rechten Vorhof, genauer noch in der A. pulmonalis, eine gute mittlere venöse Probe; das Blut der Lungenperipherie liefert eine oxygenierte arterielle Probe.

Literatur: HAWK, P. B., B. L. OSER, and W. H. SUMMERSON: Practical physiological chemistry, 12th ed. London: Churchill, 638 (1949).

Pathologische Blutpigmente

Methämoglobin

Normale Konzentration. 0,01—0,5 g-% des Vollblutes. Methämoglobin ist die oxydierte Form des Häm (d. h., das Eisen befindet sich in Ferri-Form) und hat keine Atmungsfunktion.

Methämoglobin ist normalerweise in den roten Blutzellen vorhanden, weil es ständig während der Glykolyse gebildet wird. Es gibt auch eine ständige Rückwandlung zu Hämoglobin in den Erythrocyten. Methämoglobin bleibt in den Erythrocyten, außer wenn Hämolyse eintritt, die das Pigment in Plasma und Urin erscheinen läßt. Da die O_2-Dissoziationskurve hierbei nach links abweicht (wie bei CO), kann eine Gewebshypoxie schon bei ziemlich niederen Konzentrationen eintreten (d. h., die Erythrocyten können weniger O_2 an die Gewebe abgeben als normal).

Pathologische Werte.

Anstieg.

a) Gesteigerte Bildungsrate (oder möglicherweise Vergiftung der Enzyme in den Erythrocyten, die normalerweise für die rasche Rückverwandlung zu Hämoglobin verantwortlich sind).

I. Acetanilid.
II. Acetylsalicylsäure.
III. Anilin (Einnahme von Farben, Kontakt mit frisch gefärbten Kleidern, oder Kontakt mit frisch aufgetragener Wäschetinte).
IV. Antimonverbindungen.
V. Antipyrin.
VI. Chlorate.
VII. Nitrobenzol.
VIII. Nitrite. a) Überfluß in der Nahrung oder im Trinkwasser. b) Reduktion durch Bakterien von Nitrat zu Nitriten im Darm.
IX. Pamaquin-Therapie (Plasmochin).
X. Phenazon (Antipyrin).
XI. Phenacetin.
XII. Phenylhydrazin } Dabei kann das Pigment im Plasma vor-
XIII. Schwere Sepsis } handen sein.
XIV. Permanganate.
XV. Sulfonal.
XVI. Sulfonamide (Sulfanilamid > Sulfapyridin > Sulfathiazol).

Während hämolytischer Krisen kann das Pigment im Plasma vorhanden sein.

b) Herabgesetzte Konversionsrate zu Hämoglobin. Kongenitale oder idiopathische Methämoglobinämie durch Fehlen von Co-Enzym Faktor I.

c) Seltener familiärer Typ. Diese Erkrankung wird durch ein dominantes Gen vererbt. Die Ursache ist ein Defekt bei der Bildung der prosthetischen Globinfraktion des Hämoglobins.

N. B. Cyanose!

Literatur: HARRIS, H.: Biochemical Disorders in Human Diseases (THOMPSON, R. H. S., and E. J. KING, ed.). London: Churchill, 614—618 (1957).

Sulfhämoglobin

Die Sulfhämoglobinstruktur ist unbekannt, aber jedes Molekül enthält ein S-Atom mehr als normales Hämoglobin. Cyanose wird klinisch deutlich, wenn 3—5 g% des gesamten Hämoglobins in Form von Sulfhämoglobin vorliegt (dies liegt an der starken Absorption in der Rot-Bande). Das Pigment hat keine Atemfunktion, beeinträchtigt die Erythrocytenlebensdauer nicht und bleibt unverändert in den Erythrocyten bis zur Auflösung.

Pathologisches.

Anstieg.
  I. Antimonverbindungen.
 II. Acetanilidhaltige Medikamente.
III. Phenacetinhaltige Medikamente.
 IV. Bromid-Einnahme.
  V. Sulfonamidtherapie.
 VI. Nitrat-Genuß (z. B. unsauberes Brunnenwasser).
VII. Nitroglycerinvergiftung.
VIII. Schwefel, Sulfide und Thiosulfate.

Es ist möglich, daß diese Substanzen Erythrocytenenzyme zerstören, was zu intrazellulärer Pigmentbildung führt, oder es besteht ein Zusammenhang mit der Bildung von Schwefelwasserstoff im Darm.

Nur bei der Lyse von Erythrocyten erscheint Sulfhämoglobin im Plasma.

Sulfhämoglobin wurde nur sehr selten im Urin entdeckt. Es ist möglich, daß jede Ursache, die zu Methämoglobinbildung führt, auch Sulfhämoglobinbildung verursacht, wenn Schwefel oder Schwefelwasserstoff vorhanden ist.

Literatur: HALAWANI, A., M. H. SHAKER, A. ABDALLA, and M. SAIF: Lancet 1, 190 (1956). (Report of the pigment in urine.)

Kohlenoxydhämoglobin

Hämoglobin hat eine 210mal größere Affinität zu Kohlenmonoxyd als zu Sauerstoff. Je höher die CO-Konzentration im Blut, desto weniger Hämoglobin steht zum O_2-Transport zur Verfügung. Deshalb erkranken anämische Patienten schneller und schwerer an CO-Vergiftung als gesunde. Ferner tritt eine Linksverschiebung der O_2-Dissoziationskurve auf und bewirkt eine schlechtere O_2-Abgabe an die Gewebe.

Kohlenmonoxyd in der Atemluft. Eine Konzentration von:

1. 0,1% hat in einer Stunde eine Blut-CO-Konzentration von 50% zur Folge.

2. 0,2% verursacht Tod innerhalb weniger Stunden.
3. 0,4% ist tödlich in weniger als 1 Stunde.

Blut-CO-Hämoglobinkonzentrationen.
1. Normale Raucher — bis zu 5% CO-Hämoglobin.
2. Symptomfrei — bis 15—20% CO-Hämoglobin.
3. Erbrechen, Schwäche und Dyspnoe — bis 50% CO-Hb.
4. Bewußtlosigkeit — bei 50—70 CO-Hb.
5. Rascher Tod — bei mehr als 80% CO-Hb.

N. B.
1. CO-Hb kann nur bei Benutzung eines direkten Spektroskopes entdeckt werden, wenn die Blutkonzentration 30% übersteigt.
2. Eine schnelle, exakte Messung von Konzentrationen über 5—10% ist mit einem Reversionsspektroskop möglich.
3. Kleinere Mengen sind gaschromatographisch nachweisbar.

Literatur: HARRISON, G. A.: Chemical Methods in Clinical Medicine, 4th ed. London: Churchill 1957.

Plasma-Methämalbumin

Methämalbumin = Hämatin, an Plasmaalbumin gebunden;
= Ferri-Verbindung von Protoporphyrin, an Albumin gekoppelt.

Normalerweise wird es in der Galle über die Leber eliminiert in der Form von Koproporphyrin III.

Das Pigment wird gewöhnlich nicht im Serum gefunden, erscheint aber dort nach schneller intravasculärer Hämolyse. Bei intravasculärer Hämolyse wird Hämoglobin zuerst vom Haptoglobin der α_2-Globulinfraktion gebunden. Wenn mehr Hämoglobin freigesetzt ist, dann wird es von der β_1-Globulinfraktion aufgenommen. Endlich, wenn Haptoglobin und β_1-Globulinfraktion gesättigt sind, wird Methämalbumin gebildet und der Schumm-Test für Methämalbumin wird positiv.

Wenn Leberschädigung und intravasculäre Hämolyse gleichzeitig auftreten, steigt der Blut-Methämalbumingehalt sehr stark an, da die Gallesekretion (und damit Methämalbumin-Ausscheidung) reduziert ist.

Kleine Mengen von Methämalbumin können bei manchen Fällen von Addisonscher megaloblastärer Anämie auftreten.

N. B. Methämalbumin erscheint nicht im Serum bei:
1. Acholurischer Gelbsucht = hämolytischer Ikterus.
2. Sichelzellanämie.
3. Thalassämie.

Bei diesen drei Krankheiten liegt keine intravasculäre Hämolyse vor.

Myoglobinurie

Myoglobin ist ein Ferro-Porphyrinkomplex mit einem Molekulargewicht von 17 000 (Hämoglobin-Molekulargewicht 68 000). Jedes Molekül enthält ein Atom Ferro-Eisen (Hämoglobin hat 4 Atome pro Molekül).
Bei einem Erwachsenen liegen 3% der gesamten Muskelproteine in Form von Myoglobin vor. Nach Muskeltraumen ist der Plasmawert von Myoglobin nie hoch (vgl. Hämolyse von Erythrocyten und Plasmahämoglobin), wahrscheinlich weil sein relativ kleines Molekül eine rasche Filtration durch die Nieren erlaubt. Die normale Schwelle für Hämoglobin beträgt rund 15 mg-% im Serum.
Bei einer Attacke von Myoglobinurie enthält der Urin das Pigment, eine Zahl von pigmentierten Cylindern, aber gewöhnlich sehr wenig Erythrocyten (vgl. Hämoglobinurie).

Pathologisches.

1. Traumatisch.
a) Crush-Syndrom.
b) Hochspannungsunfall.
c) Schwere Nierenkompression.
2. Nicht traumatisch.
a) Arterieller Verschluß mit Ischämie, z. B. Thrombose einer Arterie, die einen großen Muskelabschnitt versorgt.
b) Nach epileptischen Anfällen.
c) Myositis myoglobinurica.
d) „Haff"-Krankheit. Das nicht indentifizierte Gift trat bei Fischen auf, die in manchen Flußmündungen in Norddeutschland und Schweden gefangen wurden.
e) Muskelkrankheiten. Myoglobinurie tritt in manchen Fällen auf, die der progressiven Muskeldystrophie gleichen.
f) Idiopathische und familiäre paroxysmale Myoglobinurie, ohne progressive Muskeldystrophie. Einige dieser Fälle sind familiär. Alle Krankheitsfälle traten bei Männern auf, und die Anfälle werden ausgelöst durch:
 I. kohlenhydratarme Kost.
 II. Muskelarbeit.
Die Erkrankung kann eine Nierenschädigung verursachen und mit gefährlich hohen Kaliumwerten im Plasma vergesellschaftet sein. Oft gibt es dabei auch eine Lebererkrankung. Die Anfälle können als Glomerulonephritis fehlgedeutet werden.
g) Nichtklassifizierbare Krankheitsfälle.
h) Paroxysmale Myoglobinurie bei Pferden. Myoglobinurie kann bei Pferden, die vorher eine sehr kohlenhydrathaltige Nahrung bekamen, nach ungewöhnlich schweren Anstrengungen auftreten.

i) Transitorische Myoglobinurie bei Anfällen des McArdle-Syndroms.
j) Häufiges Auftreten nach Seeschlangenbissen.

Bei der menschlichen Marsch-Hämoglobinurie tritt ein Erythrocytenzerfall in den Beinen auf, in direkter Proportion zu dem Trauma: z. B. rufen lange Märsche auf Straßen stärkere Hämoglobinurie hervor als Langläufe auf Grasboden.

Literatur: ACHESON, D., and D. MCALPINE: Lancet, 2, 372 (1953). — HED, R.: Acta med. scand. (Suppl. 303), 151, 1—107 (1955).

Anomale Hämoglobine

Es gibt zwei normale Hämoglobinvarianten:

1. Fetales Hämoglobin (HbF). — Hohe Alkali-Resistenz, im Vergleich mit Erwachsenen-Hämoglobin.
2. Erwachsenen-Hämoglobin (HbA, Hauptkomponente A_1, Minorkomponente Hb A_2).

55—98% des kindlichen Hämoglobins bei der Geburt ist vom fetalen Typ (HbF). Am Ende des ersten Jahres gibt es kein fetales Hämoglobin mehr im Blut eines gesunden Kindes, d. h. 1—2% HbF können bei gesunden Kleinkindern noch vorkommen. Der größte Teil des fetalen Hämoglobins ist um den dritten Monat ersetzt. „Normalwerte" für HbF sind von der angewendeten Nachweismethode abhängig.

Normale Neugeborene: $71 \pm 7,7\%$ HbF.

Frühgeborene: $81 \pm 4,7\%$ HbF.

Übertragene: können niedere Werte bis 55% HbF haben.

Jedes Hämoglobin-Molekül besteht aus vier Polypeptidketten, von denen je zwei identisch sind (Kettenpaare). Jeder Polypeptidkette ist ein Häm zugeordnet. Die 4 verschiedenen Ketten, die beim normalen menschlichen Hämoglobin gefunden werden, haben die Bezeichnung α, β, δ und γ. Variationen der Aminosäurensequenz dieser Ketten verursachen anomale Hämoglobine.

Nomenklatur der Hämoglobine:

Normales Erwachsenen-Hämoglobin (HbA_1) = $\alpha_2\beta_2$.

Normales fetales Hämoglobin (HbF) = $\alpha_2\gamma_2$.

Minorkomponente des Erwachsenenhämoglobins (HbA_2) = $\alpha_2\delta_2$.

Normales Hämoglobin, durch eine Variante ersetzt

Sichelzellen-Hämoglobin (HbS).

1. Homozygot Kranke (Sichelzellen-Anämie). Fast das ganze Hämoglobin der Erythrocyten liegt in Form von HbS vor. Der Rest besteht aus fetalem Hämoglobin (HbF). Kokardenzellen treten auf, und bei herabgesetzter Sauerstoffspannung tritt das Sicheln der Erythrocyten auch in vivo ein, wobei das HbS längliche Kristalle bildet. Zu gleicher Zeit steigt die Blutviscosität stark an, infolge der starken Verformung der Erythrocyten. Dies führt zur Stase in den Gefäßen und Gewebsanoxie. Die homozygote Erkrankung ist in der Kindheit meist letal.

2. Heterozygot Kranke (Sichelzell „trait"). HbS bildet weniger als 50% des Gesamt-Hämoglobins. Der Rest besteht aus HbA. Das Sicheln kann *in vitro* durch reduzierende Mittel hervorgerufen werden, aber es tritt *in vivo* nicht auf.

Varianten der Sichelzellenkrankheit. Das Sichelzellgen ist mit einem anderen anomalen Hämoglobin-Gen verbunden:

a) Sichel-Zell-Thalassämie.
b) Sichel-Zellen-HbC-Krankheit.
c) Sichel-Zellen-HbD-Krankheit.
d) Sichel-Zellen-HbE-Krankheit.
e) Sichel-Zellen-HbG-Krankheit.

Abnahme des klinischen Schweregrades.

Hämoglobine C, D, E, A_2, H, M (G, I, J, K, L, N, O, P, Q).

1. Homozygote Erkrankung.
a) Hämoglobin C.
Milde hämolytische Anämie.
Sehr viele Kokardenzellen im peripheren Blut.
Herabgesetzte osmotische Resistenz der Erythrocyten.
Deutliche Milzvergrößerung.
b) Hämoglobin D.
Symptomlos oder leichte Anämie.
Zahlreiche Kokardenzellen im peripheren Blut.
Mittleres Erythrocytenvolumen (M.C.V.) herabgesetzt.
c) Hämoglobin E.
Symptomlos, oder leichte Anämie,
Zahlreiche Kokardenzellen im peripheren Blut.
Mittleres Erythrocytenvolumen (M.C.V.) herabgesetzt.
d) Hämoglobin A_2 ($\alpha_2\delta_2$). — Vorhanden bei gesunden Menschen (nur bis zu 3% des gesamten Hämoglobins). Erhöht in den meisten Fällen von β-Thalassämie. Ist bei Neugeborenen stark und bei Trägern von Hämoglobin H auf etwa die Hälfte der Norm erniedrigt.

e) **Hämoglobin H.** — Tritt gewöhnlich bei Fällen von α-Thalassämie auf. Intracelluläre Einschlußkörper treten in Erythrocyten auf, die mehr als 40—45 Tage alt sind, was zu ihrem raschen Abbau in der Milz führt. Bei Infektionen tritt Hämolyse ein, oder nach Einnahme von Medikamenten, die als Methämoglobinbildner bekannt sind.

f) **Hämoglobin M.** — Ruft Methämoglobinämie hervor, die nicht ausreichend mit reduzierenden Substanzen behandelt werden kann. N. B. Cyanose!

N. B. — Hämoglobine G, I, J, K, L, M, N, O, P, Q treten nur sehr selten auf.

2. *Heterozygote Krankheit* (Sichelzell„trait").
(A plus C): Zahlreiche Kokardenzellen können vorhanden sein.

(A plus D)
(A plus E)
(A plus G)
(A plus I)   Harmlos. Beim Hämoglobin (A plus E) können
(A plus J)   der M.C.V.-Wert und der M.C.H.C.-
(A plus K)   Wert etwas unter der Norm liegen.
(A plus L)

Angeborener Defekt der quantitativen Produktion von Hämoglobin A

Thalassämie.

1. Homozygote Erkrankung (Thalassaemia major: Cooley-Anämie). 40—100% des gesamten Hämoglobins liegen in der Form von HbF vor. Die Hämoglobin-A-Synthese ist unterdrückt und das Hämoglobin A_2 ist gewöhnlich erhöht. Es besteht eine schwere hypochrome mikrocytäre Anämie mit vermehrt färbbarem Eisen im Knochenmark. Man findet auch zahlreiche kernhaltige, rote Vorstufen in der Peripherie, besonders nach Splenektomie. Die Erythrocyten-Membran ist krankhaft verändert (erhöhte Kationenpermeabilität, elektronenoptische Abweichungen) mit erhöhter osmotischer Resistenz, erniedrigten M.C.V.-, M.C.H.- und M.C.H.C.-Werten. Außerdem findet man zahlreiche Kokardenzellen im peripheren Blut. Tod des Patienten tritt in der Kindheit ein.

2. Heterozygote Krankheit (Thalassaemia minor: Thalassämie-„trait"). Es besteht eine milde hypochrome mikrocytäre Anämie, leicht reduzierte M.C.V.- und M.C.H.-Werte, aber der M.C.H.C.-Wert kann normal sein. Oft ist das HbA_2 erhöht und nur in manchen Fällen findet man fetales HbF in Mengen bis zu 5—10% des Gesamt-Hämoglobins. Die Erythrocytenmembran ist verändert, die osmotische Resistenz erhöht, es finden sich eine Ovalocytose und zahlreiche Kokardenzellen in der Peripherie.

Kombinationen von Thalassaemia minor und β-anomalen Hämoglobinen

a) Thalassaemia minor und Sichelzell„trait". Klinisch ist dies die schwerwiegendste Form. Sie gleicht einer mittelschweren Sichelzell-Krankheit.

b) Thalassämie und HbC
Thalassämie und HbD
Thalassämie und HbE   } Diese Kombinationen wurden
Thalassämie und HbG   beschrieben.
Thalassämie und (G und S)
Thalassämie und HbH

N. B. Bei Fehlen von a) erhöhter osmotischer Resistenz, und/oder b) sichelnden Erythrocyten in vitro durch reduzierende Substanzen, und/oder c) Kokardenzellen in peripherem Blut ist es weniger wahrscheinlich, daß ein anomales Hämoglobin vorhanden ist.

Literatur: JONXIS, J. H. P., and T. H. J. HUISMAN: Laboratory Manual on Abnormal Haemoglobins. Oxford: Blackwell 1958. — LEHMANN, H.: Recent Advances in Clinical Pathology (Series III) (Dyke, S. C. ed.). London: Churchill, pp. 202—222, 1960; — Series IV, pp. 152—166, 1964.

Instabile Hämoglobine mit Innenkörperanämie und Mesobilifuscinurie

Viele Innenkörper, die im gewöhnlichen Blutausstrichpräparat sichtbar sind, mit Ausscheidung von Mesobilifuscin im Urin zeichnen dieses Syndrom aus. Neben Hämoglobinopathien wurden auch Enzymdefekte der Erythrocyten beschrieben.

Literatur: SCOTT, J. L., A. HAUT, G. E. CARTWRIGHT, and M. M. WINTROBE: Blood 16, 1239 (1960).

Hämoglobin-Alkali-Denaturierungs-Test

Wenn fetales Hämoglobin mit Alkali behandelt wird, wandelt es sich sehr viel langsamer in alkalisches Hämatinglobin um als Erwachsenen-Hämoglobin. Dieser Unterschied wird benutzt, um den Prozentsatz an fetalem Hämoglobin nachzuweisen und zu messen, der in einer Blutprobe vorliegt. Der Test ist besonders wertvoll bei:

1. Der Aufdeckung einer fetalen Blutung in utero, die durch die Anwesenheit von fetalem Hämoglobin im vaginalen Blut der Mutter nachzuweisen ist oder bei zirkulierendem fetalem Hämoglobin im mütterlichen Blut.

2. Aufdeckung einer Thalassaemia major.

Wegen der relativ groben Meßmethode kann man Resultate von weniger als 2% fetalem Hämoglobin noch als normal ansehen (Singer-Methode).

Besser und einfacher ist der Nachweis von HbF mit der Methode nach BETKE-KLEIHAUER möglich: Dünne trockene Blutausstriche werden nach Fixierung mit 80%igem Alkohol in Citronensäure-Phosphatpuffer von pH 3,2 6 min lang bei 37° C eluiert. Anschließend 5 min Färbung mit 0,7%iger saurer Hämatoxylin-Lösung (nach EHRLICH) und 4 min in 0,1%iger Erythrosinlösung. Die HbA-Zellen sind dann entfärbt, die gefärbten HbF-Zellen werden ausgezählt.

Der Nachweis von eingeschwemmten fetalen Zellen bei der Mutter ist mit dieser Methode leicht zu erbringen. Aufgrund dessen ist bei rh-negativen Müttern die Prophylaxe mit Anti-D-Gammaglobulin jetzt möglich.

Literatur: KLEIHAUER, E.: Fetales Hämoglobin und fetale Erythrozyten. Stuttgart: F. Enke 1966. — MITCHELL, A. P. B., G. S. ANDERSON, and J. K. RUSSELL: Brit. med. J. 1, 611 (1957). — SINGER, K., A. I. CHERNOFF, and L. SINGER: Blood 6, 429 (1951).

Plasma-Haptoglobine

Haptoglobine sind Mucoproteine, die mit der α_2-Fraktion des Plasma-Globulins verbunden sind. (Es gibt eine positive direkte Korrelation zwischen der Höhe des Serum-α_1-Globulins und -Haptoglobins, aber keine direkte Korrelation zwischen Nicht-Haptoglobin-α_2-Globulin und Haptoglobin.) Kleine Mengen von intravasculär vorkommendem, freiem Hämoglobin werden fest an diese Haptoglobine gebunden und vielleicht metabolisiert und ausgeschieden über das Reticuloendotheliale System mit einem Maximum von 13 mg Haptoglobin-Hämoglobin-Komplex pro 100 ml Plasma pro Stunde. Bis zu 135 mg Hämoglobin kann pro 100 ml Plasma auf diesem Weg transportiert werden. Wenn dieser Wert überschritten wird, dann tritt eine Hämoglobinbindung an Serum-β-Globulin und Albumin auf und es erscheint im Urin. Ebenso wird der Schumm-Test für Plasma-Methämalbumin positiv, sobald das Haptoglobin-System mit freiem Hämoglobin gesättigt ist.

Man nimmt an, daß normalerweise 0,7 g Hämoglobin täglich in das Plasma übergehen (d. h. ungefähr 1 g Haptoglobin wird jeden Tag verbraucht).

Normalwerte. 30 bis 190 mg/100 ml Plasma.

Männer (Mittelwert = 100 mg/100 ml) haben höhere Werte als gesunde Frauen (Mittelwert = 80 mg/100 ml).

Obwohl die normale Schwankungsbreite groß ist, scheint der Wert bei jeder Person ziemlich konstant zu sein, da dessen Höhe genetisch

fixiert ist. Die verschiedenen Untergruppen können durch Stärke-Gel-Elektrophorese nachgewiesen werden und sind:
(1—1), (2—2), beide homozygot und die heterozygoten Gruppen (2—1). Die Plasma-Werte von Haptoglobin sind höher bei der Gruppe (1—1) als bei (2—1) und höher in (2—1) als in (2—2).

Normalerweise sind im Nabelvenenblut keine Haptoglobine nachweisbar. Eine kleine Zahl normaler Kinder und Erwachsener haben ebenso kein nachweisbares Haptoglobin in ihrem Plasma.

Bei gesunden Frauen beobachtet man niedere Werte bei der Ovulation und höhere Werte bei der Menstruation (Variation ungefähr 20—40 mg/100 ml um den Mittelwert). In der normalen Schwangerschaft tritt keine Änderung auf, aber nach der Geburt erfolgt eine Erhöhung.

Pathologisches.

1. Anstieg.

a) Carcinom. — Besonders wenn Knochenmetastasen bestehen. Die Werte sind nicht erhöht in Fällen, bei denen eine Remission mit Oestrogenen eingeleitet wurde.

b) Entzündliche Erkrankungen. — Der Wert kann sich um das Vierfache erhöhen. In der Erholungsphase einer Infektion fällt der Wert innerhalb von 10—14 Tagen zu normalen Werten ab.

c) Kollagen-Krankheiten.

d) Traumen; z. B. Chirurgische Eingriffe.

e) Gallenwegskrankheiten. Außer wenn gleichzeitig keine Infektion besteht.

2. Erniedrigung.

a) Hämolyse. Wenn sie intravasculär abläuft, z. B.:

I. Paroxysmale nächtliche Hämoglobinurie.
II. Sichelzellanämie.
III. Thalassaemia major.
IV. Marsch-Hämoglobinurie.

Der Plasmawert des Haptoglobins scheint reziprok mit der Aktivität des hämolytischen Prozesses korreliert zu sein. Bei Remission ist der Haptoglobinwert normal. Andererseits, wenn die Hämolyse so schwer ist, daß eine Erythrocytenlebensdauer von 17 Tagen (normal = 120 Tage) besteht, dann fehlt das Plasma-Haptoglobin. Möglicherweise besteht dann eine sehr niedrige Bildungs- oder Absatzrate von Haptoglobin, oder wahrscheinlicher verbraucht eine ständige Hämolyse alles verfügbare Haptoglobin.

V. Typhus
VI. Typhusartiges Fieber
VII. Meningokokken-Infektionen
} Verbunden mit lytischem Abfall der Körpertemperatur.

VIII. Chronische Lebererkrankungen (bei akuter Hepatitis ist der Serumwert normal).
IX. Perniziöse Anämie.
(Möglicherweise ist bei VI und VII eine gewisse Beeinträchtigung der Bildungsrate vorhanden.)
X. Drüsenfieber.
Bei einer akuten Pankreatitis spalten Pankreasenzyme das Hämoglobin vom Haptoglobin ab, das heißt, man findet frei zirkulierendes Hämoglobin ohne vollständige Sättigung des Haptoglobins.

Literatur: ABER, G. M., F. C. NEALE, and B. E. NORTHAM: Brit. med. J. 2, 1368 (1957). — ALLISON, A. C., and W. AP REES: Brit. med. J. 2, 1137 (1957). — NOSSLIN, B. F., and M. NYMAN: Lancet 1, 1000 (1958). — NYMAN, M.: Scand. J. clin. Lab. Invest., (Suppl. 39) 11, (1959) (Serum haptoglobin, p. 162, 159 references).

ABSCHNITT II

Die Erythrocyten

Das rote Blutbild

Normalwerte.

Säuglinge (reif geboren, Nabelblut):	4,5—5,6 Mill./mm^3
Säuglinge (3 Monate alt):	3,5—3,7 Mill./mm^3
Kleinkinder (1 Jahr alt, Mittelwert):	4,5 Mill./mm^3
Kinder (10 Jahre alt, Mittelwert):	4,7 Mill./mm^3
Männer:	4,5—6,5 Mill./mm^3
Frauen:	3,9—5,6 Mill./mm^3

Literatur: BETKE, K.: Ergebn. inn. Med. Kinderheilk. 9, 437 (1958). — DACIE, J. V.: Practical haematology. 2nd. ed. London: Churchill 1956.

Physiologisches. Es existiert eine mäßige Schwankung während 24 Std von ungefähr ±4%, die möglicherweise durch körperliche Bewegungen, Essen und Trinken beeinflußt ist.

Starke Emotionen wie Furcht, Zorn und Aufregung verursachen einen zeitweisen Anstieg des Erythrocytenwertes. Ein ähnlicher Anstieg folgt nach abdominaler Massage, kalten Abgüssen usw. Möglicherweise werden Erythrocyten, die in der Milz gespeichert waren, dabei in den Kreislauf abgegeben.

Pathologisches.

1. Erhöhung der Erythrocyten.
Primäre Polycythaemia vera.
Sekundäre Polycythämie.
S. *Hämatokrit*, S. 3.
N. B. Jede Reduktion der Sauerstoffspannung im Blut äußert sich in einem Anstieg der Erythrocyten über die Norm, z. B. a) Höhenbelastung und b) schwere kongenitale Herzerkrankungen.

2. Herabgesetzte Erythrocytenwerte.
Anämie (s. Einleitung der Anämien S. 44).
Die Erythrocyten sind bei Mangelanämien stärker reduziert, die nicht auf Eisenmangel beruhen, z. B. bei der perniziösen Anämie. Die Erythrocytenzahl bei manchen Fällen von sehr schwerer Eisenmangelanämie kann fast normal sein.

N. B. In der klinischen Praxis ist der Erythrocytenwert nur wichtig zur Aufdeckung einer Makrocytose. Bei mikrocytären Anämien ist er von geringerem Wert. Eine zuverlässige Erythrocytenzählung ist zeitraubend. In den meisten Fällen bekommt man eine bessere Information, schneller und zuverlässiger, wenn man das Gesamtblut-Hämoglobin bestimmt, den M.C.H.C.-Wert, kombiniert mit einem Eindruck über die Zellen in einem Blutausstrich.

Man findet, daß bei gesunden Tieren verschiedener Species die Erythrocytenzahl und das mittlere Erythrocytenvolumen reziprok korreliert sind.

Mittleres Erythrocytenvolumen (M.C.V.)

Normalwert. 76—96 c.µ (Mittelwert = 90 c.µ).

Anstieg.
1. Megalocytäre Anämien (siehe Megaloblastische Anämie).
2. Makronormoblasten-Anämien (siehe Makrocytäre Anämie).
3. Reticulocytose. Reticulocyten haben ein größeres Erythrocytenvolumen als normal ausgereifte Erythrocyten.

N. B.
1. Die Erythrocyten zur Zeit der Geburt sind normalerweise makrocytär und nehmen in der Größe bis zur 6. Woche auf normale Erwachsenengröße ab. Bei sehr unreifen Frühgeburten ist das Erythrocytenvolumen reduziert.
2. Bei der perniziösen Schwangerschaftsanämie auf Grund von Folsäuremangel kann der M.C.V.-Wert normal sein, auch wenn das Knochenmark dem gegenüber zahlreiche Megaloblasten enthält.

Erniedrigung. Beim Eisenmangel fällt das Erythrocytenvolumen zusammen mit dem mittleren Zelldurchmesser (M.C.D.) und dem M.C.H.C.-Wert.

N. B. Bei der Sphärocytose ist das Erythrocytenvolumen normal, obwohl der Erythrocytendurchmesser reduziert ist, das bedeutet, daß die mittlere Zelldicke (M.C.T.) erhöht ist.

Mittlerer Erythrocytendurchmesser (M.C.D.)

Normalwert. 6,7 bis 7,7 µ (Mittelwert = 7,2 µ).

Anstieg.

1. Zur Zeit der Geburt beträgt der Erythrocytendurchmesser ungefähr 8,9 µ und fällt bis zur 6. Woche auf normale Werte ab. Bei

Frühgeburten werden die normalen Werte um die 10. Woche erreicht. Diese Neugeborenen-Makrocytose ist mit einer deutlichen Anisocytose vergesellschaftet.

2. Bei ausgedehntem Normoblastenmark. Reticulocyten haben einen größeren Zelldurchmesser als ausgereifte Erythrocyten.

3. Megaloblastische Anämien. Es besteht eine Anisocytose und Poikilocytose. Der Erythrocyten-Durchmesser bei der perniziösen Anämie schwankt zwischen 7,5—9,7 μ (Mittelwert 8,0 μ), obwohl der Erythrocytendurchmesser bei starker Anisocytose nicht besonders ansteigen muß. Verwandte von Patienten, die an perniziöser Anämie leiden, können einen Erythrocyten-Durchmesser etwas oberhalb der Norm haben.

4. Thalassämie. Bei dieser Erkrankung treten größere und dünnere Kokardenzellen im peripheren Blut auf.

5. Lebererkrankungen. Große flache Zellen können auftreten. Das Erythrocytenvolumen bleibt normal und die Erythrocytendicke fällt ab.

Erniedrigung.

1. Hypochrome mikrocytäre Anämie.
2. Nach chronischen Blutverlusten.
3. Polycythaemia vera.
4. Sphärocytäre Anämie. Schwankungen von 6,2—7,0 μ (Mittelwert = 6,5 μ).

N. B. Bei Acidose besteht eine Tendenz des Erythrocytendurchmessers zum Anstieg, während bei Alkalosen der Erythrocytendurchmesser leicht abfällt. In beiden Fällen besteht trotz dieser Änderungen keine Anisocytose.

Erythrocyten-Durchmesserkurven (Price-Jones-Kurven) werden aus Messungen von 1000 Zellen in trockenen Ausstrichen abgeleitet, und können im gegebenen Falle interessante Aussagen über Erythrocyten-Populationen bei Anämien geben.

Die mittlere Erythrocytendicke (M.C.T. oder M.C.A.T.)

Normalwert. 1,7 bis 2,5 μ (Mittelwert = 2,1 μ).

Anstieg.

Sphärocytose.

Erniedrigung.

Thalassaemie und andere Krankheiten, die große Mengen von Kokardenzellen im peripheren Blut haben. (S. Kokardenzellen, S. 31.)

Dickenrelation.

$$= \frac{\text{M.C.A.T. des Patienten}}{\text{normaler Mittelwert des M.C.A.T.}}$$

Durchmesser/Dickenrelation.
a) Erhöhung: > 4,2 = abgeflachte Zellen.
b) Erniedrigung: < 2,4 = Sphärocyten.
N. B. Die Ausrechnung des M.C.T. ist gewöhnlich nicht wichtig. Es handelt sich lediglich um eine angenäherte Messung, die auf der Annahme beruht, daß der Erythrocyt mehr als kleiner Cylinder als eine bikonkave Scheibe gelten kann.

Reticulocyten

Normalwert.

1. Beim Fetus von 3 Monaten bestehen 90% der Erythrocyten aus Reticulocyten. Mit 6 Monaten finden sich 15—30% Reticulocyten.
2. *Frühgeborene.* Höhere Werte als beim gesunden Kind werden gefunden, je nach dem Grad der Anämie proportional erhöht.
3. *Neugeborene.* 2—6%. Der normale Erwachsenenwert wird nach 2—5 Tagen erreicht.
4. *Erwachsene.* 0,5—1,5%. Bei Frauen werden üblicherweise im Mittel etwas höhere Werte gefunden als beim Mann.

Reticulocyten sind junge Erythrocyten, die basophiles Ribonucleoprotein enthalten, aber keinen Kern. Mit der Romanowsky-Färbung stellen sich dar:
1. Diffuse Basophilie (Polychromasie).
2. Basophile Körnchen.
3. Filamente in den Zellen („Skein"-Zellen).

Physikalische Eigenschaften von Reticulocyten.

1. Spezifisches Gewicht geringer als bei ausgereiften Erythrocyten. Sie finden sich deswegen nach der Zentrifugierung in den obersten Schichten, in der „Leukocyten-Schicht" und unmittelbar darunter.
2. Markreticulocytenzeit = 36—44 Std. Reticulocytenzeit im peripheren Blut = 24—29 Std.
3. Reticulocyten sind fähig Hämoglobin zu synthetisieren.
4. Reticulocyten sind stärker adhäsiv als ausgereifte Erythrocyten und haben ein größeres M.C.V.
5. Reticulocyten und junge Erythrocyten sind hämolytischem Serum gegenüber empfindlicher als ausgereifte Zellen.
6. Die jungen Erythrocyten haben eine geringere osmotische Empfindlichkeit als ausgereifte Erythrocyten.

7. Während der Färbung:
a) Je konzentrierter der Farbstoff, desto größer und stärker zersplittert sind die Fragmente des Reticulums.
b) Die Trocknung des Blutausstrichs bringt ein feines gefärbtes Reticulum hervor.
c) Erhitzen während der Färbung zerstört das Reticulum, das dann nur als Stäbchen und Granula erscheint.
d) Hat die Färbung ein saures pH, dann entsteht ein feines granuläres Reticulum. Bei alkalischer Färbung entsteht eine getüpfelte Form des Reticulums.
e) Bei starker Fixierung entsteht eher eine diffuse Basophilie, als ein feines Reticulum.
f) Glucose und Natriumsalze verhindern die Färbung.
Literatur: CRUZ, W. O., and P. C. JUNQUEIRA: Blood 7, 602 (1952).

Anstieg.
1. Index einer gesteigerten Erythropoese.
a) Nach spezifischer Therapie bei megaloblastischen Anämien.
b) Nach Eisentherapie bei der Eisenmangel-Anämie.
c) Nach akuten Blutverlusten bei Hämorrhagien oder Hämolyse. (Vorausgesetzt, daß alle Stoffe, die für die Erythropoese nötig sind in genügender Konzentration im Körper vorliegen.)
Normalerweise ist die Reticulocytenzahl um so höher, je stärker der Grad der Anämie ist. Bei unkomplizierten hämolytischen Anämien erreichen die Reticulocyten den Kreislauf früh und reifen langsam, während bei der perniziösen Anämie die Reticulocyten spät in den Kreislauf gelangen, das heißt, der Reticulocytenwert ist nicht immer ein einfacher Index der Erythrocytenbildungsrate, weil teilweise mehr als die Hälfte der Erythrocyten, die in den Kreislauf gelangen, kein Reticulum enthalten.
Literatur: CLINE, M. J., and N. I. BERLIN: Amer. J. clin. Path. 39, 121 (1963). — SEIP, M.: Acta med. scand., Suppl. 282 (1953) (373 references).

2. Leuko-Erythroblasten-Anämie. Der Reticulocytenwert wechselt von Tag zu Tag und zeigt die Knochenmarks-Irritation und die Verdrängung des aktiven Markes durch andere Gewebe an, zum Beispiel durch Carcinom-Metastasen usw.
Die höchsten Reticulocytenwerte werden bei der akuten erythrämischen Myelose gefunden (di Guglielmo). Hohe Werte werden auch bei der chronischen erythrämischen Myelose gefunden (z. B. 5—80%).
Bei der Myelosklerose kann der Reticulocytenwert erhöht sein, bei erniedrigter Erythrocytenbildungsrate.
Literatur: WETHERLEY-MEIN, G., N. F. JONES, and J. M. PULLAN: Brit. med. J. 1, 84 (1961).

S. *Leuko-Erythroblasten-Anämie.*

Kernhaltige Erythrocyten im peripheren Blut

Das Erscheinen von kernhaltigen Erythrocyten im peripheren Blut zeigt eine Störung in der Erythrocytenreifung an. Kernhaltige Erythrocyten werden im peripheren Blut gefunden bei:
1. Leuko-Erythroblasten-Anämie.
2. Unbehandelter megaloblastischer Anämie.
3. Leukämie. Kernhaltige Erythroblasten findet man eher bei akuten Leukämien und chronischen myeloischen Leukämien als bei chronischen lymphatischen Leukämien.
4. Erythrämische Myelose:
a) Akute erythrämische Myelose. Basophile Normoblasten treten in großer Zahl auf.
b) Chronische erythrämische Myelose. Orthochromatische pyknotische Normoblasten herrschen vor.

Zirkulierende kernhaltige rote Blutzellen bei Kindern mit Gelbsucht und Splenomegalie.
1. Fetale Erythroblastose (Rh- oder ABO-Unverträglichkeit).
2. Hämolytischer Ikterus.
3. Gallengangsverschluß.
4. Kongenitale Syphilis.

„Rouleaux-Bildung" der Erythrocyten (Geldrollenbildung)

Beim Stehen aggregieren Erythrocyten des frisch entnommenen Blutes und liegen Seite an Seite wie „Geldrollen". Beim Mischen des Blutes, das Anticoagulantien enthält, bilden sich diese Pseudo-Agglutinationen oder Geldrollenbildungen rasch zurück, um sich bei weiterem Stehen wieder zu formieren.

Geldrollenbildung ist ein nicht-spezifisches Phänomen, das stark gefördert wird durch hydrophile Kolloide wie Fibrinogen, α- und γ-Globulin, Dextran und Akazien-Gummi. Sie ist eine der Hauptfaktoren, die die Blutsenkung beschleunigen, da ein einzelner Erythrocyt durch Plasma mit einer maximalen Rate von nicht mehr als 5 mm pro Stunde fällt.

Geldrollenbildung kann täuschen bei Blutgruppen- und Kreuzversuchsbestimmungen, kann aber ausgeschlossen werden durch Zufügen von Kochsalzlösung. Auf der anderen Seite bleiben wirkliche Agglutinationen bei Verdünnungen bestehen. Es ist nützlich, eine Blutprobe für zukünftige Blutgruppenbestimmung und Kreuzversuche zu entnehmen, bevor ein Patient mit Dextran transfundiert wird.

Die Geldrollenbildung in frischem Blut ist gestört, wenn die Erythrocytenmembran beeinträchtigt ist, wie bei der Sphärocytose oder bei Sichelzellen unter reduzierter Sauerstoffspannung. Bei gelagertem Blut nimmt die Tendenz zur Geldrollenbildung ab, so daß die Blutsenkungsrate, ungefähr 8 Std nachdem das Blut gesammelt wurde, schrittweise geringer wird.

Blutsenkungsrate (E.S.R., BSG)

Normalwert.

1. Männer.
a) Westergren-Methode: 3—5 mm in 1 Std
                        7—15 mm in 2 Std
b) Wintrobe-Methode: 0—9 mm in 1 Std.

2. Frauen.
a) Westergren-Methode: 4—7 mm in 1 Std
                        12—17 mm in 2 Std
b) Wintrobe-Methode: 0—20 mm in 1 Std.

Physiologische Schwankungen.

1. Gesunde Kinder. Die normale Blutsenkungsgeschwindigkeit ist bei Neugeborenen niedrig, weil niedrige Plasma-Globulin-Werte bei der Geburt vorliegen und der Hämatokritwert mehr als 45%/o beträgt.

2. Normale Schwangerschaft. Hier tritt ein normaler Anstieg der Blutsenkungsgeschwindigkeit gewöhnlich in den letzten 3—4 Monaten der Schwangerschaft bis zu sonst pathologischen Werten auf. Dies beruht auf:

a) Abfallen der Hämatokritwerte, weil der normale Anstieg des Blutvolumens in der Schwangerschaft durch einen stärkeren Anstieg des Plasma-Volumens als der Erythrocyten bedingt ist.

b) Einem Anstieg der α-Globuline, besonders in den letzten drei Monaten der Schwangerschaft.

c) Einem Anstieg der Plasma-Fibrinogen-Konzentration, hauptsächlich im letzten Monat der Schwangerschaft.

Pathologische Schwankungen.

1. Normal niedrige Werte bei vorliegender aktiver Erkrankung.

a) Polycythämie (ob primär oder sekundär). Wenn der Hämatokritwert größer als 50%/o ist, dann hat die Blutsenkung Tendenz normal zu sein, ohne Rücksicht auf eine sonst vorliegende Krankheit.

b) Kryoglobulinämie. Wenn Kryoglobuline ausfallen, dann liegt die Blutsenkungsgeschwindigkeit niedrig. Wenn die Messung wiederholt wird, nachdem die Erythrocyten resuspendiert und bei 37° erwärmt sind, erhält man einen viel höheren Wert.

c) Sichelzellanämie. Bei hohen Konzentrationen von Kohlendioxyd und niederer Sauerstoffspannung tritt das Sicheln ein und die Erythrocyten aggregieren nicht. Da die Aggregation wesentlich für den Anstieg der Blutsenkung ist, liegt der Wert niedrig. Läßt man Sauerstoff durch das Blut perlen, bevor man den Test ansetzt, dann kann man diesen Einfluß ausschalten.

2. *Erhöhte Werte.*

a) Anämie. Entsprechend dem niedrigen Hämatokritwert.

b) Akute und chronische Entzündung.

Die Blutsenkungsgeschwindigkeit wird stark erhöht durch:
  I. Plasma-Fibrinogen-Erhöhung.
  II. Plasma-α-Globulin-Erhöhung.
  III. Plasma-γ-Globulin-Erhöhung.
  IV. Plasma-Albumin-Abfall.

c) Kälteagglutinine.
  I. Hohe Blutsenkungsgeschwindigkeit bei Raumtemperatur.
  II. Normale Blutsenkungsgeschwindigkeit bei 37° C.

3. *Technische Faktoren.* Obwohl das Ansetzen einer Blutsenkungsgeschwindigkeit einfach ist, gibt es eine Reihe von Faktoren, die das Ergebnis stark beeinflussen:

a) Die äußere Temperatur. Es ergibt sich ein mäßiges Ansteigen der Blutsenkungsgeschwindigkeit mit dem Ansteigen der Außentemperatur. Die Plazierung des Blutsenkungsständers in Zug und Sonnenlicht (z. B. Fensterbänke) kann zu starker Abweichung bei der Ablesung führen.

b) Blutsenkungsröhrchen.
  I. Der Durchmesser des Röhrchens ist wichtig und die Blutsenkung wird unvorhersehbar erniedrigt, wenn der innere Durchmesser weniger als 2,5 mm beträgt bei Benutzung der Westergren-Methode, und weniger als 4 mm bei der Wintrobe-Methode.
  II. Wenn das Röhrchen nicht vertikal steht, dann wird die Blutsenkung erhöht.
  III. Wenn die Glasoberfläche nicht absolut rein ist (z. B. bedeckt mit geronnenem Eiweiß) dann wird die Blutsenkung verlangsamt.

c) Blut.
  I. Zeit: Wenn das Blut nicht innerhalb von 6 Std nach der Abnahme angesetzt wird, dann sinkt die Blutsenkungsgeschwindigkeit ab. Dies beruht auf Veränderungen in der Erythrocytenoberfläche, die ein zunehmendes Schwinden der Aggregation zur Folge haben. Bei Fehlen von Infektion in der Blutprobe werden die Plasmafaktoren nicht im gleichen Ausmaß

verändert. Es ist gesichert, daß beim Gebrauch von EDTA als Anticoagulans die Blutsenkung auch noch nach 24 Std abgelesen werden kann, wenn man die Westergren-Methode benutzt und das Citrat unmittelbar vor dem Test zugesetzt wird.

II. Dextran- und Polyvinylverbindungen. Diese Substanzen verursachen, wenn sie im Blut vorhanden sind, durch intensive Geldrollenbildung eine beträchtlich beschleunigte Blutsenkungsgeschwindigkeit.

Literatur: EASTHAM, R. D.: Acta med. scand. 158, 375 (1957). — EASTHAM, R. D., K. W. E. DENSON, and D. A. EVANS: Acta med. scand. 161, 277 (1958). — SHANNON, F. T., E. G. L. BYWATERS: Brit. med. J. 2, 1405 (1957).

Erythrocytengestalt

Irreguläre Formveränderungen (Poikilocytose)

1. Unbehandelte megaloblastische Anämien.
2. Schwere Eisenmangel-Anämien.
3. Chronische Bleivergiftung.
4. Hämolytische Anämien verursacht durch:
    a) Acetylphenylhydrazin.
    b) Sulfapyridin.
    c) Naphthalin.
5. Gekerbte Erythrocyten. Wenn man gekerbte Zellen im peripheren Blut sieht, zeigt dies eine Dysproteinämie an, die die inneren Membranen der Erythrocyten beeinträchtigt.

Literatur: KORINTH, E: Folia haemat. (Leipz.) 72, 345 (1954).

Eigentümlich gekerbte Erythrocyten wurden bei der Retinitis pigmentosa beschrieben und bei Verletzungen des Nervensystems. Diese sind wahrscheinlich sogenannte „Burr"-Zellen (Zellen mit gekerbter Oberfläche, mit Fortsätzen).

Literatur: BASSEN, F. A., and A. L. KORNZWEIG: Blood 5, 381 (1950).

Normale Erythrocyten können gekerbt werden, wenn man sie in Suspension von a) hypertonischen Salzlösungen und b) Dextranlösungen gibt. Albumin schützt gegen diese Zellkerbung.

6. Schistocyten. Dies sind fragmentierte Erythrocyten von weniger als 3 μ Durchmesser, die sich mit Romanowsky-Färbung rosa anfärben. Solche Fragmente können im peripheren Blut während der ersten Stunden nach schweren Verbrennungen erscheinen oder in der akuten Phase einer hämolytischen Anämie.
7. Acanthrocyten („Burr"-Zellen). Erythrocyten entwickeln dünne Fortsätze bei manchen Krankheiten:

a) Azotämie, besonders im Endstadium der Urämie.
Literatur: AHERNE, W. A.: J. clin. Path. 10, 252 (1957).

b) Bei manchen Fällen von Magen-Carcinom.

c) Bei manchen Fällen von blutenden Magengeschwüren.

d) Bei hereditärer Acanthrocytose, verbunden mit Retinitis und neurologischen Störungen.
Literatur: WAYS, P., C. F. REED, and D. J. HANAHAN: J. clin. Invest. 8, 1248 (1963).

e) Gefunden bei einem Fall von schwerer fortschreitender neurologischer Erkrankung.

f) Manchmal bei hämolytischen Anämien.

g) „Burr"-Zellen können bei der thrombotischen, thrombocytopenischen Purpura auftreten.

N. B. Dreieckig veränderte Erythrocyten können im peripheren Blut bei allen diesen Krankheiten gefunden werden (7, a—g).

Regelmäßige Formveränderungen

Sphärocyten. Die Erythrocyten haben einen kleineren Zelldurchmesser (M.C.D.) und eine größere Erythrocytendicke (M.C.T.) als normal. Sie zeigen eine geringere Tendenz zur Geldrollenbildung und Pseudo-Agglutination, und die Geldrollen, die sie bilden, sind bizarr im Aussehen. Die Sphärocyten hämolysieren bei einem pH, das normale Erythrocyten nicht verändert (s. Ham-Crosby-Test).

1. Hereditäre Sphärocytose. Dies ist eine Krankheit, die auf Grund eines kongenitalen Defekts der Erythrocyten auftritt, der autosomal dominant vererbt wird. Die Reticulocyten scheinen normal zu sein, aber während der Reifung tritt eine fortschreitende Verdickung der Zellen auf. Die Hämolyse in gesammelten Blutproben in vitro ist selten. (Vgl. *Erworbene Sphärocytose.*)

2. Erworbene Sphärocytose. Wahrscheinlich beruht die Entwicklung einer Sphärocytose auf einer Veränderung der Erythrocyten-Membran normaler Erythrocyten.

a) Erworbene hämolytische Anämie (einige Fälle).

b) Morbus haemolyticus neonatorum durch ABO-Unverträglichkeit.

c) Nach starker Hitzeeinwirkung.

d) Nach Konservierung von Blut entstehen Sphärocyten.

e) Osmotische Sphärocytose, z. B. Erythrocyten in hypotonischer Salzlösung.

Elliptocyten (Ovalocyten). Bei Kamelen sind die Erythrocyten normalerweise oval. Ovale Erythrocyten werden beim Menschen unter folgenden Bedingungen gefunden:

1. Normal. Bis zu 1%/o der Erythrocyten können bei Gesunden oval aussehen.

2. „Symptomlose Ovalocytose", verbunden mit Anisocytose und Poikilocytose.
a) Perniziöse Anämie und andere makrocytäre Anämien.
b) Schwere Eisenmangelanämie.
c) Thalassämie.
d) Schwere Anämien bei:
  I. Schweren Infektionen.
  II. Carcinomatosen.
  III. Leukämien.
e) Gelegentlich bei hereditärer Sphärocytose.
f) Pseudo-Thalassämie.
Literatur: MOTULSKY, A. G., K. SINGER, W. H. CROSBY, and V. SMITH: Blood 9, 57 (1954).

3. Einfache dominante Vererbung. Männer und Frauen übertragen das Merkmal und sind gleich damit behaftet. Es ist möglich, daß das Merkmal mit dem Rh-Faktor verbunden ist. Die unreifen Erythrocyten sind rund und die Veränderung erscheint erst 3 Monate nach der Geburt.

Ungefähr 12%/o der Befallenen zeigen eine milde Hämolyse, entweder mit normalem Hämoglobinwert (kompensiert), oder mit erniedrigten Hämoglobinwerten (unkompensiert).
Literatur: WOLMAN, I. J., and A. ÖZGE: Amer. J. med. Sci. 234, 702 (1957). (Review of elliptocytosis.)

Leptocyten (Target-Zellen, „Mexikanerhut"-Zellen). Die Erythrocyten sind dünner als normal, mit einer größeren Zelloberfläche bezogen auf das Zellvolumen. Sie sind gegenüber den osmotischen Resistenztesten stärker resistent als normale Zellen, da sie mehr Salzlösung vertragen können, bevor sie sphärisch werden und eventuell hämolysieren.

1. Thalassämie.
a) Thalassaemia major. Schwere homozygote Form der Erkrankung, vererbt durch ein dominantes autosomales Gen.
b) Thalassaemia minor. Die leichtere heterozygote Form der Erkrankung.
c) Pseudo-Thalassämie. Seltene hereditäre Anämie mit Elliptocyten und Kokardenzellen im peripheren Blut. Im Gegensatz zur Thalassämie ist die Vererbung geschlechtsgebunden, und Männer werden stärker befallen als Frauen.
Literatur: DACIE, J. V.: The haemolytic anaemias (Part 1), 2nd ed. London: Churchill 1960.

2. Osmotische Kokardenzellen.
a) Erythrocyten in hypotoner Salzlösung in vitro.

b) Erythrocyten bei langdauernder schwerer Exsikkose in vivo.

3. Hypochrome Anämien (defekte Produktion von Hämoglobin). Kokardenzellen treten bei schwerer Eisenmangelanämie auf.

4. Nach Splenektomie. Kokardenzellen erscheinen im peripheren Blut bei Gesunden nach Splenektomie. Das Erythrocytenvolumen (M.C.V.) dieser Zellen ist normal.

5. Lebererkrankungen. Kokardenzellen treten in Fällen von Hepatitis, Verschluß-Ikterus und Cirrhose auf. Transfundiertes, normales Blut bei diesen Erkrankungen verändert sich zu Kokardenzellen, und Kokardenzellen dieser Patienten, die Gesunden übertragen werden, bilden wieder die normale Erythrocytengestalt aus.

6. Sichelzell-Krankheit. Die Erythrocyten sind normochrom und haben ein normales Volumen, aber der Erythrocytendurchmesser ist vergrößert und die Erythrocytendicke reduziert. Dies beruht auf dem erhöhten Lipid-Gehalt der Erythrocyten (s. *Sichelzell-Krankheit* im Abschnitt über *Hämoglobin*).

Literatur: CROSBY, W. H.: Blood 7, 261 (1952). (Review of leptocytes and spherocytes.)

Erythrocyteneinschlußkörper

Kern- oder Cytoplasmareste

Howell-Jolly-Körper. Es handelt sich um echte Kernfragmente, die durch Karyorrhexis von Normoblastenkernen entstehen. Es sind runde, exzentrisch gelegene Granula, ungefähr 1 µ im Durchmesser, die sich mit der Romanowsky-Färbung rot-blau anfärben. Sie sind Feulgen-positiv [d. h. enthalten Desoxyribonucleinsäure (DNS)], und es sind gewöhnlich 1 oder 2, selten mehr, in einer Zelle vorhanden. Diese Körperchen werden gefunden, wenn auch andere Beweise für eine Erythrocytenunreife vorliegen, und man nimmt an, daß sie eine Schädigung der Lipoproteine der Erythrocyten-Oberfläche anzeigen. Man kann sie bei folgenden Erkrankungen finden:

1. Nach Splenektomie (zahllose befallene Zellen).
2. Angeborenes Fehlen der Milz (zahllose befallene Zellen).
3. Milzatrophie.
4. Hämolytische Anämie während Krisen, z. B. acholurische Gelbsucht, und auch Thalassämie.
5. Schwere toxische Anämie.
6. Perniziöse Anämie und andere megaloblastische Anämien im Rückfall.
7. Einige Fälle von Leukämie.

Isaacsche Körperchen. Dieses sind intracelluläre Körperchen, die sich schwarz mit der Romanowsky-Färbung darstellen und auch mit Neutral-Rot anfärben. Sie stammen nicht vom Kern ab und färben sich nicht mit Kresylblau. Manche halten sie für eine Varietät der Howell-Jolly-Körperchen, wie sogenannte „Chromatin-Partikel", die in Erythrocyten beschrieben worden sind, was aber wenig wahrscheinlich ist.

Retikuläres Material (Punktierte Basophilie). Die Variationen, die man in Erythrocyten an retikulärem Material bei der Färbung findet, sind unter *Reticulocyten* beschrieben. Das gelegentliche Auftreten von punktierter Basophilie bei der Bleivergiftung wird hier beschrieben:

1. Normale Tüpfelung der Zellen: 100—4440 pro 1 Mill. Erythrocyten.
2. Symptomfreie Bleiarbeiter: 2250 pro 1 Mill. Erythrocyten.
3. Bleiarbeiter mit Anzeichen einer Bleivergiftung: Werte von 50 000 pro 1 Mill. Erythrocyten sind üblich (d. h. 5% Tüpfelzellen).
4. Große Zahlen von Zellen mit punktierter Basophilie können auch bei einer Reihe anderer Krankheiten als Bleivergiftung gefunden werden:

   a) Gastro-intestinale Blutungen.
   b) Leukämie, besonders nach Behandlung mit antileukämischen Medikamenten, oder im Rückfall.
   c) Perniziöse Anämie (Varietät von Howell-Jolly-Körperchen).

Bei der Bleivergiftung haben die basophilen Tüpfel die Tendenz zu gröberem Aussehen, und sie bestehen viele Tage bis die erfolgreiche Behandlung mit Chelat-Verbindungen eingesetzt hat. Andererseits kann man die punktierte Basophilie aus anderen Ursachen nur in einer oder zwei Proben finden.

Literatur: NELSON, W. T.: Med. J. Aust. 1, 310 (1931).

Es scheint, daß die basophile Tüpfelung der Erythrocyten aus ribosomalen Veränderungen entsteht oder aus der Beeinträchtigung nicht-ribosomaler Organellen, die in ribosomale Aggregationen auslaufen.

Literatur: JENSEN, W. N., G. D. MORENO, and M. C. BESSIS: Blood 25, 933 (1965).

Eisenhaltige Einschlußkörper

Siderocyten. Dies sind Erythrocyten, die Granula nicht-hämoglobinhaltigen Eisens enthalten, welche eine positive Berliner-Blau-Reaktion ergeben. Die siderotischen Granula wechseln in der Größe von 0,5—2 µ und sind normalerweise in der Peripherie der Zellen gelegen (im Vergleich zu den Granula der punktierten Basophilie, die über die ganze Zelle verteilt sind). Mit der Wright-Färbung färben sich die Granula purpur-blau. Die Eisengranula erscheinen in der Erythroblastenentwicklung zur selben Zeit, in der Hämoglobin gebildet wird. Die Milz kann siderotische Granula aus den Erythrocyten ausschleusen, ohne sie zu zerstören.

1. Neugeborene. Der Siderocytenwert, der zur Zeit der Geburt mäßig erhöht ist, erreicht Erwachsenenwerte um den 8. Tag (d. h. 0,4—0,6%).

2. Frühgeborene. Der Wert liegt höher als beim reifgeborenen Kind und erreicht eine Spitze um den 4. Tag, um dann anschließend zum normalen Erwachsenenwert abzufallen. (Vergleichsweise gibt es bei der physiologischen Gelbsucht des Neugeborenen am 4. Tag eine kleinere Erhöhung.)

3. Chronische hämolytische Anämie. Hohe Werte werden beobachtet, z. B. 20—100% bei kongenitaler Sphärocytenanämie, ebenso bei der Thalassämie. Noch höhere Werte werden nach Splenektomie gefunden.

4. Bleivergiftung. Der Siderocytenwert kann 10—30% betragen.

5. Perniziöse Anämie. Werte von 8—14% können gefunden werden.

6. Infektionen. } 3—10%
7. Schwere Verbrennungen.

8. Hämochromatose. 3—7%.

Die Bildung von Siderocytengranula ist normal während der Normoblastenreifung. Das Erscheinen dieser Granula in nicht kernhaltigen Erythrocyten bedeutet eine gestörte Erythropoese.

N. B. Phagocytierte Erythrocytenfragmente bei der Malaria geben eine positive Eisenreaktion.

Literatur: WRIGHT, H. P., and D. G. EDMONDS: J. Path. Bact. 60, 342 (1948).

Sideroblasten. Dies sind Normoblasten mit siderocytären Granula im Cytoplasma.

1. Normaler Sideroblastenwert. 20—90% der Normoblasten des Knochenmarks enthalten feine siderotische Granula.

2. Erhöhte Sideroblastenwerte.
 a) Bleivergiftung.
 b) Hämolytische Anämie } Große Granula in Anteilen bis 90% der Normoblasten.
 c) Megaloblastische Anämie

3. Erniedrigte Sideroblastenwerte. Bei Eisenmangel-Anämie schwankt der Sideroblastenwert zwischen 0,5 bis 15%, mit einem Gipfel von weniger als 1%. Die Zellen enthalten nur wenige Granula. Man nimmt an, daß:

 a) Die Granula in den Sideroblasten ein intracelluläres Eisendepot für die Hämbildung darstellen.

 b) Die Granula überflüssiges Eisen darstellen, das in die Zelle eintritt, aber nicht ausgenutzt wird.

c) Die Granula Abbauprodukte in der Zelle bei gestörtem Stoffwechsel darstellen.

Die Folge des Auftretens bei der Eisenmangel-Anämie während einer erfolgreichen Behandlung mit Eisen legt nahe, daß a) am ehesten zutrifft.

Literatur: DACIE, J. V., and J. C. WHITE: J. clin. Path. 2, 1 (1949). — KAPLAN, E., W. W. ZUELZER, and C. MOURIQUAND: Blood 9, 203 (1954). — MACFADZEAN, A. J. S., and L. J. DAVIS: Glasg. med. J. 28, 237 (1947).

Pappenheimer Körperchen. Dies sind eisenhaltige Granula, die mit Romanowsky-Färbung basophil erscheinen. Sie sind Feulgen-negativ und leiten sich wahrscheinlich von Siderocyten ab. Es ist wahrscheinlich, daß diese Erythrocyteneinschlußkörper eher eine Interferenz mit der Hämoglobinbildung anzeigen, als ein Alterungszeichen der Zellen sind. Sie können auftreten bei:

1. Hereditärer Sphärocytose nach Splenektomie.
2. Anderen hämolytischen Anämien.
3. Fetaler Erythroblastose.
4. Schwarzwasserfieber.
5. Manchen Fällen von Carcinomatosen.

Man nimmt an, daß die sogenannten „Chromatin-Partikel" von gleicher Natur sind.

Toxische oder Mangelerkrankungen

Heinz-Körper. Ein eisenhaltiges Derivat des Hämoglobins, wahrscheinlich denaturiertes Globin (vielleicht denaturiertes Fibroprotein des Erythrocytenstromas) erscheint als Einschlußkörper in reif entwickelten Erythrocyten. Bei Reticulocyten wird dieses Phänomen nicht beobachtet.

Die Zahl der Körperchen pro Erythrocyten wechselt von 1—20, und sie sind Berliner-Blau-negativ. Sie treten in ungefärbten Ausstrichen als brechende Teilchen von 1—2 μ Durchmesser auf. Bei der Färbung mit Methyl-Violett oder Kresyl-Blau in Kochsalzlösung erscheinen sie als blau-schwarze Partikel,

N. B. Sie werden entfärbt durch Methylalkohol.

Die Substanzen, die Heinz-Körper erzeugen, haben alle eine Affinität für, oder eine Löslichkeit in Lipoid-Substanzen. Heinz-Körper enthalten:

1. Phosphatide.
2. Basisches Protein.
3. Etwas Cholesterin.
4. Lipoide Substanzen.

Literatur: GOOD, M. G.: Blood 5, 885 (1950).

Das Auftreten von Heinz-Körpern bedeutet gewöhnlich eine exogene chemische Vergiftung mit Substanzen, die in größeren Dosen Hämolyse hervorrufen, von denen viele Verbindung zur Methämoglobinbildung haben. Splenektomie erleichtert ihr Auftreten.
1. *Verbindungen, die zur Heinz-Körper-Bildung führen.*
a) Acetanilid.
b) Anilin.
c) Chlorate, Natrium- und Kaliumsalze.
d) Diaminodiphenyl-Sulphon, zusammen mit hämolytischer Anämie.
e) Erythrol-Tetranitrat.
f) Naphthalin.
g) Phenacetin.
h) Phenylhydrazin und Acetylphenylhydrazin.
i) Phenothiazin.
j) Pyridin.
k) Resorcin. Der Fall eines 5 Wochen alten Knaben ist beschrieben, der die Erkrankung nach einer Resorcin-Lotio entwickelte.
l) Sulfonamide:
    I. Sulfanilamide ⎱ Die üblichen Sulfa-Verbin-
   II. Sulfapyridin ⎰ dungen, die zur Heinz-Körper-
  III. Salicylazosulfapyridin ⎠ Bildung führen.
m) Trinitrotoluen.
N. B. Erythrocyten, die mit Pamaquin oder Primaquin sensibilisiert sind, sind anfälliger für die Heinz-Körper-Bildung in Gegenwart von Sulfonamiden oder anderen Medikamenten. Der Glutathion-Gehalt von Pamaquin-empfindlichen Erythrocyten ist bis auf 60% des Normalen reduziert und fällt weiter unmittelbar vor der chemisch induzierten Hämolyse in vitro.
2. *Andere Erkrankungen, bei denen Heinz-Körper gefunden werden können.*
a) Selten findet man Heinz-Körper bei Frühgeborenen oder untergewichtigen Neugeborenen, in Verbindung mit hämolytischer Anämie und multiplen kongenitalen Anomalien. Die Erythrocyten-Katalase kann dabei niedrig liegen und die Milz kann in solchen Fällen atrophisch sein.
b) Normale Frühgeborene. Die Mehrzahl erholt sich innerhalb der ersten 3 Wochen nach der Geburt, aber einige entwickeln einen Kern-Ikterus (wahrscheinlich nach überdosierter Anwendung synthetischer Vitamin-K-Analoga).
c) Bei älteren Kindern findet man Heinz-Körper in Verbindung mit hämolytischen Anämien, Thrombocytopenie, Albuminurie und manchmal Urämie. Hämoglobinurie kann ebenso auftreten. Man sieht dies als eine Varietät der thrombotischen Thrombocytopenie an (vgl. Erwachsenentyp, durch Fehlen von Purpura, und Vorhandensein deformierter Erythrocyten).

Literatur: ALLISON, A. C.: Brit. J. Haemat. 3, 1 (1957).

d) Heinz-Körper sind auch zu finden bei:
  I. Kongenitalen und erworbenen hämolytischen Anämien.
  II. Kongenitaler Sphärocytose nach Splenektomie.

Literatur: JOSEPHSON A. M., C. M. SHAPIRO, S. ROZENGVAIG, and K. SINGER: J. Lab. clin. Med. 51, 736 (1959). (Exptal. production of Heinz bodies.) — WEBSTER, S. H.: Blood 4, 479 (1949). (Review with 136 references.)

Maurersche Flecken. Dies sind grobe violette Flecken, die in der Gestalt ziemlich variieren und bei parasitenbefallenen Erythrocyten während schwerer Infektion mit Plasmodium falciparum (maligne tertiane Malaria) auftreten.

Schüffnersche Tüpfelung. Im Verlauf der benignen tertianen Malaria (P. vivax) können feine rötliche Flecken in jeglichen Erythrocyten erscheinen, die eine junge Ringform der Parasiten oder eine ältere Form enthalten.

Atebrin-Vergiftungs-Einschlußkörper.

Literatur: MUSHETT, C. W., and H. SIEGEL: Blood 1, 537 (1946).

Artefakte

1. Unsaubere Objektträger ⎫ N. B.
2. Ungefilterte Färbelösungen ⎭
3. Cabotsche Ringe. Diese fadenförmigen Ringe und Konvolute, die in manchen Erythrocyten auftreten, wurden früher als Kernreste und eine Varietät der Howell-Jolly-Körperchen angesehen, jetzt aber für Artefakte gehalten. Mit dem Phasen-Kontrast-Mikroskop können sie nicht nachgewiesen werden (vgl. Kernmaterial), und sie sind in Zellen mit intakten Kernen gefunden worden.

Man hat angenommen, daß sie aggregiertes und denaturiertes Eiweiß darstellen, das bei Zelldegeneration auftritt. Die Ringe färben sich mit Romanowsky-Färbung rot bis purpur-farben und sind Feulgen-negativ. Cabotsche Ringe wurden beschrieben bei:
  a) Perniziöser Anämie,
  b) Bleivergiftung,
  c) Leukämie,
  d) Idiopathischer erworbener hämolytischer Anämie,
  e) Thalassämie,
  f) Kongenitaler Sphärocytose.

Literatur: SCHLEICHER, E. M.: J. Lab. clin. Med. 27, 983 (1942).

Parasiten und Bakterien

Malaria.
1. *P. vivax* (benigne Tertiana),
2. *P. falciparum* (maligne Tertiana),
3. *P. Malariae* (quartana),
   Bartonella bacilliformis (Oroya-Fieber, Carrionsche Krankheit).

Erythrocyten-Chemie

Enzyme

Erythrocyten-Aldolase. Erhöht über die Norm bei Neugeborenen in den ersten 24—48 Std nach der Geburt.

Erythrocyten-Arginase.

1. Erhöht bei:
a) Megaloblastischer Anämie.
b) Thalassaemia major.

2. Erniedrigt bei:
a) Megaloblastischer Anämie nach erfolgreicher Behandlung.
b) Bei sekundärem Leber-Carcinom.

Erythrocyten-Katalase. Liegt im normalen Nabelblut ungefähr 33% über dem normalen Erwachsenenwert, der um 5—6 Monate erreicht wird. Obwohl es ein eisenhaltiges Enzym ist, wird es bei der Eisenmangel-Anämie in den Erythrocyten nicht reduziert. [Fragliches Fehlen von Katalase findet sich mit Neigung zu oraler Gangrän bei Kindern (Noma).]

Erythrocyten-Cholinesterase.

1. Erhöht bei: einfacher Anämie.
2. Erniedrigt bei:

a) Unbehandelter perniziöser Anämie (spricht auf Behandlung mit Vitamin B_{12} an).
b) Paroxysmaler nächtlicher Hämoglobinurie.
c) Vergiftung mit organischen phosphorhaltigen Insektiziden, z. B. D.N.O.C., Parathion usw. und den Giftgasen, die als „Nerven"-Gase bekannt sind. Die Erythrocyten-Cholinesterasewerte steigen nach Vergiftungen nicht vor 3 Monaten wieder zur Norm an, d. h. bis neue Erythrocyten die geschädigten ersetzt haben.

Erythrocyten-Co-Enzym-Faktor-I. Reduzierte Werte dieses Enzyms führen zu Methämoglobinämie.

Glucose-6-phosphat-Dehydrogenase. Die Erythrocytenkonzentration wird genetisch kontrolliert durch dominante geschlechtsgebundene Vererbung.

Normalwert: 17,1 ± 2,3 I.U. je 10^{11} Erythrocyten.

Erniedrigung.

a) Bei 10% der amerikanischen Neger, vergesellschaftet mit Neigung zu hämolytischer Anämie nach Anwendung von:
  I. Primaquin.
  II. Acetanilid.
  III. Sulfoxon (Gantrisin).

b) Patienten empfänglich für Favismus, wenn die Zellkonzentration erniedrigt ist (Erythrocytenkonzentration auch bei nicht befallenen Verwandten erniedrigt).

c) Zellkonzentration erniedrigt im Alter.

d) Zellkonzentration erniedrigt nach Anwendung von Nitrofurantoin (Furadantin).

Erythrocyten-Glutathion-Reductase. Erhöht bei Primaquin-empfindlichen Erythrocyten. (Siehe *Erythrocyten-Glutathion-Stabilitäts-Test.*)

Normalwert: 11,7 ± 2,3 I.U. je 10^{11} Erythrocyten.

Eine normo- bis makrocytäre, nicht-sphärocytäre hämolytische Anämie mit Thrombopenie von 40 000—75 000/mm³, die auch isoliert auftreten kann, ist für den Mangel des Enzyms charakteristisch. Die Autohämolyse ist verstärkt und nicht mit Glucose korrigierbar. Bei Medikamentenbelastung kann es zur Pancytopenie und tödlichen Panmyelophthise kommen (Cave: Butazolidin, Tomanol, Irgapyrin, Resochin, Primaquine, Sulfonamide, Chloramphenicol, Marcumar, Imuran, Nitrolacke, Thallium). Diskrete neurologische Symptome (Pyramidenzeichen, EEG-Allgemeinveränderungen) können vorhanden sein. Die Fermentaktivität kann auf 10—60% herabgesetzt sein. Der Heinzkörpertest ist pathologisch.

Erythrocyten-Methämoglobin-Reductase und/oder Diphosphopyridin-Nucleotid. Erniedrigt im normalen Neugeborenen-Nabelvenenblut. Das bedeutet, daß das Neugeborene empfindlich gegen Nitrite ist usw., indem es eine Methämoglobinämie ausbildet.

Methämoglobinreductase (TPNH).

Normalwert: 2,43 ± 0,2 I.U. je 10^{11} Erythrocyten.

Methämoglobinreductase (DPNH).

Normalwert: 0,27 ± 0,05 I.U. je 10^{11} Erythrocyten.

Pyruvatkinase.
Normalwert: 41,7 ± 6,3 I.U. je 10^{11} Erythrocyten.

Bei angeborenem Pyruvatkinasemangel liegt eine nicht-sphärocytäre hämolytische Anämie mit Milzvergrößerung, gesteigerter Erythropoese, mäßiger Reticulocytose, normaler osmotischer Resistenz vor. Die Autohämolyse ist gesteigert und wird durch Glucosezusatz nicht gebessert. Erbgang autosomal recessiv. Die Enzymaktivität ist auf 30—50%, oder auch stärker, erniedrigt.

Triosephosphatisomerase.
Normalwert: 628 ± 96 I.U. je 10^{11} Erythrocyten.

Bisher 1 Kind mit Mangel des Enzyms beschrieben. Es lag eine nicht-sphärocytäre hämolytische Anämie vor. Die Milz war vergrößert, die Autohämolyse gesteigert.

6-Phosphogluconat-Dehydrogenase.
Normalwert: 7,7 ± 0,8 I.U. je 10^{11} Erythrocyten.

Hepatosplenomegalie, Reticulocytose, Ikterus, normale osmotische Resistenz, verstärkte Autohämolyse (durch Glucose nicht zu verbessern) sind bei Mangel dieses Enzyms mit schwerer, nicht-sphärocytärer, hämolytischer Anämie beschrieben. Die Enzymaktivitäten waren um 50—60% herabgesetzt. Glutathionstabilität- und Heinzkörpertest mäßig pathologisch.

2,3-Diphosphoglyceromutase.
Normalwert: 75,2 ± 10,9 I.U. je 10^{11} Erythrocyten.

Bei Mangel dieses Enzyms besteht eine makrocytäre, nicht-sphärocytäre hämolytische Anämie mit Subikterus, Splenomegalie, Reticulocytose und starker Steigerung der Erythropoese. Osmotische Resistenz normal, Autohämolyse erhöht, mit Glucose korrigierbar. Spontane Innenkörperbildung wird beobachtet.

Hexokinase.
Normalwert: 1,7 ± 0,3 I.U. je 10^{11} Erythrocyten.

Bei der Fanconi-Anämie (s. S. 84) ist ein inkompletter Fermentmangel nachgewiesen worden.

Glutathionsynthetase.
Für den Mangel dieses Enzyms ist eine leichtere, normochrome, nicht-sphärocytäre hämolytische Anämie charakteristisch. In den Erythrocyten ist das reduzierte und oxydierte Glutathion erniedrigt. Der Heinz-Körper-Test ist mäßig pathologisch.

Literatur: LÖHR, G., u. H. D. WALLER: In: KEPP-OEHLERT: Blutbildung und Blutumsatz, p. 9 ff. Stuttgart: F. Enke 1962. — Ross, J. D., and J. F. DESFORGES: Pediatrics 23, 718 (1959). — WALLER, H. D.: Scand. J. Haematol. Suppl. 2, 34 (1964).

Chemische Werte mit Ausnahme der Enzyme

Erythrocyten-Kupfer.

Normalwert: 30 mg/100 ml Erythrocyten.
Literatur: ALLEN, D. W.: In: The Red Blood Cell. New York-London: Academic Press 1964.

Erhöht bei:
a) Eisenmangel
b) Bleivergiftung } Fällt mit der Behandlung.

Erythrocyten-Protoporphyrin.

1. Normalwert. 15—62 µg/100 ml.
2. Erhöht bei:
a) Eisenmangel,
b) Infektanämie,
c) Verbrennungsanämie,
d) Bleivergiftung,
e) hämolytischer Anämie,
f) sideroachrestischer Anämie,
g) Thallassämie,
h) erythropoetischer Porphyrie,
i) erythropoetischer Protoporphyrie.
3. Erniedrigt bei: perniziöser Anämie, steigt zu normalen Werten an mit der wirksamen Behandlung.

Erythrocyten-Koproporphyrin.

1. Normalwert. 0—2 µg/100 ml.
2. Leichter Anstieg bei: Eisenmangel.
3. Starker Anstieg bei:
a) Bleivergiftung,
b) hämolytischer Anämie,
c) sideroachrestischer Anämie,
d) erythropoetischer Porphyrie,
e) erythropoetischer Protoporphyrie.
4. Fehlt bei: perniziöser Anämie, erscheint wieder mit erfolgreicher Behandlung zur Zeit der Reticulocytenkrise.

δ-Aminolävulinsäure

Normalwert: 30,9 ± 10,8 µg/100 ml Erythrocyten.
Erhöhung: Eisenmangel, Bleivergiftung, erythropoetische Porphyrie.

Porphobilinogen.

Normalwert: 26,9 ± 6,2 µg/100 ml Erythrocyten.
Erhöhung: Eisenmangel, erythropoetische Porphyrie.

Uroporphyrin.

Normalwert: Spuren.

Erhöhung: Eisenmangel, sideroachrestische Anämie (s. S. 63), Bleivergiftung, erythropoetische Porphyrie.

Literatur: HEILMEYER, L., u. Mitarb.: Bluthämsynthese. Stuttgart: G. Thieme 1964.

Erythrocyten-Glutathion.

1. Erniedrigt bei:
a) Erythrocyten von Negern, die zu Primaquin-induzierter hämolytischer Anämie neigen.
b) Diffuser schwerer Lebererkrankung.
c) Sichelzell-Anämie.

Diese Erythrocyten sind nicht Favismus-empfindlich, aber sind sehr empfänglich für Hämolysen, die durch Naphthalin oder Vitamin K-analoge Substanzen hervorgerufen werden.

d) Glutathionreductasemangel (s. S. 39).

Literatur: WALLER, H. D., u. G. W. LÖHR: Internist 7, 295 (1966). — ZINKHAM, W. H., and B. CHILD: J. clin. Invest. 36, 938 (1957).

Erythrocytenzink.

Erhöht bei:
a) Polycythaemia vera.
b) Megaloblastischen Anämien.
c) Aplastischen Anämien.

Erythrocyten-Glucose-6-phosphat und Fructose-6-phosphat.

Erhöht bei:
a) Von Gierkescher Glykogen-Speicher-Krankheit (homozygote Form).
b) Eltern von a) (heterozygote Form).

N. B. Die verschiedenen Enzyme usw., die in diesem Abschnitt erwähnt sind, werden nur in Forschungslaboratorien untersucht. Der „Heinz-Körper-Test" ist einfach und kann angewendet werden, um Primaquin-empfindliche Erythrocyten ausfindig zu machen.

Paul-Bunnell-Test

Bei vielen Fällen von infektiöser Mononucleose enthält das Serum heterophile Antikörper, die mit Schaf-Erythrocyten agglutinieren. Durch Adsorption an Rinder-Erythrocyten oder Meerschweinchenniere ist es möglich, zwischen verschiedenen Antikörpern zu unterscheiden.

Antikörper, die an Rinder-Erythrocyten, aber nicht an Meerschweinchenniere adsorbiert werden.
Dies ist der Antikörper, der für das Drüsenfieber typisch ist. Der Serumtiter steigt um den 4. Tag der Erkrankung zu diagnostisch verwertbaren Werten an. Der Titer ist nicht direkt mit der Schwere der Krankheit korreliert, und in manchen typischen Fällen steigt er überhaupt nicht an. In Fällen mit erhöhten Titern kann man den Antikörper noch einige Monate nach der Infektion nachweisen.

Der Antikörper erscheint nicht im Liquor cerebrospinalis (C.S.F.), obwohl bei einigen Fällen neurologische Komplikationen mit erhöhtem Liquor-Lymphocytenwert und erhöhtem Liquoreiweiß auftreten.

Ein Titer im Serum von 1:56 oder mehr wird für die infektiöse Mononucleose als pathognomonisch angesehen.

Literatur: LYONS, H. A., and J. G. HARRISON: Blood **4**, 734 (1949).

Antikörper, die an Meerschweinchenniere adsorbiert werden, aber nicht an Rinderzellen. Dies ist die typische Reaktion des normalerweise vorkommenden Forssman-Antikörpers, der zusammen mit der menschlichen A-Substanz auftritt.

Literatur: MOLONEY, W. C., and L. MALZONE: Blood **4**, 722 (1949). (Report of a case with a titre of 1 in 64.)

Antikörper, die von Meerschweinchenniere und Rinderzellen adsorbiert werden. Dies ist die typische Reaktion im Serum bei Serumreaktionen, z. B. nach Pferdeserum-Injektion. Das unadsorbierte Serum gibt Titer von 1 zu 100 und mehr, aber der Titer fällt rasch wenige Tage nach der Serumreaktion ab.

Literatur: SILVER, H. K., P. HENDERSON, and A. CONTOPOULOS: Amer. J. Dis. Child. **83**, 649 (1952). (Quotes 27 children with positive titres eosinophilia, leucocytosis, and increased serum gamma globulin concentrations.) — ZUELZER, W. W., and L. APT: Amer. J. Dis. Child. **78**, 153 (1949).

Sensibilisiertes Schaf-Erythrocyten-Agglutinationssystem (S.C.A.T. oder Rose-Waaler-Test)

Serum von Patienten, die an rheumatoider Arthritis leiden, agglutiniert Schaf-Erythrocyten, die mit Kaninchen-Anti-Schaf-Erythrocyten-Antikörpern behandelt sind. Der vorhandene rheumatoide Faktor ist ein Makroglobulin, das sich durch immun-chemische Reaktionen nicht von A- und B-Iso-Agglutininen, Wassermann-Antikörpern oder heterophilen Antikörpern unterscheiden läßt.

1. 93% der Fälle von rheumatoider Arthritis geben ein positives Resultat.

2. 5,7% einer Stichprobe aus der englischen Bevölkerung hatten ein positives Resultat.

3. Viele Fälle von Lupus erythematodes, Sklerodermie, zeigen positive Resultate.

4. 6,7% der Fälle von Arthritis anderer Art als die rheumatoide Arthritis geben positive Resultate, d. h. ungefähr dieselbe Zahl wie die Bevölkerungsstichprobe.

5. Der Test ist negativ bei Fällen von Dermatomyositis.

Literatur: KELLGREN, J. H., J. BALL, and F. BIER: Brit. med. J. 1, 523 (1959); Editorial Ibid., J. 2, 1613 (1964).

Latex-Test für den rheumatoiden Faktor. Polystyren-Latex oder Polyvinyl-Toluen-Latex-Partikel, die mit gewöhnlichem Human-γ-Globulin behandelt sind, zeigen eine ähnliche Agglutinationsreaktion mit Seren von Fällen rheumatoider Arthritis. Man fand auch positive Resultate mit Seren von Fällen von Osteo-Arthritis, Fibrositis und disseminiertem Lupus Erythematodes. Positive Resultate kann man auch in einigen Fällen von akuter und chronischer myeloischer Leukämie erhalten.

Literatur: SINGER, J. M., and C. M. PLOTZ: Amer. J. Med. 21, 888, 893 (1956). — INNIS, M. D.: Lancet 2, 947 (1963). — CAPLAN, H. I.: Ann. intern. Med. 59, 449 (1963).

Abschnitt III

Anämie

Einteilung der Anämien

Die Konzentration des Hämoglobins im peripheren Blut ist bei der Anämie unter den normalen Wert herabgesetzt.

Gestörte Erythrocytenbildung.
1. *Fehlen von Stoffen, die für die Erythropoese essentiell sind.*
a) Eisenmangel.
b) Megaloblastische Anämien (s. Megaloblastische Anämie).
c) Eiweißmangel.
d) Vitamin C-Mangel.
e) Kupfermangel.
f) Transferrinmangel.
2. *Auf Grund anderer Erkrankungen.*
a) Infektionen.
b) Nierenerkrankung.
c) Lebererkrankung.
d) Maligne Erkrankungen. Entsprechend:
  I. Carcinomen.
  II. Sarkomen.
  III. Bösartigen Lymphomen.
  IV. Leukämie.
e) Kollagen-Krankheiten. Entsprechend:
  I. Rheumatischem Fieber.
  II. Rheumatoider Arthritis.
  III. Disseminiertem Lupus erythematodes.
  IV. Polyarteritis nodosa.
  V. Dermatomyositis.
  VI. Sklerodermie.
f) Endokrine Störungen. Entsprechend:
  I. Myxödem und Hypothyreose.
  II. Hypophysen-Insuffizienz.
  III. Addisonscher Krankheit.

g) Verbrennungen. Die Anämie entspricht dem unmittelbaren Blutverlust und der darauffolgenden herabgesetzten Erythropoese, die solange bestehen bleibt, bis die verbrannte Fläche abgeheilt ist.

Erythrocytenverlust.
1. Hämolytische Anämien.
2. Blutverlust.
a) Akute Hämorrhagie.
b) Chronischer Blutverlust.

N. B. Es gilt als Faustregel: ist eine Transfusion von mehr als ungefähr 500 cm^3 Vollblut häufiger als alle 10 Tage nötig um einen konstanten Hämoglobinwert zu erhalten, dann liegt eine Blutung und/oder Hämolyse vor.

Anämie in Verbindung mit malignen Erkrankungen kann auftreten bei:
a) Gestörter Erythropoese
b) Verkürzter Erythrocyten-Lebensdauer
c) Hämolyse durch Auto-Immun-Antikörper
d) Blutungen

Entweder allein oder in Kombination miteinander.

Eisenmangelanämie (hypochrome Anämie)

Eisenstoffwechsel

(s. auch *Knochenmark-färbbares Eisen*).
M.C.H.C. von weniger als 32 g-%.

Physiologisches. Normal erhöhter Eisenbedarf:
1. Kinder, und vor allem Frühgeborene. Die Eisenspeicher werden 6 Monate hindurch beansprucht, und 200 mg Eisen sind zur Vergrößerung der Erythrocytenmasse erforderlich.
2. Heranwachsende Kinder. 200—300 mg werden in der Pubertät benötigt.
3. Frauen brauchen zusätzlich Eisen während der gebärfähigen Lebenszeit.

Pathologisches.
1. Ungenügende Eisenaufnahme.
a) Ungenügende Diät.
  I. Niedriger Eisengehalt.
  II. Verfügbares Eisen blockiert, z. B. hoher Phytat- und/oder Phosphatgehalt.
b) Gestörte Resorption. Auftretend bei Magen- und Darmkrankungen usw.

2. *Eisenverlust.*
a) Nach Hämorrhagien. Die Regeneration von 500 cm³ Blutverlust ist in 1 bis 3 Wochen erfolgt, wenn eine ausreichende Eisenspeicherung vorliegt. Wenn Eisen aus der Nahrung dazu resorbiert werden muß, dann sind 3 Monate oder mehr erforderlich, um den Eisenverlust auszugleichen.
b) Nach Hämoglobinurie.
N. B. Nach Hämolysen ist das freigesetzte Eisen für die Hämoglobinsynthese verfügbar, solange nicht eine gleichzeitige Hämoglobinurie besteht.

3. *Gestörter Eisenstoffwechsel.* Refraktäre sideropenische kindliche Anämie. Es gibt eine hypochrome Anämie mit niederen Eisenwerten und einer normalen Bindungskapazität für Serumeisen. Die Eisenresorption im Darm ist gestört, ebenso die Utilisation des parenteralen Eisens, obwohl nach intravenöser Eisengabe ein rasches „Plasmaeisenturnover" eintritt.

Literatur: ZETTERSTRÖM, R., and S. DELAVA: Blood 10, 1246 (1955).

Wichtigste Nahrungsquellen:

Leber.
Fleisch.
Eier.
Getrocknete Früchte.

Eisenresorption. Normalerweise wird ungefähr 10% des Eisens aus einer normalen Nahrung resorbiert. Die Eisenresorption ist proportional zur Erythropoeserate und umgekehrt proportional zum Eisenvorrat des Körpers. (Bei der Hämochromatose wird Eisen ständig resorbiert, obwohl die Eisenspeicher überfüllt sind. Die Resorption wird mit einer Rate von 3—5 mg pro Tag fortgesetzt, oder 1000 mg pro Jahr, und so kann der Körper bei einem voll ausgebildeten Fall 20—30 g Eisen enthalten.)

Ferro-Eisen wird 1,5- bis 15mal rascher resorbiert als Ferri-Eisen. Ein saures Milieu steigert die Resorptionsrate, da Eisenhydroxide in der Nahrung zu Ferri-Eisen umgewandelt werden und die Bildung von unlöslichem Eisenphosphat reduziert ist. (Es ist wichtig daran zu denken, daß die Eisenresorption bei Achlorhydrie ausreichend ist, z. B. bei Fällen von perniziöser Anämie.) Es scheint einen Faktor im Magensaft zu geben, der Ferri-Eisen zu Ferro-Eisen umwandelt, das leichter resorbiert wird. Dieser Faktor soll bei manchen Fällen von Anämie bei Hiatus-Hernien fehlen.

Literatur: MICHAELIDES, G. J., and H. C. PHILIS: Lancet 1, 552 (1959).

Bei gesunden, nicht anämischen, schwangeren Frauen wird bis 35% des Nahrungseisens (ergänzt durch zusätzlich 9 mg Eisensulfat täglich) resorbiert, und es ist möglich, daß anämische Frauen während der Schwangerschaft noch mehr aus einer ergänzenden Diät resorbieren. Aber selbst schwer anämische Eisenmangelkranke können lediglich bis 5 mg Eisen pro Tag aus einer normalen Kost resorbieren.

Atrophie der Magen-Mucosa ist mit steigendem Alter häufig, und führt zu spärlicher Eisenresorption und daher zur Eisenmangel-Anämie.

Literatur: Goldberg, A., A. C. Lochhead, and J. H. Dagg: Lancet 1, 848 (1963).

Ascorbinsäure verstärkt die Eisenresorption, indem es Ferri-Eisen zu Ferro-Eisen umwandelt, aber es sind große Mengen von Ascorbinsäure nötig, damit dieser Vorgang effektiv wird.

Körpereisen. Gesamtes Körpereisen: 4—5 g. Diese Menge besteht aus:

1. Der zirkulierenden Erythrocytenmasse 2,7 g
   (60% des Gesamtwertes)
2. Ferritin + Hämosiderinspeicher 1,2—1,5 g
   (Speicher in Leber und Knochenmark) (30% des Gesamten)
3. Myoglobin (in der Muskulatur) 0,14 g
4. Hämenzyme — Cytochrom-Oxidase
   Cytochrom-B + C ⎱
   Peroxidasen   ⎬ < 1% des Gesamten.
   Katalase   ⎰
5. Plasmaeisen < 0,1% des Gesamten.

N. B. Während die Cytochrom-C-Aktivität bei der Eisenmangel-Anämie erniedrigt ist, ist die Katalaseaktivität nicht herabgesetzt.

Der gesunde Säugling hat einen Eisengehalt von rund 400 mg. Deshalb müssen 3—4 g Eisen während des Wachstums innerhalb der folgenden 20 Jahre angesammelt werden.

Eisen-„Turnover". Normale Erythrocytenlebenszeit = 120 Tage. Um den normalen Hämoglobinwert zu erhalten, beträgt das Erythrocyteneisen „turnover":

= 0,25—0,5 mg/Tag/kg K.-Gew.
= 22 mg/Tag
= 6,58 g Hämoglobinersatz täglich (bei einem 70 kg schweren Menschen).

Das totale tägliche Plasmaeisen„turnover" = 20—40 mg pro Tag.

Pathologisches.

1. Erhöhte Rate des Eisen„turnover".

a) Eisenmangel-Anämie, obwohl die Serumeisenkonzentration nieder sein kann.

b) Hämolytische Anämie.

c) Polycythaemia vera (vgl. sekundäre Polycythämie).
d) Megaloblastische Anämie (verbunden mit kurzer Lebensdauer und raschem Abbau der kranken Erythrocyten).
e) Vielleicht einige Fälle von Leukämie.
N. B. Die maximale Rate an Hämoglobinsynthese beträgt 6—8mal mehr als die Normalrate, d. h. bis zu 50 g Hämoglobin täglich. Sobald der Blutverlust die Blutbildungsrate übersteigt, fällt der Gesamthämoglobinwert unter die Norm, und ein neues Gleichgewicht wird sich dann herausbilden.

2. Herabgesetzte Rate des Eisen„turnover".

a) Hypoplastische Anämie.
b) Infektionen (oder möglicherweise verkürzte Lebensdauer mit erhöhtem „Turnover").

Eisenverlust des Körpers.

1. Erwachsene Männer. 0,5—1,5 mg können jeden Tag durch Schweiß, Urin usw. ausgeschieden werden.

2. Erwachsene Frauen.

a) Menstrueller Verlust 1,0—2,5 mg/Tag (Mittelwert für einen ganzen Monat).
b) Schwangerschaft.

    I. Fetus   400 mg
   II. Placenta   150 mg } = 2,7 mg im Mittelwert pro Tag.
  III. Blutverlust 175 mg

    Das bedeutet, angenommen 40 Wochen Amenorrhoe, daß ein zusätzlicher Bedarf von 400 mg Eisen pro Schwangerschaft erforderlich ist.
  IV. Lactation   0,5 mg pro Tag.

Frauen entwickeln aus diesem Grund keine Hämochromatose vor der Menopause.

Literatur: HYNES, M.: J. clin. Path. 1, 57 (1948).

3. Urin-Eisen.

Erhöhte Ausfuhr.

  I. Paroxysmale nächtliche Hämoglobinurie und jede andere Form von Hämoglobinurie.
 II. Nach intravenöser Eisentherapie kann während einer kurzen Zeit ein erhöhtes Urin-Eisen vorhanden sein.

Serum-Eisen.

1. Normalwert 79—196 µg/100 ml. Serum-Eisen liegt in der Ferriform vor und ist an das Serum-β-Globulin Siderophilin gebunden (2 Atome Eisen pro Protein-Molekül). Der Körper eines normalen Erwachsenen enthält ungefähr 4—5 g Eisen, von denen bis 3 g in den

Erythrocyten vorliegen. Serumproben zur Analyse müssen für einige Methoden der Eisenmessung frei von Hämolysespuren sein.

2. *Physiologisches.*

a) Normale tägliche Schwankungen. Das Serum-Eisen liegt höher am frühen Morgen und niedriger am Nachmittag. Es wird gefordert, daß alle Proben zwischen 9 und 10 Uhr morgens abgenommen werden sollen.

b) Normale Schwangerschaft. Es besteht ein ständiger Abfall des mütterlichen Eisenwertes von Mitte der Schwangerschaft an, gleichzeitig ein Ansteigen der totalen Eisenbindungskapazität.

c) Kinder. Der normale Serum-Eisenwert zur Zeit der Geburt ist 150—200 µg/100 ml, mit einer niedrigen, totalen Eisenbindungskapazität (s. Seite 51). Wenige Stunden nach der Geburt fällt der Serum-Eisenwert auf weniger als 100 µg/100 ml ab und erreicht mit etwa 3 bis 7 Jahren wieder Erwachsenenwerte.

3. *Pathologisches.*

a) Anstieg.

I. Überschüssige Eisenaufnahme.

α) Excessive intravenöse oder intramuskuläre Eisenbehandlung.

β) Wiederholte Bluttransfusionen. Jede 500 cm^3 Citratblut enthalten mehr als 0,2 g Eisen (z. B. Transfusionen bei aplastischer Anämie, wo der Hämoglobinwert abfällt, aber kein äußerer Blutverlust besteht).

γ) Hämochromatose. Bei dieser Erkrankung besteht eine übermäßige Eisenresorption aus dem Darmtrakt.

N. B. Es besteht kein Mechanismus zur Ausscheidung überschüssigen Eisens. Frauen verlieren regelmäßig 10—40 mg Eisen während jeder Menstruation. Paradoxerweise ist dieser Verlust bei der Eisenmangel-Anämie noch größer.

Während der Schwangerschaft erhält der Fetus 400—500 mg Eisen aus dem mütterlichen Kreislauf.

II. Erhöhte Blutabbaurate, wie bei hämolytischen Anämien.

III. Lebererkrankungen. Bei akuter Hepatitis und bei fortschreitender portaler Lebercirrhose ist der Serum-Eisenwert erhöht, vermutlich durch Freisetzung abgelagerten Eisens aus nekrotisierenden Leberzellen. Zirkulierendes Ferritin wurde dabei identifiziert.

IV. Nephritis.

V. Refraktäre Anämien. Die Eisen-Resorption ist normal, aber Eisen wird nicht verbraucht, weil die Hämoglobinsynthese herabgesetzt ist.

N. B. Wo der Serum-Eisenwert erhöht ist, ist das Serum-Eisen bindende Protein erhöht.

b) Erniedrigung.

I. Eisenmangel-Anämie. S. *Eisenmangel-Anämie.*
II. Remission bei der perniziösen Anämie, d. h. rasche Blutregeneration verbraucht das verfügbare Eisen.
III. Akute und chronische Infektionen. Ein niederer Eisenwert stellt sich häufig schon innerhalb der ersten 24 Std ein.
IV. Carcinome. Normale Mengen von Speichereisen und erhöhtes Erythrocyten „turnover".
V. Nephrose. Vielleicht in Verbindung mit Verlust von spezifischem eisenbindendem Globulin im Urin.
VI. ACTH oder Nebennierenhormontherapie. Das Serum-Eisen fällt ab, wobei der niedrigste Wert 8 Std später erreicht wird.
VII. Postoperativer Abfall. Vielleicht auf Grund der Stress-Reaktion.
VIII. Kwashiorkor.
IX. Kongenitaler Transferrinmangel.

Literatur: TRINDER, P.: J. clin. Path. 9, 170 (1956). — REISSMANN, K. R., and M. R. DIETRICH: J. clin. Invest. 35, 588 (1956).

Serum-Eisen-Bindungskapazität. Die totale Eisenbindungskapazität ist ein Meßwert der Siderophilinkonzentration des Serums, einem spezifischen eisentragenden Protein. Siderophilin ist im Serum mit einer Konzentration von 250 mg/100 ml vorhanden und hat eine Halbwertszeit von 12 Tagen. Die Direktmessung des Siderophilins ist schwierig und wird nur in Forschungslaboratorien vorgenommen. Die Eisenbindungskapazität besteht aus:

1. Totaler Serum-Eisen-Bindungs-Kapazität (T.I.B.C.).
Normaler Erwachsenenwert: 306—429 µg Eisen pro 100 ml Serum.

2. Ungesättigter Serum-Eisen-Bindungs-Kapazität (U.I.B.C.).
Normalerweise sind ungefähr 35% des Serum-Siderophilins durch Eisen besetzt, d. h. U.I.B.C. = T.I.B.C. minus Serum-Eisen.

N. B. Toxische Symptome nach intravenöser Injektion von Eisensalzen entwickeln sich rasch, wenn die Eisen-Bindungs-Kapazität überschritten wird.

3. Physiologisches. Bei der normalen Schwangerschaft steigt T.I.B.C. auf einen Wert von 450 µg/100 ml an, während der Serum-Eisenwert Tendenz zum Fallen hat, d. h. U.I.B.C. ist hoch.

Bei Kindern fällt das T.I.B.C. nach der Geburt ab und steigt nachfolgend bis ungefähr 400 µg/100 ml um 2 Jahre. Später werden Erwachsenenwerte erreicht.

4. Pathologisches.
a) Erhöhte Eisenbindungskapazität (total).
   I. Mit erhöhter Serumeisenkonzentration, d. h. die gesamte Siderophilin-Konzentration ist erhöht, aber die ungesättigte Eisenbindungs-Kapazität ist reduziert:

α) Leberschaden, z. B. bei akuter Hepatitis und fortschreitender portaler Lebercirrhose.
β) Erhöhter Blutabbau, z. B. hämolytische Anämien.
γ) Überschüssige Eisenaufnahme, z. B. a) verlängerte parenterale Eisenbehandlung, b) wiederholte Bluttransfusionen bei refraktären Anämien, c) Hämochromatose und d) stark eisenhaltige Nahrung mit niedrigem Phosphatgehalt (Gebrauch eiserner Kochtöpfe bei den Bantus).
II. Mit niedriger Serum-Eisen-Konzentration, d. h. hohem U.I.B.C.:
α) Akute und chronische Blutverluste. Das verfügbare Eisen wird für die Blutregeneration verbraucht.
β) Manche Fälle von Eisenmangel.
γ) Polycythaemia vera.

b) Niedere Eisen-Bindungs-Kapazität (total). (U.I.B.C. normal oder nieder.)

I. Akute und chronische Infektionen. Das Serum-Eisen fällt im Vergleich stärker als der Siderophilingehalt.
II. Perniziöse Anämien im Rückfall.
III. Urämie.
IV. Carcinomatose.
V. Nephrotisches Syndrom. Excessiver Verlust von eiweißgebundenem Eisen im Urin.
VI. Skorbut.
VII. Hämolytische Anämie. Hohes Serum-Eisen mit leicht reduziertem T.I.B.C.
VIII. Rheumatoide Arthritis. Das niedrige T.I.B.C. steigt mit der wirksamen Steroid-Therapie an.

Literatur: JORDAN, A.: J. clin. Path. 1956, Broadsheet, No. 14 (Assoc. Clin. Pathologists). — RAMSAY, W. N. M. (SABOTKA, H., and C. P. STEWART, ed.), Advances in clinical chemistry, 2—32. New York: Academic Press 1958.

Kongenitale Atransferrinämie.

Das klinische Bild entspricht einer schweren, therapierefraktären Eisenmangelanämie. Die Eisenresorption ist gut, aber die Plasmaeisenclearance hochgradig verkürzt und der Eiseneinbau in die Erythrocyten stark vermindert. In Leber, Pankreas und Herz finden sich starke Eisenablagerungen.

Literatur: HEILMEIER, L., K. BETKE u. Mitarb.: Dtsch. med. Wschr. 86, 1745 (1961).

Oraler Eisen-Resorptions-Test. 1,6 g Ferro-Gluconat wird dem nüchternen Patienten oral gegeben. Die Serum-Eisen-Messungen werden 0, 1, 3 und 7 Std später gemacht.

1. Normale Werte. Man nimmt an, daß der Patient genügend Eisenspeicher hat, wenn der Anstieg des Serum-Eisens gering ist, z. B. +30 µg/100 ml.

2. Pathologisches.

a) Die Eisenspeicherung des Patienten ist ungenügend, wenn der Anstieg im Serumeisen sehr stark ist und den maximalen Normalwert übersteigt.

b) Bei Infektionen mit einem niedrigen Anfangs-Serumeisenwert tritt nur ein geringer Anstieg auf. Die Resorptionsrate ist nieder und die Rate der Eisenabnahme aus dem Kreislauf ist gering.

c) Nach chirurgischen Operationen ist die Kurve abgeflacht und nieder.

d) In Fällen von rheumatoider Arthritis ist die Kurve abgeflacht und niedrig.

e) Nach Verbrennungen ist die Eisenresorption herabgesetzt, und man stellt eine relativ flache Eisenresorptionskurve fest.

N. B. Die oben genannten Faktoren zeigen, daß es genügend variable Einflüsse gibt, die diesen Test beeinflussen, so daß er nur gelegentlich praktisch ist. Patienten mit Eisenmangel-Anämien resorbieren Eisen weniger ausreichend, wenn sie auch eine Achlorhydrie haben. Die Eisen-Resorption ist am besten, wenn sie bei einer Mahlzeit erfolgt. Aminosäuren sind Eisen-Chelat-Bildner und helfen bei seiner Resorption. Wenn man radioaktive Isotopen von Eisen benutzt, kann man Resorption und Stoffwechsel des Eisens besser verfolgen.

Literatur: CARTWRIGHT, G. E.: Modern trends in blood disease, ed. J. F. WILKINSON. London: Butterworth 1955. — CALLENDER, S. T.: Brit. med. Bull. **15**, 5 (1959). — GOLDBERG, A., A. C. LOCHHEAD, and J. A. DAGG: Lancet **1**, 848 (1963). — KROE, D., T. D. KINNEY, N. KAUFMAN, and J. V. KLAVINS: Blood **21**, 546 (1963).

Makrocytäre Anämie

Mittleres Erythrocytenvolumen größer als 94 c.µ.

1. Megaloblastische Anämie.
2. Makrocytäre Normoblasten-Anämie:

a) Jeder Fall mit Reticulocytose. Reticulocyten sind normalerweise größer als reife Erythrocyten.

b) Gelegentlich im Verlauf von:
   I. Hodgkin-Erkrankung.
   II. Myelom.
   III. Carcinomatose.
   IV. Leukämie. (Sehr selten werden im Knochenmark Zellen gefunden, die Megaloblasten gleichen.)

V. Lymphome.
VI. Hepatitis und Lebererkrankung. (Bei der Leber-Cirrhose kann gelegentlich eine Erkrankung megaloblastisch sein.)
VII. Pellagra.
VIII. Myxödem und Hypothyreose.
IX. Malaria.
X. Aplastische Anämie.
XI. Bleivergiftung.
XII. Hypophyseninsuffizienz.
XIII. Eiweißmangel, z. B. Kwashiorkor.

Vitamin B_{12} und Folsäure und Erythropoese

Vitamin B_{12} und Folsäure sind beide eng mit der Purin- und Pyrimidinsynthese verbunden, indem sie die Produktion von Thymin [dem methylierten Pyrimidin der Desoxyribonucleinsäure (DNS)], Thymidin, Desoxyribosid, Ribonucleinsäure (RNS) beeinflussen und daher essentielle Faktoren für Mitose und Reifung der Zellen darstellen. Sie wirken wahrscheinlich als Co-Enzyme oder Co-Faktoren in vielen Enzymreaktionen, und folgende Reaktionen, in denen entweder eine oder beide der Substanzen zu wirken scheinen, seien deshalb festgehalten:

1. Neogenese von Methyl-Gruppen, z. B. Synthese von Methionin aus Homocystein, Methylierung von Uridin zur Produktion von Thymidin.
2. Stoffwechsel von Monocarbon-Verbindungen, z. B. Format, Glycin, Serin, Methionin, Cholin, Betain.
3. Eiweißsynthese im mikrosomalen System.
4. Reduktion einiger Sulphhydryl-haltiger Verbindungen.
5. Produktion von Desoxyribonucleotiden.
6. Teilnahme an der Glutamat-Isomerase-Reaktion.

Es geht daraus hervor, daß diese zwei Substanzen an einer großen Zahl von Reaktionen teilnehmen, und deshalb ist es unangebracht, ein zu einfaches Schema dieser Wirkungen zu versuchen.

Literatur: CALLENDER, S. T., and J. R. P. O'BRIEN: Biochemical disorders, 2nd ed., p. 148. (THOMPSON, R. H. S., and E. J. KING, ed.) London: Churchill 1964.

Vitamin B_{12}

Vorkommen. Fleisch, Eier und in geringem Ausmaß Milch und Käse. Wird synthetisiert durch Bakterien im Darm von Tieren. Es fehlt bei Pflanzen (im Gegensatz zur Folsäure). Normale Aufnahme = 5 µg täglich.

Ort der Resorption. Im Ileum, nach essentieller Vorarbeit eines Mucoproteins, des Intrinsic-Faktors, der von normaler Magenmucosa sezerniert wird (dieser Vorgang kann entweder die Kombination des Intrinsic-Faktors mit Vitamin B_{12} sein, um eine Verbindung hervorzurufen, die von der Dünndarmmucosa resorbiert werden kann, oder es kann eine Inhibition eines Resorptionsblockes von Vitamin B_{12} auf der Oberfläche der ilealen Mucosa durch Bakterien-Antikörper vorliegen).

Form im Serum. Vitamin B_{12} scheint im Serum hauptsächlich an α-Globulin gebunden zu werden. Die normale Serumkonzentration schwankt in weiten Grenzen: 125—765 μμg/ml (im Mittel = 250 μμg/ml), wenn man die mikrobiologische Bestimmung unter Verwendung von Euglena gracilis gebraucht. (Wenn L. leishmanii verwendet wird, gewinnt man etwas höhere Serumwerte.)

Literatur: ANDERSON, B. A.: J. clin. Path. 17, 14 (1964). — KILPATRICK, G. S., and J. L. WITHEY: Scand. J. Haematol. 2, 220 (1965).

Gewebsspeicher. Ungefähr 1000—2000 μg (hauptsächlich in der Leber).

Täglich erforderliche Menge. Wahrscheinlich weniger als 1 μg pro Tag. Daher die lange Periode, die auftreten kann, bevor ein Mangel des Vitamins manifest wird.

Biologische Halbwertszeit des Vitamin B_{12} in der Leber. 365 Tage.

Pathologisches.

1. Anstieg des Serum-Vitamin-B_{12}-Wertes.

a) Chronische myeloische Leukämie. Die B_{12}-Serum-Bindungskapazität ist ebenfalls erhöht (B_{12} wird an α_1-Globulin im Serum gebunden).

Nach einer wirksamen Röntgentherapie oder nach Behandlung mit Busulfan fällt der B_{12}-Serumwert ab. Obwohl es sich um eine komplizierte Messung handelt, kann dies als Index für den Erfolg der Therapie benutzt werden.

b) Akute Myeloblasten-Leukämie.

c) Einige Fälle von Myelosklerose.

N. B. Einige Fälle von Myelosklerose enden als typische myeloische Leukämie.

d) Manche Fälle von erythrämischer Myelose (Di Guglielmo). Die meisten Fälle haben normale B_{12}-Serumwerte. Es gibt kein Ansprechen auf B_{12}-Therapie, und das Knochenmark enthält Zellen, die Megaloblasten gleichen.

e) Serum-B_{12}-Werte liegen in ungefähr 33%/o der Fälle von chronischer lymphatischer Leukämie über der Norm.

f) Manche Fälle von Monocyten-Leukämie zeigen erhöhte Serumwerte.

g) Manche Fälle von Carcinomatose, besonders solche mit Lebermetastasen.
Ein Fall von Prostata-Carcinom mit Metastasenbildung ist beschrieben, wo ein B_{12}-Serumwert von 16 000 µµg/ml vorlag.

h) Lebererkrankungen. Die Blutwerte sind erhöht bei akuter Hepatitis, Leber-Cirrhose, chronischen Lebererkrankungen, und im hepatischen Koma mit erheblicher Erhöhung der Urinexkretion des Vitamins.

i) Polycythaemia vera.

j) Nicht-leukämische Leukocytose.

N. B. Der Serumwert scheint nicht erhöht zu sein bei:
1. Stammzell-Leukämie.
2. Hodgkinscher Erkrankung.
3. Multiplem Myelom.

Literatur: JONES, P. N., and E. H. MILLS: J. clin. Invest. 35, 716 (1956). — KILLANDER, A.: Acta med. scand. 159, 307 (1957). — RACHMILEWITZ, M., G. IZAK, A. HOCHMAN, J. ARONOVITCH, and N. GROSSOWICZ: Blood 12, 804 (1957).

2. *Abfall des Vitamin-B_{12}-Serumwertes.*

a) Ungenügende Aufnahme. Sehr strenge vegetarische Diät hat einen sehr niedrigen Vitamin B_{12}-Gehalt und führt bei manchen Menschen zu megaloblastischer Anämie.

b) Gestörte Resorption.

I. Gestörte Produktion des Intrinsic-Faktors. Intrinsic-Faktor ist ein Mucoprotein, das von normaler Magenmucosa sezerniert wird und für die Resorption des Vitamin B_{12} im Dünndarm aus der Nahrung lebenswichtig ist. Es ist noch nicht bekannt, ob dieses Mucoprotein Vitamin B_{12} bindet, es vor den Darmbakterien beschützt oder ob es mit dem Vitamin einen Komplex bildet, der die Passage durch die Dünndarmmucosa erlaubt, oder ob es durch Neutralisierung von Antivitaminfaktoren wirkt.

α) Perniziöse Anämie. Megaloblasten erscheinen im Knochenmark, wenn der Serum-Vitamin B_{12}-Gehalt unter 80 µµg/ml fällt. Es scheint keine einfache Korrelation zwischen dem Serum-Vitamin B_{12}-Gehalt und dem Grad der Anämie oder der Leukocytenzahl und der Thrombocytenzahl zu bestehen, obwohl eine gewisse Korrelation mit dem klinischen Bild vorhanden ist. Wenn der Serumwert unterhalb von 40 µµg/ml liegt, besteht eine ernste Gefahr für die Entwicklung einer subakuten kombinierten Degeneration des Rückenmarks. Diese ernsthafte Komplikation entsteht sehr wahrscheinlich, wenn die Erkrankung mit Folsäure behandelt wird (die eine hämatologische Remission hervorruft mit gleichzeitigem weiteren drastischem Abfall des Serum-Vitamin B_{12}-Wertes). Ähnlich kann eine hämatologische Remission durch Corticosteroide eingeleitet werden, aber auch hier besteht eine ernste Gefahr, daß sich eine funiculäre Myelose entwickelt.

Achlorhydrische Verwandte der Patienten, die an perniziöser Anämie leiden, haben eine Tendenz zu niedrigeren B_{12}-Werten als normal und sezernieren ebenfalls weniger Uropepsinogen in den Urin.

β) Totale oder subtotale Gastrektomie.

γ) Zerstörung der Magenmucosa: a) Chemisch, b) Bestrahlung, c) Carcinom des Magens (ein sehr seltener Grund für megaloblastische Anämie).

δ) Primäre Hypothyreose: 40—50% der Fälle primärer Hypothyreose haben eine Achlorhydrie mit Fehlen des Intrinsic-Faktors und niederen Vitamin B_{12}-Werten, obwohl eine megaloblastische Anämie selten ist.

Literatur: TUDHOPE, G. R., and G. M. WILSON: Lancet 1, 703 (1962).

II. Malabsorptionssyndrom.

α) Idiopathische Steatorrhoe.
β) Cöliakie.
γ) Sprue.
δ) Regionale Ileitis.
ε) „Blind loop"-Syndrom.
ζ) Divertikulitis und Divertikulose.
η) Darmfisteln.
ϑ) Darmstrikturen.
ι) Darmresektion.

Von ε)—ι) wird die Magen-Darmflora durch Faktoren wie die Stagnation beeinflußt. Es gibt entweder eine Produktion und Resorption von Toxin, das mit der Vitamin B_{12}-Utilisation interferiert, oder das Vitamin wird bakteriell gebunden. Eine antibiotische Breit-Spektrum-Behandlung ruft oft eine Remission hervor, durch Beeinflussung der bakteriellen Flora.

III. Fehlen von verfügbarem Vitamin B_{12} aus der Nahrung.

α) Fischbandwurmanämie. Der Bandwurm entfernt selektiv das Vitamin aus der Nahrung. Getrockneter Bandwurm (Diphyllobothrium latum) kann als reiche Quelle für Vitamin B_{12} gebraucht werden. Die Patienten, die besonders gern eine megaloblastische Anämie entwickeln, sind solche, die periodisch Teile des Wurmes erbrechen, d. h. der Bandwurm sitzt hoch im Jejunum.

β) Bakterielle Konkurrenz im Darm, z. B. wie unter II. α)—ι).

N. B. Der B_{12}-Gehalt fällt bei der Mutter während der Schwangerschaft schrittweise ab, und zur Zeit der Geburt ist der Serum-B_{12}-Gehalt und der Folsäuregehalt des Kindes höher als die mütterlichen Serumkonzentrationen. Der B_{12}-Serum-Gehalt bei der megaloblastischen Schwangerschaftsanämie ist normal.

Tests wegen gestörter Resorption von Vitamin B_{12}.

1. Urin-Exkretions-Test (Schilling). Eine kleine Menge von radioaktivem Vitamin B_{12} wird oral gegeben, 1 bis 3 Std später gefolgt von einer größeren Dosis nicht radioaktivem Vitamin B_{12} („Flushing-Dosis"):

Normale Kontrollen. Ausscheidung von radioaktivem Vitamin B_{12} im Urin während der nächsten 24 Std.

Perniziöse Anämie. Geringe oder fehlende Ausscheidung von radioaktivem Vitamin B_{12} im Urin.

(Die Reaktion auf diesen Test wechselt je nach der Zeit und der Dosierung, die vom Laboratorium verwendet wird.)

2. Fäkale Exkretion. Nach oraler Gabe von radioaktivem Vitamin B_{12} wird der Stuhl 7 Tage lang gesammelt und die Radioaktivität festgestellt:

Normale Kontrollen. Weniger als 50% der Testdosis werden festgestellt.

Perniziöse Anämie. Mehr als 70% der Testdosis finden sich im Stuhl wieder.

Von den beiden Tests ist der Urin-Exkretionstest wertvoller, da eine raschere Antwort erfolgt. Der Test ist sehr praktisch bei einem fraglichen Fall von perniziöser Anämie, wenn die Behandlung mit parenteral gegebenem Vitamin B_{12} bereits begonnen wurde. Es ist nicht gerechtfertigt, die Behandlung mit Vitamin B_{12} zu unterbrechen, um Megaloblasten im Knochenmark zu identifizieren oder um einen niederen Vitamin B_{12}-Wert aufzudecken.

Folsäure.

Vorkommen. Folsäure (Pteroylglutaminsäure) findet sich in grünen Pflanzen (insbesondere Spinat und Kohl), Leber und Niere, Hefe und einfachen Hefeextrakten.

Ort der Resorption: Jejunum.

Serumwert. 2,1—28 mµg/ml (Mittelwert=7,8 mµg/ml).

Gewebsspeicherung. Gehalt des gesamten Körpers = 6—10 mg (4 bis 6 mg davon in der Leber).

Täglich erforderliche Menge. Wahrscheinlich weniger als 0,5 mg pro Tag (100—1000 µg pro Tag), aber eine merkliche Menge von Folsäure wird im Darm durch Bakterien synthetisiert.

Aktivität. Bevor Folsäure aktiv wird, tritt erst eine Reduzierung zu Dihydrofolsäure ein und dann zu Tetrahydrofolsäure (Folinsäure). Folsäure-Antagonisten werden in diesem Stadium wirksam. Vitamin C ist für diese Umwandlung erforderlich.

Eine megaloblastische Anämie kann bei jungen Affen durch eine Diät ausgelöst werden, die zum Skorbut führt, und diese Anämie kann mit Folsäure behandelt werden.

Literatur: SPRAY, G. H.: J. clin. Path. 17, 660 (1964).

Abfall bei Serum-Folsäure-Mangel.

1. Ungenügende Aufnahme.

a) Kindliche megaloblastische Anämie. Alle Milchen haben einen niedrigen Folsäuregehalt und deshalb kann eine langzeitige Milchdiät ohne adäquate Zusätze Folsäuremangel hervorrufen. Ziegenmilch ist arm an Vitamin B_{12} und Folsäure.

b) Megaloblastische Schwangerschaftsanämie. Normalerweise wird Folsäure nicht vor dem 6. Schwangerschaftsmonat in gesteigerter Menge benötigt. Eine megaloblastische Schwangerschaftsanämie entsteht üblicherweise aus einer Kombination von geringer Aufnahme aus der Nahrung und einem excessiven fetalen Folsäureverbrauch. Die täglich nötige Folsäuremenge kann bis auf 20 mg ansteigen. In Verbindung mit einer schlechten Zufuhr entsteht Folsäuremangel während der Lactation.

Literatur: Editorial, Lancet 1, 309 (1963). — SHAPIRO, J., H. W. ALBERTS, P. WELCH, and J. METZ: Brit. J. Haemat. 11, 498 (1965).

c) Ernährungsbedingte megaloblastische Anämie.

d) Manche Fälle von Lebererkrankung, besonders wenn sie mit Alkoholismus verbunden sind (der eine ungenügende Ernährung zur Folge hat).

2. Gestörte Resorption.

a) Malabsorption und/oder Fehlen verfügbarer Folsäure aus der Nahrung.

  I. Idiopathische Steatorrhoe.
  II. Tropische Sprue.
  III. Cöliakie (megaloblastische Anämie bei dieser Erkrankung selten).
  IV. Blinde oder stagnierende Dünndarmschlingen.
  V. Tuberkulöse Enteritis.
  VI. Ileitis regionalis Crohn.
  VII. Lymphdrüsenkrankheiten und Lymphosarcomata, die den Dünndarm befallen (selten).
  VIII. Dünndarm-Resektion.

3. Interferenzen mit der Aktivität von Folsäure.

a) Folsäure-Antagonisten, z. B.

  I. 4-Aminopteroylglutaminsäure (gebräuchlich in der Behandlung von Leukämie und zur Infusionsbehandlung mancher Carcinome) (Aminopterin).
  II. Pyrimethamin (Malaria-Prophylaxe) = Daraprim.

N. B. Folsäure und Folsäureverbindungen haben bei einer akuten Leukämie Tendenz zur Exacerbation.

III. Anticonvulsiva, z. B.
  α) Primidon=Mylepsin
  β) Phenytoin-Natrium=Zentropil, Comital
  γ) Phenobarbiton=Luminal, Phenaemal
  δ) Andere Barbituratverbindungen.

N. B. Eine geringe Makrocytose kann während einer Phenytoin-Therapie auch bei normalen Folsäurespiegeln im Serum auftreten.

Literatur: KLOPSTEIN, F. A.: Blood 23, 68 (1964).

IV. Excessive celluläre „Turnover"-Rate (ergibt excessive Folat-Ausnutzung), z. B. manche Fälle von myeloproliferativer Erkrankung, hämolytischer Anämie, rheumatoider Arthritis, sideroblastischer Anämie, Leukämie, Reticulose, Carcinom.

Bei Folsäuremangel steigt der mittlere Segmentwert der neutrophilen Zellen über die Norm, bevor der geringste Anstieg der Erythrocytengröße festzustellen ist (normaler Segmentwert = 3,17 ± 0,25 Segmente pro Zelle, abgeleitet von 100 neutrophilen Zellen).

Wenn die Serum-Folat-Aktivität unter 3 mµg/ml fällt, entstehen deutliche Blutveränderungen, zwischen 3—6 mµg/ml sind die hämatologischen Befunde variabel, und das Blutbild ist normal, wenn die Serum-Folat-Aktivität 4,6—15,8 mµg/ml beträgt.

Folsäuremangel kann entdeckt werden durch die Antwort auf tägliche therapeutische Testdosen von 50—200 µg Folsäure. Wenn eine megaloblastische Anämie auf Vitamin B_{12}-Mangel beruht, rufen große Dosen von Folsäure eine hämatologische Remission hervor, aber verursachen häufig zur gleichen Zeit eine funiculäre Myelose, d. h. die geringen Gewebsspeicher an Vitamin B_{12} werden verbraucht.

Literatur: HERBERT, V.: Proc. Roy. Soc. Med. 57, 377 (1964). — MOLLIN, D. L., and A. V. HOFFBRAND: Scand. J. Haemat., Series Haematologia 3, 1 (1965).

Urinausscheidung von Folsäure. Die Ausscheidung von Folsäure im Urin ist bei der perniziösen Anämie reduziert und fällt noch weiter ab bei Behandlung mit Vitamin B_{12}, zur Zeit der Reticulocytenkrise.

Urinausscheidung von Formimino-Glutaminsäure (FIGLU). Formimino-Glutaminsäure ist ein Intermediärprodukt des Histidinabbaus, das in größerer Menge im Urin erscheint, wenn ein Folsäuremangel besteht.

15 g Histidin-Hydrochlorid werden oral gegeben und der Urin wird während der nächsten 8 Std gesammelt:
Normale Ausfuhr 1—17 mg.
Pathologische Ausfuhr mehr als 17 mg.

Es besteht eine Korrelation zwischen dem FIGLU-Test und der Serumfolsäure-Aktivität:
Serumfolsäure-Aktivität von weniger als 3 mµg/ml. — FIGLU-Test positiv.
Serumfolsäure-Aktivität von 3—6 mµg/ml. — FIGLU-Test variabel ausfallend.
Serumfolsäure-Aktivität von mehr als 6 mµg/ml. — FIGLU-Test negativ.

Literatur: MOLLIN, D. L., and A. V. HOFFBRAND: Scand. J. Haemat., Series Haematologia 3, 1 (1965).

Kombinierter Mangel an Vitamin B_{12} und Folsäure.

1. Sprue.
2. Tropische makrocytäre Anämie.
3. Lebererkrankungen?
4. Selten excessiver Verbrauch von hämopoetischen Substanzen, z. B. akute hämolytische Anämie, die bei einem Patienten entsteht, der nur minimale Reserven besitzt.

Megaloblastische Anämie

Bei der megaloblastischen Anämie besteht eine Interferenz im Nucleinsäurestoffwechsel, die eine regelrechte Entwicklung der Nucleoli verhindert und die Kapazität der Zellteilung behindert. Das Knochenmark zeigt eine ausgedehnte Scheinerythropoese, aber jede Mitose dauert länger als normal und zwischen jeder Mitose entsteht eine lange Ruhepause. Jede Zellteilung verlangt ein zweifaches Ansteigen der DNS (da jede Zellteilung eine Verdoppelung der Chromosomen verlangt). Bevor die Mitose einsetzt, muß eine erhöhte Synthese für DNS eingetreten sein. Während der Zellreifung steigt die RNS-Synthese an. Daher ordnen sich beim Folsäure- und/oder Vitamin B_{12}-Mangel viele Zellen in „Schlangen" an, um ausreichend DNS zu erlangen, die sie zur Zellteilung befähigt.

Die Erythrocyten, die bei der megaloblastischen Anämie gebildet werden, sind krankhaft verändert und haben eine Lebenszeit von ungefähr 40 Tagen (d. h. Kombination von Hämolyse und verminderter Resistenz gegen den Zellabbau). Dieser Zellabbau spiegelt sich in extrem hohen Werten der Lactat-Dehydrogenase im Serum wider, ohne daß Anhalt für eine Lebererkrankung besteht, wobei sich die Lactat-Dehydrogenase wahrscheinlich von den Erythrocyten herleitet. Die Erythropoese ist ungefähr dreimal der normalen Rate gegenüber gesteigert, mit erhöhter Ausscheidung von Coproporphyrin 1 im Urin.

Eine Interferenz mit dem Eiweißstoffwechsel ergibt sich durch den Befund bei unkomplizierter megaloblastischer Anämie, daß ein progressiver Abfall des Gesamtserumeiweißes besteht, wobei die normalen Relationen von Albumin zu Globulin erhalten bleiben.

Ursachen der megaloblastischen Anämie.

1. Vitamin B_{12}-Mangel.
2. Folsäuremangel.
3. Kombinierter Vitamin B_{12}- und Folsäuremangel.
4. Orotsäureausscheidung im Urin. Bei dieser seltenen Erkrankung wird eine resistente megaloblastische Anämie, verbunden mit Orotsäureausscheidung, im Urin gefunden. Die Anämie spricht auf Behandlung mit Pyrimidin-Nucleotid-Mischungen an.

Literatur: SMITH, L. H., and M. LOTZ: J. Lab. clin. Med. 61, 211 (1963).

5. Di Guglielmosche Erkrankung. Bei dieser Erkrankung, die eine der myeloproliferativen Erkrankungen darstellt, findet man viele, kernhaltige Erythroblasten, die Megaloblasten gleichen, im peripheren Blut und im Knochenmark. Sie endet häufig als myeloische Leukämie.
6. „Achrestische Anämie." Dies wird jetzt als eine ungenaue Diagnose angesehen, die gestellt wurde, bevor Serumbestimmungen von Vitamin B_{12} und Folsäure-Aktivität möglich waren.

N. B. Die Bezeichnung „Sideroachrestische Anämie" im deutschen Schrifttum entspricht der Sideroblastischen Anämie (s. S. 63).

Es ist beachtenswert, daß die Knochenmarksveränderungen bei Vitamin B_{12}-Mangel, Folsäuremangel oder Vitamin B_{12}- und Folsäuremangel nicht unterscheidbar sind. Im peripheren Blut ist beim Folsäuremangel die Makrocytose nicht so ausgeprägt, und Leukopenie und Thrombopenie finden sich inkonstant, wenn man die Befunde mit dem Vitamin B_{12}-Mangel vergleicht. Bei der megaloblastischen Anämie in der Schwangerschaft kann der gesamte weiße Blutstatus normal oder erhöht sein, das Erythrocytenvolumen normal mit einem normalen M.C.H.C., bei einem schrittweise abfallenden Hämoglobinwert. In solchen Fällen ist ein wertvoller und einfacher Test, die Leukocytenschicht des peripheren Blutes zu untersuchen, wobei kernhaltige Erythrocyten und einige Megaloblasten gefunden werden.

Es gilt als einfache Faustregel, je aktiver die Erkrankung des Patienten, desto wahrscheinlicher finden sich kernhaltige rote Vorstufen und Megaloblasten bei Präparationen aus der Leukocytenschicht des peripheren Blutes von Patienten mit megaloblastischer Anämie.

Literatur: ANDERSEN, N.: Scand. J. Haemat. 1, 212 (1965).

Refraktäre Normoblasten-Anämien

1. Aplastische oder hypoplastische Anämie.
2. Megaloblastische Anämie, die sich von der wahren, perniziösen Anämie unterscheidet. Die megaloblastische Schwangerschaftsanämie kann das periphere Blut einer Normoblastenanämie aufweisen.
3. Thalassämie.
4. In Verbindung zur Leukämie:
   a) Aleukämische Phase der Leukämie.
   b) Leukämie verdeckt durch vorher bestehende Anämie.
   c) Präleukämische Phase einer Leukämie.
   d) Di Guglielmosche Erkrankung (erythrämische Myelose).
5. Pyridoxin-Mangel (selten).
6. Infektanämie.
7. Anämie nach Verbrennung.

Literatur: DACIE, J. V., M. D. SMITH, J. C. WHITE, and D. L. MOLLIN: Brit. J. Haemat 5, 56 (1959). — RHOADS, C. P., and W. H. BARKER: J. Amer. med. Ass. 110, 794 (1938). — WILLIAMS, M. J.: Blood 10, 502 (1955).

Sideroblastische Anämie (= Sideroachrestische Anämie)

Anomale Sideroblasten finden sich im Knochenmark, mit mehr freiem Eisen als normal, und in vielen Zellen sind die Eisengranula in einem perinucleären Ring um den Kern angeordnet und dabei in den Mitochondrien aggregiert.

1. Primäre Erkrankung.

a) Hereditäre geschlechtsgebundene sideroblastische Anämie, die bei Adoleszenten oder erwachsenen jungen Männern auftritt.

b) Erworbene refraktäre Normoblastenanämie.

2. Sekundäre Erkrankung.

a) Medikamenten-induzierte sideroblastische Anämie.

I. Nach antituberkulöser Erkrankung mit Isoniazid oder Cycloserin. Diese Medikamente interferieren mit dem Pyridoxin-Stoffwechsel.

II. Bleivergiftung. Die perinucleären Mitochondrien sind geschädigt.

b) Selten auftretend bei:
Rheumatoider Arthritis,
Polyarteritis nodosa,
Carcinomen,
myeloproliferativen Erkrankungen,
Leukämie,
Myelom,

Hämolytischer Anämie,
Malabsorptions-Syndrom.
(Manche Patienten mit der primären oder sekundären Form sprechen auf Pyridoxin-Therapie an, wobei die perinucleären Ablagerungen der Sideroblasten schwinden.)
Eine erhöhte Anzahl von siderotischen Granula in den Erythroblasten des Knochenmarks kann vorhanden sein, verbunden mit einem Anstieg der Granulagröße. Die Zahl der Granula beträgt gewöhnlich weniger als 6 pro Zelle und die Granula zeigen keine teilweise Verbindung mit dem Kern. Es scheint eine direkte Korrelation zwischen der Zahl und Größe der eisenfärbbaren Granula und dem Sättigungsgrad der Serum-Eisen-Bindungskapazität zu bestehen bei:
1. Hämolytischer Anämie.
2. Megaloblastischer Anämie.
3. Thalassämie.
4. Myeloproliferativen Erkrankungen, einschließlich Leukämie.
5. Aplastischer Anämie.
6. Hämochromatose.
Vgl. auch *Erythrocytenporphyrine* S. 41.
Literatur: MOLLIN, D. L.: Brit. J. Haemat. 11, 41 (1965).

Anämien der Kinder

Normalerweise setzt sich die Erythropoese beim Neugeborenen drei Tage nach der Geburt noch fort. Dann nimmt die Erythropoese ab, bis ein Hämoglobinwert von 11 bis 12 g/100 ml erreicht ist, d. h. ein Abfall von ungefähr 1%/o pro Tag, 6 bis 8 Wochen lang. Die Erythrocytenregeneration setzt wieder ein um den kindlichen Hämoglobinwert von 11—12 g/100 ml etwa 18 Monate lang zu erhalten.

Zum Zeitpunkt der Geburt hat ein Kind im Mittel ungefähr 370 ml Blutvolumen, und die Placenta und die Nabelschnur enthalten weitere 100 ml. Während des ersten Lebensjahres, wo das Körpergewicht ungefähr um 7 kg ansteigt, sind 245 mg Eisen zum Wachstum erforderlich.

Anämie der Frühgeburten.

1. Normaler excessiver postnataler Abfall. Das Hämoglobin kann bis auf 8 g/100 ml abfallen, ehe die Erythropoese wieder einsetzt.

2. Eisenmangel. Färbbares Eisen im Knochenmark verschwindet bei Frühgeburten von weniger als 1400 g innerhalb 6 bis 8 Wochen nach der Geburt, während färbbares Eisen im Knochenmark der Kinder von mehr als 1400 g Gewicht innerhalb 8 bis 12 Wochen nach der Geburt verschwindet. Die Eisenmenge, die pro kg Gewichtszunahme nötig ist, wenn der Hämoglobinwert 11 g/100 ml beträgt, ist 35 mg. Deshalb braucht ein untergewichtiges Frühgeborenes früher Eisenzufuhr als ein normales Neugeborenes.

Literatur: GAISFORD, W., and R. F. JENNISON: Brit. med. J. 2, 700 (1955).

Hämolytische Anämie.

1. Hämolytische Erkrankung auf Grund mütterlicher Immunisierung.

2. Hereditäre Sphärozytose. Selten in den ersten Lebenstagen auftretend, täuscht sie eine hämolytische Erkrankung auf Grund ABO-Unverträglichkeit vor. Sphärocyten und erhöhte osmotische Erythrocytenfragilität treten bei beiden Erkrankungen auf.

3. Toxische Agentien.
a) Naphthalin (von Windeln, die mit Mottenkugeln gelagert waren).
b) Resorcin (in Salben und Lotionen).
c) Große Dosen von Vitamin K-analogen Substanzen (z. B. Synkavit).

Fetaler Blutverlust.

1. Blutung in den mütterlichen Kreislauf. Dies ist mit der Singer-Methode nachzuweisen, wenn das mütterliche Blut mehr als 2% fetales Hämoglobin enthält (s. Betke-Kleihauer-Färbung, S. 18).

2. Blutung von einem Zwilling in den anderen. Dies kann auftreten, ist aber selten.

3. Placentare Blutung oder Blutung aus Nabelgefäßen.
a) Vorzeitige Ablösung der Placenta.
b) Abnormale Lage der Placenta, z. B. Placenta praevia.
c) Abnormale Anordnung der Nabelgefäße, z. B. Insertio velamentosa, besonders wenn sie mit Placenta praevia verbunden ist.
d) Verletzung der Placenta während künstlicher Geburtseinleitung.
e) Verletzung der Placenta beim Kaiserschnitt (die Placenta kann während des Uterusschnittes verletzt werden).

N. B. Es ist wichtig Blutproben von Blutungen vor der Geburt auf die Anwesenheit von fetalem Hämoglobin zu testen (s. S. 17—18).

Literatur: MITCHELL, A. P. B., G. S. ANDERSON, and J. K. RUSSELL: Brit. med. J. 1, 611 (1957). (Rapid method for detecting foetal haemoglobin.)

Kongenitale hypoplastische Anämie. Die Anämie entsteht in der frühen Kindheit. Es scheint ein Reifungsarrest im späteren Normoblastenstadium zu bestehen und man nimmt an, daß die Erkrankung auf einer angeborenen Stoffwechselstörung beruht. Steroidbehandlung wirkt in manchen Fällen.

Bei den meisten Fällen sind alle erythropoetischen Vorstufen stark vermindert. Diese Formen sprechen überwiegend gut auf Steroidbehandlung oder auf die Kombination mit anabolen Steroiden an.

Literatur: GASSER, C.: In: Hdb. ges. Hämatol. III/1, p. 298. München: Urban u. Schwarzenberg 1960. — REINHOLD, J. D. L., E. NEUMARK, R. LIGHTWOOD, and C. O. CARTER: Blood 7, 915 (1952).

Kupfermangel.

1. Kuhmilch enthält wenig Kupfer. Eine reine Milchdiät kann zu Kupfermangel führen. Kupfer und Eisen sollten beide zur erfolgreichen Behandlung gegeben werden.

Literatur: LAHEY, M. E., and W. K. SHUBERT: Amer. J. Dis. Child. 93, 31 (1957).

2. Nephrose. Kupfer wird mit Eiweiß im Urin ausgeschieden.
3. Sprue-Syndrom. Kupfer wird nicht ausreichend aus der Nahrung resorbiert.

Megaloblastische Anämie. Milch enthält sehr wenig Folsäure, und deshalb kann bei einer strengen Milchdiät ein Folsäuremangel auftreten. Ziegenmilch enthält wenig Folsäure und sehr wenig Vitamin B_{12}. Megaloblastische Anämien aus diesen Gründen sollten selten sein, seit eine Vielzahl an verschiedenen Nahrungsstoffen vom frühen Alter der normalen Säuglingsnahrung zugefügt werden.

Wenn eine megaloblastische Anämie auftritt, dann erfolgt dies um den 7. bis 8. Monat und wird begleitet von einer erhöhten Ausscheidung der Formiminoglutaminsäure im Urin. Bei der Ausheilung nach Behandlung mit Folsäure verschwindet die Formiminoglutaminsäure wieder aus dem Urin.

Literatur: GAIRDNER, D. M. T.: Recent advances in pediatrics (ed.), 2nd ed. London: Churchill 1958.

Hämolytische Anämie (Einteilung)

Erythrocytendefekte

Kongenitale sphärocytäre hämolytische Anämie. Die acholurische Gelbsucht soll durch eine dominante Vererbung übertragen werden.

Kongenitale nicht-sphärocytäre hämolytische Anämie (s. S. 38 ff.).

Hereditäre Elliptocytose. Bei Homozygoten kann eine milde Anämie bestehen (selten).

Hämoglobinanomalitäten und anomaler Hämoglobinstoffwechsel.
1. Sichelzell-Anämie (homozygot).
2. Hämoglobin C und D (homozygot).
3. Sichelzell-Krankheit.

a) Sichelzell-Thalassämie.
b) Sichelzell-Hämoglobin C usw.
4. *Thalassämie.*
a) Thalassaemia major (homozygot).
b) Thalassaemia minor (heterozygot).
c) Thalassaemia minor-Sichelzell-„Trait".
d) Thalassaemia minor-Hämoglobin C usw.

Paroxysmale nächtliche Hämoglobinurie (Machiafava-Micheli).

Obwohl die Erythrocyten bei dieser Erkrankung äußerst empfänglich für eine Hämolyse bei reduziertem pH sind, hat man angenommen, daß das Fehlen eines normalerweise im Plasma vorkommenden antihämolytischen Faktors die Hämolyse hervorruft.

Literatur: CROSBY, W. H.: Blood 8, 769 (1953). (129 references.)

Extracellulare Faktoren

Hämolysine.

1. Anomale Iso-Antikörper.
a) Unverträgliche Bluttransfusionen.
b) Erythroblastosis foetalis (Morbus haemolyticus neonatorum).
2. Anomale Auto-Antikörper.
a) „Wärme"-Auto-Antikörper.
  I. Leukämien.
  II. Carcinomatosen.
  III. Disseminierter Lupus erythematodes.
b) „Kälte"-Agglutinine.
  I. Atypische Viruspneumonie (vorübergehend).
  II. Nach Masern? (vorübergehend).
  III. Syphilis (Donath-Landsteiner-Reaktion): Ein eigentümlicher Kälte-Antikörper wurde bei manchen Syphilitikern gefunden (besonders nach inadäquater Behandlung), weniger häufig bei nicht-syphilitisch Kranken.
c) „Wärme"- oder „Kälte"-Auto-Antikörper können auftreten:
  I. Bei idiopathischen Fällen.
  II. Sekundär bei:
    α) Lymphosarkom.
    β) Reticulum-Zell-Sarkom.
    γ) Chronischer lymphatischer Leukämie.
    δ) Lymphadenomen.

Literatur: DACIE, J. V.: Brit. med. Bull. 15, 67 (1959). ("Acquired Haemolytic Anaemias.")

Physikalische Einwirkungen.

1. Medikamente.
a) In Relation zur Größe der Dosierung, z. B.:
Phenylhydrazin ⎫
Naphthalin ⎭ d. h. direkte Zerstörung der Erythrocyten.
b) Auf Grund einer Überempfindlichkeitsreaktion, z. B.:
Chinidin und Chinin ⎫ d. h. nach Sensibilisierung verursachen sehr
Sulfonamide ⎭ kleine Dosen Hämolyse.

2. Pflanzliche Gifte.
a) Saponin.
b) Rizinus-Öl (durch Rizin hervorgerufen).
c) Fava-Bohnen ⎫ Allergische Reaktion, Erythro-
d) Pollen („Bagdad-Spring"-Fieber) ⎭ cyten-Glutathion-Stoffwechsel
anomal.

3. Tierische Gifte. (Bei Nattern, z. B. der Kobra, beruhend auf der Wirkung von Lysolecithin auf die Erythrocyten.)

4. Wasser.
a) Intravenöse Wassergaben in größerer Menge.
b) Ertrinken in Süßwasser. Wasser wird sehr schnell von den Lungen resorbiert.

5. Hitze. In Verbrennungsfällen:
a) Einige Erythrocyten werden sofort an der Verbrennungsstelle durch direkte Hitzeeinwirkung zerstört.
b) Andere Erythrocyten werden innerhalb der nächsten 24 Std nach der Verbrennung aufgelöst. Diese Zellen werden sphärocytär, mit einer erhöhten osmotischen Fragilität vor der Lyse.

6. Infektionen.
a) Bakteriell. Sepsis durch:
  I. Hämolytische Streptokokken.
  II. Staphylococcus pyogenes.
  III. Clostridien: Eingeschlossen Clostridium welchii.
  IV. Oroya-Fieber: Durch Bartonella bacilliformis, einen Geißel-Bacillus.
b) Protozoen.
  I. P. falciparum: Maligne tertiane Malaria.
  II. P. vivax: Benigne tertiane Malaria.
  III. P. malariae: Quartane Malaria.
c) Viren.
  I. Virus-Pneumonie ⎫
  II. Infektiöse Mononucleose ⎭ selten.

„Symptomatisch. Manche Fälle von:

1. Leber-Cirrhose,
2. Nierenerkrankung und Azotämie,

3. Lupus erythematodes,
4. Kollagen-Krankheiten,
5. metastasierendem Carcinom,
6. Lymphomen,
7. Leukämien,
8. Thrombotische thrombocytopenische Purpura.

Erythrocyten-Fragmente finden sich im peripheren Blut.

Hämolytische Anämien wurden durch folgende Substanzen hervorgerufen (nicht aufgeführt nach Schwere oder Häufigkeit des Auftretens):

Hämolyse, bei manchen Menschen nach Sensibilisierung:

Organische Antimon-Verbindungen.
Benzedrin (Amphetamin).
Diphenylhydramin (Benadryl).
Mesantoin.
Myanesin.
Blei und Tetraäthyl-Blei (Antiklopfmittel).
Para-Aminosalicylat.
Pamaquin.
Phenacetin.
Primaquin.
Pennyroyal.
Phenothiazin.
Phenylsemicarbazid.
Kaliumchlorat.
Pyribenzamin.
Neoarsphenamin.
Chinin.
Sulfonamide.

Hämolyse auf Grund direkter Zellzerstörung.

Allyl-propyl-Disulphid.
Anilin.
Arsen.
Acetanilid.
Benzol (sowohl Hämolyse als Knochenmarksschädigung).
Lecithin.
Blei.
Methyl-Chlorid.
Naphthalin.
Beta-Naphthol.
Nitrobenzol (Mono- und Dinitrobenzol).
Phenacetin.
Phenylhydrazin und seine Acetyl-Derivate.

Phosphor.
Rizinusöl.
Saponin.
Kolloidales Silber.
Trinitrotoluen.
Toluylendiamin.
Sulphone (Promine, Diaminodiphenylsulphon).
Xylol.

Hämolytische Anämie

Hämoglobinurie. Hämoglobinurie tritt nach intravasculärer Hämolyse auf, wenn das freigesetzte Hämoglobin in größerer Menge anfällt, als vom Haptoglobinsystem und durch die Exkretion über die Leber verarbeitet werden kann.

Hämoglobinurie kann bei folgenden Krankheiten auftreten:
a) Unverträglicher Bluttransfusion.
b) Hämolyse auf Grund von:
  I. Wirkung von Medikamenten und Chemikalien.
  II. Schwarzwasserfieber (maligne tertiane Malaria, die ungenügend mit Chinin behandelt ist).
  III. Oroya-Fieber (Bartonella bacilliformis).
  IV. Schwere Verbrennung. Einige Erythrocyten werden im Augenblick der Verbrennung zerstört, andere zerfallen nach weiteren 24 Std.
  V. Intravasculäre Hämolyse nach Schlangen- oder Spinnenbissen.
c) Paroxysmale Hämoglobinurie.
  I. Paroxysmale nächtliche Hämoglobinurie. Die Erythrocyten sind auffällig empfindlich gegen normale Serumfaktoren bei gleichzeitigem Auftreten eines pH-Abfalles, und enthalten einen Amboceptor.
  II. Paroxysmale Kälte-Hämoglobinurie.
  III. Hämoglobinurie nach schweren Anstrengungen.
N. B. Bei der paroxysmalen Myoglobinurie ist die renale Ausscheidung des Myoglobins sehr viel rascher als die des Hämoglobins bei Hämoglobinurie.

Hämosiderin im Urin. Wenn freies Hämoglobin im Plasma vorhanden ist und im Glomerulumfiltrat erscheint, kann man Hämosiderin im Urin finden. Es ist nur vorhanden, wenn eine chronische Hämoglobinämie nach intravasculärer Hämolyse vorgelegen hat. Im frühen Stadium einer hämolytischen Anämie mit freizirkulierender Hämoglobinämie resorbieren die Nierentubuli das Hämpigment und Hämosiderin taucht im Urin nicht auf.

Die Erkrankung, bei der eine Hämosiderinurie sich am besten zeigt, ist die paroxysmale nächtliche Hämoglobinurie, wenn eine intravasculäre Hämolyse lange besteht. Bis 15 mg Eisen können jeden Tag während einer akuten Exacerbation verloren gehen.

Osmotische Resistenz der Erythrocyten. In einer genügend hypotonen Lösung vergrößern sich normale Erythrocyten bis auf 160% ihres Ausgangsvolumens und hämolysieren dann. Es tritt ein anfänglicher Anstieg des Volumens entsprechend dem intracellulären Ansteigen von Natrium und Wasser ein; während der zweiten 24 Std übersteigt der intracelluläre Kaliumverlust den intracellulären Natriumbedarf.

Die Erythrocytenresistenz wird stark durch das pH und die Glucosekonzentration beeinflußt, aber auch durch die Zeit, die zwischen der Abnahme des Blutes und der Vornahme des Tests verstreicht.

Krankhaft flache Zellen können in größerem Ausmaß anschwellen als normale Erythrocyten bevor sie hämolysieren. Die Sphärocyten bei der hereditären Sphärocytose und die Erythrocyten der nicht-sphärocytären, hereditären hämolytischen Anämie unterliegen dieser anfänglichen Schwellung nicht und die Hämolyse dieser Zellen tritt rasch ein.

Sphärocyten können *in vitro* hervorgerufen werden durch Einwirkung von Hämolysinen auf normale Zellen.

Normalwerte der osmotischen Resistenz.

Salzlösung (g-% NaCl)	Hämolyse (Prozentsatz)
0,3	97—100
0,35	90— 99
0,40	50— 95
0,45	5— 45
0,50	0— 5
0,55	0

d. h.:
a) Normales Einsetzen der Hämolyse bei 0,45% (0,42—0,46%).
b) Hämolyse normalerweise komplett bei 0,3% (0,28—0,32%).
c) Mittlere corpusculäre Fragilität (M.C.F.) oder die Schwankung für 50%ige Hämolyse = 0,40—0,445% NaCl.

Literatur: DACIE, J. V.: The haemolytic anaemias, Part 1, 2nd ed. London: Churchill 1960. — MORTENSEN, E.: Acta med. scand. 174, 289 and 299 (1963).

Erhöhte osmotische Fragilität (= erniedrigte osmotische Resistenz).
1. Hereditäre Sphärocytenanämie.
2. Hereditäre nicht-sphärocytäre hämolytische Anämie.
3. Erworbene hämolytische Anämie. (Die meisten Fälle von paroxysmaler nächtlicher Hämoglobinurie haben eine normale osmotische Resistenz.)

4. Sekundäre hämolytische Anämien, in manchen Fällen. (Die meisten Fälle haben eine normale osmotische Resistenz.)
5. Nach Hitzeeinwirkung. Manche Erythrocyten werden sofort zerstört. Andere Erythrocyten hämolysieren während der folgenden 24 Std.
6. Hämolytische Erkrankung der Neugeborenen auf Grund von ABO-Inkompatibilität.
7. Acanthrocytose zusammen mit progressiver neurologischer Erkrankung (sehr selten).
8. Es gibt eine erhöhte Erythrocytenfragilität in manchen Fällen von:
   a) Schwangerschaft.
   b) Leukämie.
   c) Carcinomatose, besonders mit Knochenmetastasen.
   d) Lymphosarkom.
   e) Myelosklerose.
   f) Hodgkinscher Krankheit.
   g) Reticulum-Zell-Sarkom.
   h) Lebercirrhose.
   i) Infektionen:
     I. Tuberkulose.
     II. Malaria.
     III. Syphilis.
     IV. Pneumonie.

In diesen Fällen (8 a—i) ist die gesteigerte Fragilität mit einer symptomatischen hämolytischen Anämie verbunden.

Erniedrigte osmotische Fragilität (= erhöhte Erythrocytenresistenz).

1. In den ersten Lebensmonaten ist bei gesunden Kindern die osmotische Fragilität geringer als bei Erwachsenen.
2. Nach Splenektomie.
3. Einfache Eisenmangelanämie. (Die Erythrocyten sind flacher als normal.)
4. Thalassämie (unnormal dünne Zellen).
5. Sichelzellanämie.
6. Homozygote Hämoglobin-C-Krankheit.
7. Ikterus-Erkrankungen.
8. Lebererkrankungen.
9. Ernährungsbedingte megaloblastische Anämie.
10. Manche Fälle von Polycythaemia vera. (Gewöhnlich in solchen Fällen mit gleichzeitigem Eisenmangel.)

N. B.
1. Der Test ist empfindlicher, wenn gepufferte Salzlösung verwendet wird.

2. Die Erythrocyten sollten sorgfältig oxygeniert werden bevor sie getestet werden. Die osmotische Fragilität steigt an, wenn die Sauerstoffspannung reduziert ist und die Kohlendioxydspannung erhöht ist.
3. Hämolyse verstärkt sich mit fallenden Temperaturen. Für praktische Zwecke genügt Raumtemperatur für diesen Test.
4. Das Verhältnis von Blut zu Salzlösung sollte so klein als irgend möglich gehalten werden. Es ist wichtig, daß nicht viel Plasma mit den Erythrocyten hinzugegeben wird, um die Erythrocyten gegen die Salzeinwirkung zu schützen.

Osmotische Fragilität von inkubiertem Blut. Die osmotische Fragilität inkubierten Blutes ist krankhaft gesteigert nach Inkubation bei 37° über 24 Std bei folgenden Krankheiten:
1. Kongenitale Sphärocyten-Anämie.
2. Kongenitale nicht-sphärocytäre hämolytische Anämie. Die osmotische Fragilität kann normal sein, wenn frisches Blut getestet wird. Zugabe von Glucose erlaubt die Unterscheidung verschiedener Typen dieser Erkrankung.
3. Erworbene hämolytische Anämie mit Sphärocytose.
4. Hämolytische Anämie auf Grund von Chemikalien.
5. Paroxysmale nächtliche Hämoglobinurie.

Normalwerte für den Inkubationstest auf osmotische Fragilität.

Salzlösung (g-% NaCl)	Hämolyse (Prozentsatz)
0,20	95—100
0,30	85—100
0,35	75—100
0,40	65—100
0,45	55— 95
0,50	40— 85
0,55	15— 70
0,60	0— 40
0,65	0— 10
0,70	0— 5
0,75	0
0,85	0

Das M.C.F. nach 24stündiger Inkubation (50%ige Hämolyse) = 0,465—0,590 NaCl.

N. B. In allen Fällen, bei denen die Fragilität nach 24stündiger Inkubation ansteigt, besteht gewöhnlich eine erhöhte Auto-Hämolyse. Normalerweise gibt es nach 24 Std nur eine geringe oder gar keine Hämolyse, und nach 48 Std sind nur geringe Mengen nachweisbar. Bei der paroxysmalen nächtlichen Hämoglobinurie ist diese Auto-Hämolyse stark erhöht.

Literatur: DACIE, J. V.: The haemolytic anaemias, 2nd ed., 40. London: Churchill 1960.

Wenn man normale kindliche Erythrocyten verwendet, dann beginnt die Hämolyse bei einer höheren Salzkonzentration als bei normalen Erwachsenenzellen, aber die Hämolyse ist erst komplett bei einer niedrigeren Konzentration als bei Erwachsenen.

Die osmotische Fragilität von verschieden Tierspecies ist größer, wo die Zellen normalerweise mehr sphärisch sind.

Normalerweise wird der osmotische Resistenztest zur Entdeckung einer hämolytischen Anämie auf Grund kongenitaler Sphärocytose verwendet, ferner kongenitaler nicht-sphärocytärer hämolytischer Anämie und erworbener hämolytischer Anämie auf Grund von Zerstörung der Erythrocyten (d. h. erworbene Sphärocytose). Die krankhafte Fragilität bei der kongenitalen Sphärocytose und der kongenitalen nicht-sphärocytären hämolytischen Anämie kann nur gering sein. In diesem Fall wird die Fragilität merklich gesteigert sein nach 24stündiger Inkubation bei 37°, ehe der Test ausgeführt wird. Es ist sehr wichtig, daß das Blut unter sterilen Bedingungen für diesen Test gesammelt und inkubiert wird.

In beiden Tests ist das M.C.F., das die Salzkonzentration bei 50%iger Hämolyse angibt, ein wichtigeres Ergebnis als die Zahlen, die die Salzkonzentrationen angeben, bei der die Hämolyse (a) begann und komplett war (b).

N. B. Wenn man die Salzkonzentration gegen den Anteil des freigesetzten Hämoglobins auf arithmetisches Wahrscheinlichkeitspapier aufträgt, resultiert eine gerade Linie und die 50%ige Hämolyse (M.C.F.) kann leicht abgelesen werden.

Literatur: DISCOMBE, G.: J. Path. Bact. 60, 315 (1948).

N. B. Wenn man die steigenden Hämolyseanteile gegen die Salzkonzentration aufträgt, ist es möglich verschiedene Erythrocytenpopulationen zu demonstrieren, d. h. ein Fall von hämolytischem Ikterus, der mit normalen Erythrocyten transfundiert wurde, zeigt zwei Kurvenspitzen entsprechend (a) Sphärocyten und (b) den normalen Zellen.

Serum-Säure-Hämolyse-Test von Ham und Crosby

Nach Inkubation in einem angesäuerten Serum zeigen die Erythrocyten von Kranken, die an paroxysmaler nächtlicher Hämoglobinurie (PNH) leiden, eine starke Hämolyse. Der Test ist nicht spezifisch, obwohl er normalerweise ausgeführt wird um PNH nachzuweisen. Verschiedene Kontrollen müssen angesetzt werden um andere Erkrankungen auszuschließen (s. Tabelle S. 76).

Der Test wurde modifiziert durch Zufügung von Thrombin. Dies steigert den Anteil der Erythrocyten-Hämolyse in Fällen von PNH, wenn man es mit anderen Erkrankungen vergleicht. Man nimmt an, daß dies auf der Wirkung von Properdin beruht, mit dem die Thrombin-Präparation verunreinigt ist.

PNH-Erythrocyten sind sehr empfänglich gegen Hämolyse durch hochtitrige Kälte-Antikörper. Bei anderen Erkrankungen kann die Anwesenheit von Antikörpern durch den Coombstest nachgewiesen werden, der bei PNH negativ ist.

Literatur: CROSBY, W. H., and W. DAMASHEK: Blood 5, 822 (1950). — HAM, T. H.: Arch. intern. Med. 64, 1271 (1939). — CROSBY, W. H.: Blood 5, 843 (1950).

Kälte-Hämagglutinine

Normale Kälte-Auto-Agglutinine. Viele menschliche Serumproben agglutinieren Erythrocyten bei 0°. Dieses Phänomen ist bei der Erwärmung reversibel und gewöhnlich ist es bei 20° und mehr verschwunden. Obwohl keine Blutgruppenspezifität zu bestehen scheint, und die Agglutinine nicht hauptsächlich an Zellen der Blutgruppe 0 reagieren, ist es möglich, daß der Titer höher ist als gegen Zellen der Blutgruppe A, B und AB. Kälte-Agglutinine finden sich auch im kindlichen Nabelschnurblut, wenn sie ebenfalls im mütterlichen Blut nachweisbar sind, aber in einer niedrigen Titerstufe.

Normal-Titer. 1 zu 16 bis 1 zu 32.

Inkomplette Kälte-Antikörper. Erythrocyten, die in normalem frischen menschlichen Serum bei 0—4° über 2 Std und mehr inkubiert werden und anschließend in Kochsalzlösung gewaschen wurden um das Serum zu entfernen, geben eine positive Reaktion mit Antiglobulin-Serum.

Erwärmung des Serums auf 56° inaktiviert den Antikörper. Heparin, Oxalat und Citrat hemmen die Reaktion.

Dieser normale inkomplette Kälte-Antikörper hat Anti-H-Spezifität, d. h., er reagiert stärker, wenn man O-Erythrocyten an Stelle von A_1- oder B-Erythrocyten verwendet. Der Titer hat keine Relation zum Titer normaler Kälte-Auto-Antikörper in derselben Blutprobe. Zellen von Neugeborenen enthalten wenig H-Substanz. Deshalb gibt die Anwesenheit von Anti-H in ihren Seren keinen Anlaß zu falsch-positiven, direkten Coombs-Reaktionen.

Blutgruppen-Antikörper, die bei niederen Temperaturen reagieren.

1. Normal vorkommendes Anti-A und Anti-B reagiert besser bei 4° als bei 37°. (Immun-Anti-A und -Anti-B im Gegensatz dazu besser bei 37°.)

2. Anti-A_1 findet sich gelegentlich als Kälteagglutinin bei Menschen mit der Untergruppe A_2 und A_2B.

Serum-Säurehämolysetest

	Patienten-Erythrocyten	Patienten-Erythrocyten	Patienten-Erythrocyten	Patienten-Erythrocyten	Patienten-Erythrocyten	Normale Erythrocyten
	Patientenserum	Normalserum	Angesäuertes Normalserum	Angesäuertes hitzeinaktiviertes Normalserum		Angesäuertes Patientenserum
Paroxysmale nächtliche Hämoglobinurie	Leichte Hämolyse	Keine — Spuren von Hämolyse	Starke Hämolyse	Keine Hämolyse		Keine Hämolyse
Kongenitale Sphärocytose	Keine Hämolyse	Keine Hämolyse	Mäßige Hämolyse	Keine Hämolyse		Keine Hämolyse
Erworbene Sphärocytose	Wechselnde Ergebnisse	Wechselnde Ergebnisse	Mäßige Hämolyse	Mäßige Hämolyse		Wechselnde Ergebnisse
Immun-Hämolysine	Wechselnde Ergebnisse	Mäßige Hämolyse	Mäßige Hämolyse	Mäßige Hämolyse		Mäßige Hämolyse
„Wärme"-Hämolysine	Wechselnde Ergebnisse	Keine Hämolyse	Wechselnde Ergebnisse	Keine Hämolyse		
„Kälte"-Hämolysine	Wechselnde Ergebnisse	Mäßige Hämolyse	Wechselnde Ergebnisse	Keine Hämolyse		

„Wechselnde Ergebnisse" = keine bis geringe Hämolyse.

3. Anti-M, -N, -H, -O, -P, -Le^a, -Le^b, -A$_1$, reagieren alle stärker bei 4° als bei 37°. Anti-Le^a und Anti-Le^b haben einen weiteren Wärmewirkungsbereich als Anti-A und Anti-B.

Kälte-Hämagglutinine, die bei Krankheiten auftreten.
1. Paroxysmale Kälte-Hämoglobinurie. Das Serum enthält ein Hämolysin, das in der Kälte an Erythrocyten haftet und bei Anwesenheit von Komplement beim Aufwärmen die Zellen hämolysiert. Dies ist die Grundlage der Donath-Landsteiner-Reaktion (s. unten). Der Serum-Kälte-Agglutinin-Titer ist gewöhnlich normal und die Coombs-Reaktion ist im direkten Test positiv. Es steht fest, daß bei manchen Fällen, die nicht-syphilitisch sind, Kälteagglutinine vorhanden sind, die kein Komplement benötigen um Hämolyse hervorzurufen.

2. Atypische Virus-Pneumonie. Hohe Titer von Kälteagglutininen können vorkommen.

3. Erworbene hämolytische Anämie. Sie tritt häufig mit sehr hohen Titern nicht-spezifischer Agglutinine auf. Haften der Antikörper an Erythrocyten tritt bei Temperaturen um 30° auf, aber nicht bei 37°. Eine starke indirekte Coombs-Reaktion bekommt man bei ungefähr 20°.

4. Kälte-Hämagglutinine. Können auftreten bei einigen Fällen von:
a) Gelegentlich gesunde Personen.
b) Schwangerschaft.
c) Leber-Cirrhose.
d) Leukämie.
e) Infektiöse Mononucleose.
f) Myelom.
g) Tropische Eosinophilie.
h) Spirillose.
i) Malaria.
j) Trypanosomen-Krankheiten.

Donath-Landsteiner-Reaktion. Ein Kälte-Auto-Hämolysin tritt in etwa 10% der Fälle von Spät-Syphilis auf, aber auch in gewissem Umfang bei Nicht-Syphilitikern. Das Hämolysin wird in der Kälte an Erythrocyten adsorbiert und beginnt Erythrocyten zu hämolysieren in Gegenwart von Komplement, wenn das System bis 37° erwärmt wird. Diese Reaktion führt in vivo bei Kälte-Exposition zur paroxysmalen Hämoglobinurie.

In vitro kann ein einfacher qualitativer Test gemacht werden, indem man zwei Proben geronnenes Blut eines Patienten verwendet. Eine Probe wird unmittelbar in ein Wasserbad von 37° gegeben und die andere für 30 min zwischen zerkleinertes Eis bei 0°, wonach die abgekühlte Probe in ein Wasserbad von 37° überführt wird. Bei paroxysmaler Kälte-Hämoglobinurie ist die Hämolyse im Serum der gekühlten

Probe evident, aber nicht in der anderen (vgl., es entwickelt sich bei paroxysmaler nächtlicher Hämoglobinurie nach verlängerter Inkubation bei 37° eine Hämolyse).

Wenn man gewaschene Erythrocyten der Gruppe O und eine Verdünnungsreihe des Patientenserums verwendet, 30 min bei 0° inkubiert und 1 Std bei 37°, kann man die Donath-Landsteiner-Antikörper, falls vorhanden, titrieren.

N. B. Bei dem letztgenannten Test ist es wichtig, daß das Blut unmittelbar nach dem Auffangen bei 37° gehalten wird bis das Serum sich abgetrennt hat, sonst geht der Antikörper auf den Patienten-Erythrocyten verloren und ein falsch-negatives Resultat stellt sich heraus.

Mechanische Erythrocyten-Resistenz. Sphärocyten, agglutinierte und sichelnde Zellen sind empfindlicher als normale Erythrocyten gegenüber mechanischen Einwirkungen. Diese Eigenschaft steht nicht in direkter Beziehung zur osmotischen Resistenz. Neugeborenen-Erythrocyten sind empfindlicher in den ersten Lebenstagen als Erwachsenen-Erythrocyten. Ovalocyten sind empfindlicher gegenüber mechanischen Einwirkungen als normale Zellen.

Der mechanische Resistenztest ist in vitro sehr schwer zu standardisieren und gegenwärtig wird er nicht als praktisch angesehen.

N. B. Hämolyse wird hervorgerufen, indem man Blut durchdrückt durch:

1. Nadeln Nummer 24 (innerer Durchmesser = 0,55 mm) mit mehr als 0,2 ml pro Sekunde, d. h. Herauspressen einer 5 ml Blutprobe in weniger als 25 sec.
2. Nadeln Nummer 22 (innerer Durchmesser = 0,70 mm) mit mehr als 1,2 ml pro Sekunde, d. h. Entleeren einer 5 ml Blutprobe in weniger als 6 sec.

Es wird nicht immer beachtet, daß es wichtig ist, die Nadel von der Spritze zu entfernen bevor man eine Blutprobe entleert, oder daß das Blut langsam durch die Nadel gedrückt werden muß.

Literatur: MACDONALD, W. B., and R. B. BERG: Pediatrics 23, 8 (1959).

Auto-Hämolyse der Erythrocyten. Steriles defibriniertes Blut wird bei 37° 24—48 Std inkubiert. Danach wird das Ausmaß der Hämolyse, das eingetreten ist, gemessen.

Normalwerte.

1. Lyse bei 24 Std = 0—0,5% der gesamten Erythrocyten.
2. Lyse bei 48 Std = 0,4—3,5% der gesamten Erythrocyten.

Pathologischer Anstieg.

1. Hereditäre Sphärocyten-Anämie.

2. Erworbene hämolytische Anämie auf Grund:
a) Chemikalien, z. B. Phenylhydrazin.
b) Paroxysmaler nächtlicher Hämoglobinurie, besonders wenn der Test mit geronnenem Blut durchgeführt wird. Der Anstieg im pH-Wert, der auftritt, wenn das Blut defibriniert wird, verhindert die Hämolyse. Auch Anticoagulantien interferieren bei dieser Krankheit mit der Auto-Hämolyse.
3. Hereditäre nicht-sphärocytäre hämolytische Anämie:
Typ I. Wenn man Glucose zum inkubierten Blut gibt, wird der Grad der Hämolyse reduziert, aber in geringerem Ausmaß als normal.
Typ II. Glucosezusatz zum inkubierten Blut beeinflußt den Grad der Hämolyse nicht.
N. B. Glucosezusatz zum Blut bei kongenitaler Sphärocyten-Anämie reduziert das Ausmaß der Hämolyse in stärkerem Maße als beim Typ I.

Coombs-Antihuman-Globulin-Test. Antihuman-Globulin-Serum agglutiniert Erythrocyten die sensibilisiert sind oder an denen Globulin-Antikörper haften. Normale, nicht-besetzte Erythrocyten werden durch das Serum nicht agglutiniert.

Direkter Test. Die Patienten-Erythrocyten werden in einem Antihuman-Globulin-Serum zusammengebracht, nachdem sie dreimal mit physiologischer Kochsalzlösung gewaschen sind um Serumspuren zu entfernen.

Indirekter Test. Normale kompatible Erythrocyten werden mit Patientenserum inkubiert. Wenn Antikörper vorhanden sind, hängen sich diese an die Erythrocytenoberfläche. Danach werden die Erythrocyten mit Antihuman-Globulin-Serum getestet, nachdem sie gewaschen wurden (wie im direkten Test, siehe oben). Dieser indirekte Test deckt Antikörper auf, die im Patientenserum vorhanden sind.

Bevor man feststellt, daß der Test negativ ist, sollten direkter und indirekter Test zusammen ausgeführt worden sein.

Ergebnisse. Positiver Coombstest:

1. Rh.
2. Kell.
3. Kidd.
4. Duffy.
} Antikörper.

5. Manche AB0-Unverträglichkeiten ergeben ein schwach positives Ergebnis, aber die Mehrzahl ist negativ. Die AB0-Unverträglichkeit der Neugeborenen kann bis zu 1 von 71 Geburten auftreten, d. h., in 7% der AB0-inkompatiblen Konstellation.

Literatur: VALENTINE, G. H.: Arch. Dis. Childh. 33, 185 (1958).

Der Coombstest deckt Antikörper innerhalb der Blutgruppen auf (1—5). Beim direkten Test an den kindlichen Erythrocyten gibt es keine einfache Korrelation zwischen dem Titer und der Schwere der Erkrankung. Auf der anderen Seite scheint der Antikörpertiter im mütterlichen Blut, durch den indirekten Test festgestellt, eine direkte Beziehung zum Schweregrad der Erkrankung bei der Rh-Unverträglichkeit zu haben und kann als Grund zum Eingreifen benutzt werden (z. B. Einleitung der Geburt usw.).

Literatur: TOVEY, G. H., and T. VALAES: Lancet 2, 521 (1959).

N. B. Wenn das Kind älter als 2—3 Tage zum Zeitpunkt der Testung ist, dann kann das Ergebnis negativ sein, wenn eine Isoimmunisierung vorliegt. Deshalb sollten die kindlichen Erythrocyten gegen das mütterliche Serum getestet werden, um jegliche Aktivität gegen die Zellen zu demonstrieren. Sorgfältige Blutgruppenuntersuchungen können das Fehlen eines Antigens in der mütterlichen Blutgruppe im Vergleich mit der des Kindes und/oder des Vaters aufdecken.

6. Hämolytische Anämie.

a) Auto-immun-bedingte hämolytische Anämie. Ein großer Teil der Fälle ergibt ein positives Resultat.

N. B. Bei ungefähr 80% der Fälle von Favismus mit hämolytischer Anämie entsteht ein positiver Test.

b) Hämolytische Anämie bei chronischer lymphatischer Leukämie oder Lymphosarkom (einige Fälle).

c) Paroxysmale Kälte-Hämoglobinurie. Die Tests sind während der akuten Attacke positiv, später aber negativ.

d) Kongenitale sphärocytäre Anämie. Der Test wurde in einigen Fällen positiv gefunden. Dies kann mit Bluttransfusionen zusammenhängen.

e) Kälte-Antikörper.

f) Nicht spezifisch, bei einigen Fällen von:
 I. Rheumatoider Arthritis.
 II. Leukämie.
 III. Myelosklerose.
 IV. Sarkoidose.
 V. Aplastischer Anämie.

N. B. Der Coombstest ist sehr empfindlich und es können sowohl falsch-negative als falsch-positive Resultate entstehen, wenn nicht sehr sorgfältig gearbeitet wird.

Literatur: COOMBS, R. A., and G. FULTON ROBERTS: Brit. med. Bull. 15, 113 (1959).

Erythrophagocytose. Erythrocyten können durch Monocyten phagocytiert werden, weniger häufig durch Neutrophile. Dieses Phänomen kann deutlich, falls es überhaupt auftritt, nach Inkubation heparinisierten Blutes bei 37° 1 Std lang beobachtet werden. Solche Antikörper, die Hämolyse in Gegenwart von Komplement hervorrufen, und Agglutination von Erythrocyten in seiner Abwesenheit, verursachen Erythrophagocytose, wenn Erythrocyten, Leukocyten und Serum (oder Plasma) zusammen inkubiert werden. Das Ausmaß der Phagocytose scheint mit der Schwere der Hämolyse zu korrespondieren. Vielleicht ist dies ein Mechanismus zur Entfernung geschädigter Zellen.

Diese Erscheinung kann im peripheren Blut bei folgenden Krankheiten demonstriert werden:

Kongenitalem Erythrocytendefekt: Sichelzell-Krankheit.

Erworbenem Erythrocytendefekt.

1. Nach chemischer Einwirkung.
a) Kaliumchlorid.
b) Naphthalin.
c) Pilzvergiftung.
d) Erworbene Überempfindlichkeit gegen Chinin.
2. Nach Infektionen.
a) Bakterien:
  I. Subakute bakterielle Endokarditis.
  II. Typhuserkrankungen.
  III. Tuberkulose.
  IV. Streptokokken-Sepsis.
  V. Meningokokken-Sepsis.
b) Protozoen.
  I. Malaria.
  II. Trypanosomenerkrankungen.
c) Hakenwürmer. Ankylostoma duodenale.
3. Auf Grund von Serum-Antikörpern.
a) Nach inkompatibler Bluttransfusion.
b) Erythroblastosis foetalis.
c) Paroxysmale Kälte-Hämoglobinurie.
d) Erworbene hämolytische Anämie.
4. Symptomatisch. Leukämie.
5. Idiopathische Fälle. Akute hämolytische Anämie, Typ Lederer.

Literatur: COOPER, M. B.: Blood 5, 678 (1950). — ZINKHAM, W. H., and L. K. DIAMOND: Ibid. 7, 592 (1952).

Erythrocyten-Glutathion-Stabilitäts-Test

Test. 1 ml frische Erythrocyten werden 2 Std bei 37° mit 5 mg Acetylphenylhydrazin inkubiert. Der reduzierte Glutathiongehalt wird gemessen.

Bei normalen Zellen fällt der Glutathiongehalt (normal = 50 bis 80 mg/100 ml Erythrocyten) nicht unter 44 mg/100 ml Erythrocyten.

Erythrocyten von Primaquin-überempfindlichen Patienten zeigen einen starken Abfall auf weniger als 12 mg reduziertes Glutathion pro 100 ml Erythrocyten.

Interpretation. Bei normalen Erythrocyten wird das oxydierte Glutathion durch die Einwirkung der Glutathion-Reductase reduziert. Der spezifische Co-Faktor für dieses Enzym ist reduziertes Triphosphopyridinnucleotid, und dieser Co-Faktor wird gebildet durch Oxydation von Glucose-6-phosphat und 6-Phosphogluconat in Erythrocyten. Dieser Oxydationsprozeß wird durch die Aktion der Glucose-6-phosphat-Dehydrogenase in Gang gebracht.

Die Glutathion-Instabilität in den betroffenen Zellen wird wahrscheinlich durch einen Mangel an Glucose-6-phosphat-Dehydrogenase verursacht, vielleicht auch anderer Enzyme. Der Test ist auch bei Favismus positiv.

Bei nordamerikanischen Negern:
a) 14% der erwachsenen Männer zeigen diese Reaktion.
b) 2% der erwachsenen Frauen reagieren.
c) 5% der erwachsenen Frauen sind intermediär Reagierende.

„Reagieren" heißt = Reduziertes Glutathion (GSH) fällt auf weniger als 20 mg/100 ml Erythrocytensubstanz.

„Intermediär-reagierend" heißt = GSH fällt bis auf 20—40 mg pro 100 ml Erythrocytensubstanz.

Normal heißt = GSH fällt nicht unter 44 mg/100 ml Erythrocytensubstanz.

N. B. Die GSH-Instabilität, die bei normalen Neugeborenen von Weißen und Negerkindern gefunden wird, kann durch Zusatz von Glucose zur Inkubationslösung korrigiert werden.

Literatur: BEUTLER, E.: J. Lab. clin. Med. 49, 84 (1957). — ZINKHAM, W. H.: Pediatrics 23, 18 (1959).

Heinz-Körper-Test

Heparinisiertes Blut wird 4 Std mit einem Phosphat-Puffer (pH = 7,6) inkubiert, der 200 mg Glucose und 100 mg Acetylphenylhydrazin auf 100 ml enthält. Nasse Ausstriche von Erythrocyten werden mit Kristallviolett gefärbt.

Ergebnisse:

1. Bei Zellen von Patienten, bei denen eine hämolytische Anämie mit Primaquin hervorgerufen werden kann, enthalten mehr als 40% der Erythrocyten 5 oder mehr Heinz-Körperchen.

2. Bei Erythrocyten von nicht-empfindlichen Patienten sind nicht mehr als 30% der Erythrocyten mit Heinz-Körpern behaftet.
3. Bei hämolytischer Anämie auf Grund von Favismus haben die Erythrocyten einen hohen Heinz-Körperanteil wie in 1.

Literatur: BEUTLER, E., R. J. DERN, and A. S. ALVING: J. Lab. clin. Med. 45, 40 (1955).

Pancytopenie

Das periphere Blutbild zeigt a) eine Anämie, b) Leukopenie und c) Thrombocytopenie.

1. Leukämie.
a) Aleukämische Phase.
b) Akute und subakute Leukämie.
c) Die präleukämische Phase.

Literatur: WILLIAMS, M. J.: Blood 10, 502 (1955).

2. Aplastische Anämie.
3. Knochenmarksschädigung.
a) Hodgkinsche Erkrankung.
b) Lymphosarkome.
c) Reticulum-Zell-Sarkom.
d) Sekundäre Carcinom-Metastasen des Knochenmarks.
e) Myelosklerose.
f) Multiples Myelom.
4. Hypersplenismus.
5. Megaloblastische Anämie.
6. Disseminierter Lupus erythematodes.
7. Ausgebreitete Tuberkulose (selten).
8. In Verbindung mit Thymustumoren.
9. Glutathionreductasemangel (s. S. 39).

Literatur: FISHER, E. R., and F. D. BEYER: Arch. intern. Med. 103, 95 (1959). (16 cases reviewed plus 1 new case. 28 references.)

Aplastische Anämie

Die Anämie ist normalerweise normocytär oder gering makrocytär mit Leukopenie, Thrombocytopenie und niedrigem Reticulocytenwert. Unreife Erythrocyten oder Leukocyten fehlen im peripheren Blut. Die Blutsenkung ist in dem Maße gesteigert, als der Hämatokritwert fällt. Die Befunde entsprechen dem Versagen des Knochenmarks, das nicht ausreichend normale Zellzahlen für das periphere Blut produziert. Die Prognose ist bei Fällen mit persistierender Thrombocytopenie schlecht.

Primäre idiopathische aplastische Anämie.
1. Aus unbekannter Ursache.
2. Kongenitale hypoplastische Anämie (Diamond-Blackfan-Typus). Beginn üblicherweise früh (mit 2—3 Monaten) einer persistierenden progressiven Anämie. Der Reticulocytenwert liegt niedrig, aber Leukocytenwert und Thrombocytenwert sind normal. Man denkt bei dieser Erkrankung an eine angeborene Stoffwechselerkrankung des Tryptophan-Stoffwechsels (Anthranilsäure wird im Urin ausgeschieden). Manchmal tritt in der Präpubertät eine Spontanremission auf. Dasselbe ist nach mehrjähriger Prednison-Behandlung möglich.

Literatur: ALLEN, D. M., and L. K. DIAMOND: Amer. J. Dis. Child. 102, 416 (1961).

3. Familiäre hypoplastische Anämie ohne Mißbildungen.
4. Familiäre hypoplastische Anämie mit Mißbildungen (Fanconi-Syndrom).
a) Hautpigmentierungen.
b) Hypoplasie der Testes.
c) Skeletanomalien.
5. Reine Erythro-Aplasie der Erwachsenen. Diese Erkrankung, die gelegentlich mit einem Thymom zusammen vorkommt, ist sehr selten. Leukocyten- und Thrombocytenwert sind dabei normal.

Sekundäre aplastische Anämien.
1. Bekannte knochenmark-depressorische Substanzen.
Aminopterin, Amethopterin.
Benzol.
Busulphan.
γ-Benzol-Hexachlorid.
6-Mercaptopurin.
Stickstoffmustard (-lost).
Paraphenylenediamin.
Triethylenmelamin (TEM).
Trinitrotoluen.
Urethan.
2. Medikamente, die Knochenmarks-Depression verursachen (d. h. Medikamente, bei denen eine individuelle Idiosynkrasie auftreten kann).
a) Antiepileptica.
I. Aloxidon.
II. Methyl-Hydantoin.
III. Paramethadion.

IV. Phenylacetyl-Harnstoff.
   V. Trimethyladion.
  b) Antibiotica.
   I. Chloramphenicol.
   II. Streptomycin.
   III. Sulfonamide.
  c) Antirheumatica.
   I. Goldsalze.
   II. Phenylbutazon.
  d) Andere Medikamente.
   I. Acetazolamid (Diamox).
   II. Hydralazin.
   III. Mepacrin.
   IV. Organische Arsenverbindungen.
 3. *Röntgenstrahlen.*

Literatur: SCOTT, J. L., G. E. CARTWRIGHT, and M. M. WINTROBE: Medicine 38, 119 (1959). (Analysis of 39 cases of aplastic anaemia, with review. 204 references.)

Folgende Medikamente und Chemikalien sind einige der Substanzen, von denen bekannt ist, daß sie aplastische Anämien hervorrufen (nicht aufgeführt nach Schweregrad oder Häufigkeit des Auftretens):

Apresolin.
Arsenik, organische Arsenverbindungen, Arsenobenzol.
N. B. Kommerzielle Mischungen von Toluol und Xylol können bis zu 20% Benzol enthalten. Reine Verbindungen sind wahrscheinlich nicht so gefährlich.

Wismut.
Busulphan (Myleran).
Carbimazol (Neomercazol).
Tetrachlorkohlenstoff.
Chloramphenicol.
Chlorophenothan (DDT).
Chlorpromazin (Megaphen).
Chlortetracyclin (Aureomycin).
Dinitrophenol.
Gold und Goldsalze.
Blei.
Mepacrin.
6-Mercaptopurin (Purinethol).
Quecksilber.
Methylmercaptoimidazol.
Methylphenylethyl-Hydantoin.
Methylphenyl-Hydantoin.
Stickstoffmustard (auch Schwefelmustard) (N-Lost).

Oxytetracyclin (Terramycin).
Paraphenylenediamin-Haarfarbstoff.
Phenylbutazon (Butazolidin).
Phosphor.
Pyribenzamin.
Quinacrin (Atebrin).
Silber, in colloidaler Form.
Streptomycin.
Sulfonamide.
Thiosemicarbazon (INH).
Thorium-dioxid.
Triethylenemelamin (TEM).
Trimethadion.
Trinitrotoluen.
Triodon.
Urethan.

Hypersplenismus

Bevor die Diagnose einer Hypersplenie gestellt wird, sollten folgende Kriterien erfüllt sein:
1. Anämie
   Neutropenie
   Thrombocytopenie } allein oder in Kombination.
2. Ausreichende Knochenmarksaktivität.
3. Vergrößerte Milz.
4. Normalisierung des peripheren Blutbildes nach der Splenektomie.

Primärer Hypersplenismus. a) Idiopathisch; b) Milzcysten, -hämangiome.

Sekundär nach folgenden Erkrankungen:
1. Portale Hypertension mit Splenomegalie (Banti-Syndrom).
2. Lymphosarkom, Lymphadenom (Hodgkinsche Erkrankung).
3. Rheumatoide Arthritis, Felty-Syndrom.
4. Lipoid-Speicherkrankheit.
5. Boecksches Sarkoid.
6. Kala-azar.
7. Selten bei Tuberkulose oder Syphilis.
8. Nach Milzvenenthrombose.

Literatur: DE GRUCHY, G. C.: Clinical haematology in medical practice. Oxford: Blackwell 1958, pp. 471—488. — HITZIG, W.: In: Hdb. Kinderheilk. VI, p. 1040 ff. (1967).

Leuko-erythroblastische Anämie (Myelophthise)

Unreife erythrocytäre Vorstufen und leukocytäre Vorstufen (Normoblasten, Myelocyten und Myeloblasten) erscheinen im peripheren Blut. Die Zahl der kernhaltigen Erythrocyten steht in keinem Verhältnis zum Ausmaß der Anämie.

In ungefähr einem Drittel der Fälle dieser Erkrankung bestand eine akute Infektion. In einem weiteren Drittel der Fälle fanden sich eine Myelofibrose oder eine bösartige Krankheit.

Im letzten Drittel der Fälle fanden sich eine hämolytische Anämie oder verschiedene andere Erkrankungen.

Eine leuko-erythroblastische Anämie findet sich bei:

1. Metastasierendem Carcinom mit Knochenmarksmetastasen. Die leuko-erythroblastische Anämie soll besonders häufig vorkommen, wenn der Primärtumor vorliegt in:
 a) Brust.
 b) Prostata.
 c) Lunge.
 d) Schilddrüse.
 e) Nebenniere.

2. Akute Leukämie und chronische Leukämien in der Remission. Bei den lymphocytären Erkrankungen finden sich Lymphoblasten im peripheren Blut.

3. Aleukämische Leukämie.

4. Erythrämische Myelose (Di Guglielmosche Krankheit). Die kernhaltigen Erythrocyten gleichen Megaloblasten.

5. Myelosklerose (unklare myeloide Metaplasie).

6. Myelofibrose.

7. Morbus haemolyticus neonatorum.

8. Marmor-Knochen-Krankheit (Albers-Schönbergsche Krankheit, Osteopetrosis).

9. Myelom (5% der Fälle).

10. Hodgkinsche Erkrankung (einige Fälle).

11. Primäre Xanthomatosen.
 a) Gauchersche Krankheit.
 b) Niemann-Picksche Krankheit.
 c) Hand-Schüller-Christiansche Erkrankung.

12. Gelegentliches Auftreten:
 a) Nach schwerer Blutung.
 b) Bei manchen Fällen von schwerer Sepsis.
 c) Nach Bestrahlungen.
 d) Nach Vergiftung mit Benzol, Tetrachlor-Kohlenstoff, Fluor oder Phosphor.
 e) Bei manchen Fällen von disseminierter Tuberkulose.

Literatur: RETIEF, F. P.: Lancet **1**, 639 (1964).

ABSCHNITT IV

Periphere weiße Blutzellen

Gesamtes weißes Blutbild

Kinder (neugeboren, reif).

Schwankungsbreite. 10 000—25 000 pro mm³. In den ersten 24 Std zeigt das Differentialblutbild ein Überwiegen der Neutrophilen. Vom 3. bis 4. Tag ist der Leukocytenwert auf 9 000—15 000 pro mm³ abgefallen. Um die 3. bis 5. Woche ist der relative Anteil der Neutrophilen gegenüber den Lymphocyten zurückgegangen und die relative Lymphocytose überwiegt nun bis zum 4. Jahr.

Kinder (1 Jahr).

Schwankung. 6 000—18 000 pro mm³ (ungefähr 60% Lymphocyten).

Kinder (von 4—7 Jahren).

Schwankung. 6 000—15 000 pro mm³.

Kinder (von 8—12 Jahren).

Schwankung. 4 500—13 500 pro mm³.

Erwachsene.

Schwankung. 4 000—10 000 pro mm³.

Es ist möglich, daß das Chromosom Nr. 21 den Gesamt-Leukocytenwert kontrolliert, da:

a) Fälle mit Trisomie krankhaft hohe Leukocytenwerte haben.

b) Fälle von myeloischer Leukämie mit sehr kleinem Chromosom Nr. 21 niedrige Gesamt-Leukocytenwerte haben.

Literatur: O'SULLIVAN, M. A., and C. V. PRYLES: New Eng. J. Med. 268, 1168 (1963).

Weißes Differential-Blutbild

Das Differentialblutbild des Erwachsenen ist etwa von der Pubertät an so zusammengesetzt:

Neutrophile   40—75%=2500—7500 pro mm³.
Lymphocyten   20—50%=1500—3500 pro mm³.
Monocyten   2—10%= 200— 800 pro mm³.
Eosinophile   1— 6%=   40— 440 pro mm³.
Basophile   1%=   15— 100 pro mm³.

N. B. Obwohl das Differentialblutbild (ausgedrückt in Prozenten) wertvoll ist, sind die wichtigsten Punkte des weißen Blutbildes:
a) Der Gesamtwert der Leukocyten. Dieser kann sein:
   I. Normal.
   II. Unterhalb der Normalgrenze (Leukopenie).
   III. Oberhalb der Normalgrenze (Leukocytose).
b) Das Differential-Blutbild in absoluter Zahl. Es ist möglich, daß der Leukocytengesamtwert normal ist, aber das Differentialblutbild sehr stark verändert, z. B. bei der akuten Leukämie. Ebenso kann der gesamte Leukocytenwert angestiegen sein, aber die relativen Werte scheinen in Prozenten ausgedrückt in der Norm, z. B. bei akuten Infektionen. Der Gesamt-Leukocytenwert kann oberhalb der Normgrenze liegen und der Differentialwert kann ebenso pathologisch sein, z. B. chronische myeloische Leukämie. Endlich kann der Gesamt-Leukocytenwert unterhalb der Norm liegen mit einem scheinbar normalen Differentialblutbild, in Prozenten ausgedrückt, z. B. bei aplastischer Anämie; oder in Ergänzung eines reduzierten weißen Blutbildes kann das Differentialblutbild stark pathologisch sein, z. B. in der aleukämischen Phase einer Leukämie.

Wie üblich werden alle Zelltypen, die normalerweise im peripheren zirkulierenden Blut gefunden werden, auf den folgenden Seiten im Detail behandelt.

Periphere neutrophile Leukocyten

Normalwerte. 2500—7500 pro mm³, die 40—75% der normalen weißen Blutzellen ausmachen. Bei gesunden Menschen schwankt der Wert innerhalb von 24 Std und wird beeinflußt von Faktoren wie:
1. Mäßigem Training.
2. Gemütsbewegungen.
3. Wechsel der Außentemperatur.
4. Nahrungsaufnahme.

Um vergleichbare Resultate eines Menschen über eine Periode zu bekommen, sollten die Werte jeden Tag unter gleichen Bedingungen abgenommen werden.

Normale Granulocyten-Lebensspanne. 9—13 Tage.
Literatur: OTTENSEN, J.: Acta physiol. scand. **32**, 75 (1954).

Anstieg der Gesamt-Neutrophilen-Zahl

Physiologisches.

1. Schwere körperliche Anstrengung.
2. Am Ende der normalen Schwangerschaftszeit (während der beiden letzten Monate).
3. Während der Wehen, als Ergebnis der:
a) Schweren Anstrengung.
b) Blutungen.
c) Gewebsschädigungen.
d) Großen Aufregung.
4. Normal beim Neugeborenen.

Pathologisches.

1. Infektionen. Insbesondere Kokken-Infektionen.
2. Nicht-infektiöse Gewebsschädigungen.
a) Coronar-Thrombose.
b) Lungeninfarkte und andere Infarkte.
c) Crush-Syndrom.
d) Verbrennungen.
e) Rasch wachsende Tumoren.
f) Vergiftungen mit Kohlenmonoxyd, Blei usw.
3. Stoffwechsel-Erkrankungen.
a) Eklampsie.
b) Diabetische Ketose.
c) Akute Thyreotoxikose.
d) Urämie.
e) Cushing-Syndrom. Neutrophile machen dabei häufig mehr als 80% des Differentialblutbildes aus.
f) Bei Prednison-Behandlung.
Literatur: MAHER, J. F., E. G. HERNDON, and L. H. KYLE: Amer. J. med. Sci. 237, 590 (1959).

4. Leukämie.
a) Chronische myeloische Leukämie. Der Gesamtwert der Neutrophilen bei unbehandelten Fällen ist gewöhnlich höher als 100 000/mm³, und Werte bis zu 1 000 000 pro mm³ können gefunden werden.
b) Akute myeloblastische Leukämie. Der Leukocytengesamtwert bewegt sich zwischen 20 000 und 50 000 pro mm³ und besteht zu 90 und mehr Prozent aus Myeloblasten oder Myelocyten.
c) Polycythaemia vera. Ein mäßiger Anstieg der Neutrophilen bis auf 20 000 bis 40 000 pro mm³ kann vorhanden sein.
d) Erythrämische Myelose (Di Guglielmosche Krankheit). Mäßiger Anstieg, mit vielen primitiven myeloiden Zellen (z. B. Myeloblasten und Myelocyten).

e) Myelosklerose. Verschiedene Werte kommen vor. Gewöhnlich findet man Zahlen von 20 000 bis 30 000 pro mm³.

Abfall der gesamten Neutrophilen-Zahl

Pathologisches.
1. Erniedrigt als Teilsymptom einer Pancytopenie (s. *Pancytopenie*).
2. Erniedrigt als Teilsymptom einer aplastischen Anämie (s. *aplastische Anämie*).
3. *Depression der Neutrophilen* (Agranulocytose).
   a) Knochenmarksschädigung.
      I. Röntgenbestrahlung.
      II. Vergiftung mit Benzol, Urethan, Gold usw.
      III. Myleran, 6-Mercaptopurin, TEM usw. Der Abfall der Granulocyten ist vorhersehbar und steht in Proportion zur Dosierung. (l-Cystin hat die Tendenz diesen Abfall bei Anwendung von Stickstofflost zu verhüten.)
      IV. Schwere Infektionen:
         α) Disseminierte Tuberkulose.
         β) Schwere Osteomyelitis.
         γ) Sepsis.
   b) Knochenmarkswucherungen.
      I. Osteosklerose.
      II. Myelofibrose.
      III. Neoplastische Infiltration:
         α) Carcinome.
         β) Sarkome.
         γ) Myelome.
         δ) Leukämie: a) lymphocytäre Leukämie, b) monocytäre Leukämie oder c) aleukämische Phase einer myeloischen Leukämie.
         ε) Bösartige Lymphome.
   c) Immun-Antikörper entsprechend einer Arzneimittel-Überempfindlichkeit (z. B. zirkulierende Leuko-Agglutinine und Leukolysine).
      I. Amidopyrin. Die Anfallsrate ist niedrig, der Beginn akut. Sehr kleine Dosen des Medikamentes verursachen eine zweite Attacke. Der Beginn ist nicht voraussehbar.
      II. Chlorpromazin. Agranulocytose nach Chlorpromazin kann auf einer immunologischen Reaktion beruhen oder auf einer direkten toxischen Wirkung auf das Knochenmark.
      III. Hydantoine.
      IV. Sulfonamide usw.
      V. Thiouracil.

VI. Phenothiazine. Hohe Dosen führen zu einem Abfall im Neutrophilenwert vor dem 10. Tag, und die Entwicklung einer Agranulocytose ist relativ mäßig im Vergleich mit anderen Medikamenten.

d) Andere Immun-Körper.
 I. Primäre atypische Pneumonie.
 II. Infektiöse Mononucleose.
 III. Virus-Agranulocytose (z. B. Exanthema subitum).
 IV. Cyclische Agranulocytose.
 V. Felty-Syndrom (eine besondere Manifestation des Hypersplenismus).
 VI. Disseminierter Lupus erythematodes.
 VII. Chronische Neutropenie der Kinder.

e) Eine deutliche Leukopenie in der Schwangerschaft kann auf Folsäuremangel beruhen, auch wenn die gleichzeitige Anämie nur mild verläuft.

Literatur: DAMASHEK, W.: Postgrad. Med. J. 16, 369 (1954). — MOESCHLIN, S., H. MEYER, L. G. ISRAELS, and E. TARR-GLOOR: Acta haemat. 11, 73 (1954). — KOHLER, H. G., and J. V. GARRETT: J. Obstet. Gynaec. Brit. Cmwlth. 70, 828 (1963). — Editorial: Brit. med. J. 2, 892 (1964).

Agranulocytose

Folgende Medikamente und Chemikalien sind einige der Substanzen, die als Ursache der Agranulocytose bekannt sind. Sie sind nicht in der Reihenfolge der Schwere oder Häufigkeit angeführt. Manche von ihnen können gelegentlich das Knochenmark als ganzes beeinflussen, indem sie eine aplastische Anämie hervorrufen:

Acetanilid.
Acetazolamid (Diamox).
Amidopyrin.
Amodiaquin.
Organische Antimon-Verbindungen.
Antipyrin.
Organische Arsen-Verbindungen.
Barbiturate.
Wismut.
Busulphan (Myleran).
Benzol.
Carbimazol (Neomercazol).
Carbutamid.
Chloramphenicol.

Chlorophenothan (DDT).
Chlorpromazin (Megaphen).
Cinchophen.
Diezathin-Hydrochlorid (Diparcol).
Dinitrophenol.
Gold und seine Salze.
Jodolysin.
Isoniazid.
Mepyramin.
Quecksilber-Diuretica.
6-Mercaptopurin.
Mesantoin (Methoin).
Methaphenilen (Diatrin).
Methimazol.
Mustardgas (Lost).
Stickstofflost.
Lachgas-Anaesthesie.
Phenacetamid.
Phenacetin.
Phenothiazin.
Phenylbutazon (Butazolidin).
Phenylinandion (Dindevan).
Phosphor.
Plasmoquin.
Procainamid.
Pyribenzamin.
Pyrithyldion.
Chinin.
Sulfanilamid und Sulfonamide.
Thiantoin.
Thioglykollat (Kalt-Dauerwellen)
Thiosemicarbazon.
Thiourea und Thiouracil.
Trimethadion (Triodon).
Trinitrotoluen.
Urethan.

Die Ausschwemmung von reifen Neutrophilen aus dem Knochenmark ist eine Funktion der Verlustrate aus dem Blut und geschieht normalerweise sogar wenn die Granulocytenreserve des Markes teilweise überlastet ist (dies erklärt wahrscheinlich das plötzliche Auftreten einer Neutropenie in manchen Fällen).

Literatur: BOGGS, D. R., J. W. ATHENS, O. P. HAAB, P. A. CANALLA, S. O. RAAB, G. E. CARTWRIGHT, and M. M. WINTROBE: Blood 23, 53 (1964).

Neutrophile Segmentation

Der Grad der Segmentierung von neutrophilen Zellen wird als Indicator des Zellalters betrachtet. Deswegen sagt man, wenn überwiegend unreife Zellen mit nur einem oder zwei Kernabschnitten vorliegen, daß eine Linksverschiebung vorliegt. Andererseits, wenn die Zellen vier Segmente oder mehr haben, spricht man von einer Rechtsverschiebung. Verschiedene Methoden wurden angewandt um den Grad der Reifung festzulegen:

a) Der Arneth-Wert und Cooks Modifikation des Arneth-Wertes benutzen den Segmentationsgrad.

b) Von Bonsdorff schloß einen Wert der Myelocyten, Metamyelocyten und Stabkernigen insgesamt ein, was ein besseres Bild der Zellreife und Formation ergibt.

Heutzutage werden detaillierte Segmentzählungen nicht häufig ausgeführt. Die Knochenmarksbiopsie gibt ein sehr viel genaueres Bild der Leukocytenproduktion. Als Faustregel gilt, daß 40—50% der Neutrophilen 3 Segmente haben, 20—40% 2 Segmente und 10—25% 4 Segmente. Das Auftreten von mehr als 3 5segmentären Zellen auf 100 Leukocyten oder sogar 1 Zelle mit mehr als 5 Segmenten im peripheren Blut weist auf eine beginnende megaloblastische Anämie hin.

„Linksverschiebung".

1. Infektionen.
2. Vergiftungen.
3. Blutungen.
4. Chronische Neutropenie des Kindesalters.

„Rechtsverschiebung".

1. Lebererkrankungen.
2. Megaloblastische Anämien. Der Segmentwert der Neutrophilen steigt über die Norm (3,17 ± 0,25 Segmente auf 100 Neutrophile), ehe das mittlere Zellvolumen bei Folsäuremangel ansteigt.
3. Sepsis in manchen Fällen („Linksverschiebung" ist häufiger).
4. Hereditäre Hypersegmentation. Wird dominant vererbt. Es handelt sich um eine harmlose Erkrankung.

Literatur: Undritz, E.: Folia haemat. 67, 249 (1943). — Herbert, V.: The megaloblastic anaemias. London: Grune & Stratton 1960. — Herbert, V.: Proc. Roy. Soc. Med. 57, 377 (1964).

Neutrophile Anomalien und Einschlußkörper

„Toxische" Granulationen. Große Zahlen von purpurfarbenen Granula erscheinen im neutrophilen Cytoplasma bei Färbung mit Romanowsky-Färbung:

1. Infektionen, besonders bei Toxämie.
2. Nach Röntgenbestrahlung.
3. Schwangerschaftstoxikose.
4. Lebererkrankungen.

Die Granula sind wahrscheinlich Flüssigkeitstropfen.

Literatur: GORDIN, R.: Acta med. scand., Suppl. 270, 143, 1 (1952).

Pelger-Huet-Anomalie. Diese harmlose Erkrankung wird durch ein dominantes Gen vererbt. Eine homozygote Form wurde beschrieben. Die polymorph-kernigen Neutrophilen haben niemals mehr als 2 Segmente pro Kern und ungefähr 30% der Neutrophilen haben Bandform. Die Phagocytose ist normal.

Literatur: BEGEMANN, N. H., and A. V. L. CAMPAGNE: Acta haemat. 7, 295 (1952).

Alder-Anomalie. Diese seltene Erkrankung wird durch ein dominantes Gen vererbt und kann mit Skeletmißbildungen verbunden sein. Die Neutrophilen, die Basophilen und Eosinophilen enthalten ausgedehnt dunkle azurophile Granula. Derselbe Befund wird beim Gargoylismus beschrieben (M. Pfaundler-Hurler mit erhöhter Mucopolysaccharid-Ausscheidung im Urin).

Literatur: REILLY, W. A.: Amer. J. Dis. Child. 62, 489 (1941). — UNDRITZ, E.: Sang 25, 296 (1954).

Chediak-Steinbrincksche Anomalie. Die Kerne der neutrophilen Zellen sind nur spärlich durchsegmentiert. Das Cytoplasma der neutrophilen Zellen enthält grobe, dreieckige Schollen eines tief rot-blauen Materials (Giemsa-Färbung). Das Cytoplasma der Lymphocyten enthält azurophile Granula bis 3 µ Durchmesser. Diese Veränderungen werden auch bei den Myeloblasten gefunden. Die Mehrzahl der Fälle sind partielle Albinos. Die Kinder leiden an gehäuften Infektionen und sterben bis gegen 7 Jahre.

Literatur: STEINBRINCK, W.: Dtsch. arch. klin. Med. 193, 577 (1948). — DITTRICH, H. D.: The physiology of leucocytes, pp. 215—219. London: Grune & Stratton 1962.

Döhle-(Amato-)Körperchen. Dies sind schmale elliptische Einschlüsse des Cytoplasmas von Neutrophilen und Eosinophilen, ungefähr 5 µ lang und 1—2 µ dick. In der Romanowsky-Färbung wirken sie hellblau.

1. Hegglinsche Anomalie. Eine konstitutionelle Reifungsstörung der Granulocyten, verbunden mit dem Auftreten von Döhle-Körperchen, Thrombocytopenie, Purpura, peripheren Riesen-Thrombocyten und grob-granulären Megakaryocyten im Knochenmark.

2. *Scharlach*
3. *Andere spezifische Fieber* } in einigen Fällen.
4. *Kokken-Infektionen*
5. *Nach Verbrennungen.* Während der ersten Tage in manchen Fällen.

Literatur: CHEDIAK, M.: Rev. Hémat. 7, 362 (1952). — HEGGLIN, R.: Helv. med. acta 12, 439 (1945).

6. *Normale Schwangerschaft.* Oxydase-positive Granula werden gefunden bei:
Granulocyten.
Myelocyten.
Myeloblasten (in nicht zu frühem Stadium).

Monocyten und Promonocyten enthalten häufig einige wenige schwach-positive Granula, welche Überreste von aufgenommenen Granulocyten darstellen könnten.

Bei myeloischer Leukämie und bei manchen Infektionen zeigt die Peroxydasereaktion in den Granulocyten ein umgekehrtes Verhalten wie die alkalische Phosphatasereaktion.

Auer-Körperchen, die in Myeloblasten, Monoblasten und Monocyten gefunden werden können, ergeben eine positive Oxydasereaktion.

Lymphoblasten und Lymphocyten geben eine negative Oxydasereaktion.

Literatur: HAYHOE, F. G. J., D. QUAGLINO, and R. DOLL: The cytology and cytochemistry of acute leukaemia. London: H.M.S.O. 1964.

Alkalische-Phosphatase-Aktivität der Neutrophilen

Die spezifischen Granula, die in Promyelocyten, Myelocyten, Metamyelocyten, Stabkernigen und reifen Neutrophilen vorhanden sind, geben einen positiven Test für alkalische Phosphatase. Es besteht kein Zusammenhang zwischen der Höhe der alkalischen Serum-Phosphatase und der alkalischen Phosphatase-Aktivität der Leukocyten.

N. B. Ausnahme: kongenitale Aphosphatasie (Rathburn).

Literatur: MERKER, H.: Hdb. Kinderheilk. VI, 741 ff. (1967). — WILTSHAW, E., and W. C. MOLONEY: Blood 10, 1120 (1955).

Normale Aktivität oder geringe Erhöhung.

1. Normalfälle.
2. Normale Schwangerschaft. Nach dem III. Monat ergibt sich ein Ansteigen der Aktivität mit Rückkehr zur Norm im Puerperium.
3. Sekundäre Polycythämie.
4. Neutrophilie im Zusammenhang mit Infektionen usw.
5. Essentielle Thrombocytose.

6. Myeloide Metaplasie (in einigen Fällen erniedrigte Aktivität).
7. Myelosklerose.
8. Kwashiorkor. (N. B. Niedrige Alkali-Serum-Phosphatase!)

Erhöhte Aktivität.

1. Polycythaemia vera. Der merkliche Anstieg, der bei den meisten Fällen auftritt, wird nicht verursacht durch die Behandlung mit radioaktivem Phosphor (^{32}P).
2. Leukämoide Reaktion.

Erniedrigte Aktivität.

1. Myeloische Leukämie. Nach Splenektomie oder Behandlung mit Myleran (Busulphan) scheint kein Wechsel der Aktivität einzutreten. Nur nach einer verlängerten Remission, die durch Busulphan ausgelöst wurde, nähert sich die alkalische Phosphatase-Aktivität der Norm.
2. Kongenitale Hypophosphatasie. Die alkalische Phosphatase-Aktivität der Neutrophilen fehlt.

Literatur: HAYHOE, F. G. J., and D. QUAGLINO: Brit. J. Haemat. **4**, 375 (1958). — KOLER, R. D., A. J. SEAMAN, E. E. OSGOOD, and P. VANBELLINGHEM: Amer. J. clin. Path. **30**, 295 (1958). — LEONARD, B. J., M. C. G. ISRAELS, and J. F. WILKINSON: Lancet **1**, 289 (1958). — MITUS, W. J., L. J. BERGNA, I. B. MEDNICOFF, and W. DAMASHEK: Amer. J. clin. Path. **30**, 285 (1958).

Periphere Blut-Eosinophile

Normaler peripherer Blutwert. 40—400 pro mm^3.

Tägliche Schwankungen. Der normale Eosinophilenwert erniedrigt sich während des Morgens bis gegen Mittag und steigt im Nachmittag an, erreicht ein Maximum zwischen Mitternacht und 3 Uhr morgens. Bei Asthmatikern ist dieser Rhythmus umgekehrt, mit einer maximalen Erhöhung zwischen 9 Uhr und 12 Uhr morgens. Bei Nachtarbeitern ist dieser Rhythmus ebenfalls umgekehrt.

Zum Vergleich von wiederholten eosinophilen Zählungen bei Patienten, z. B. als Teil eines Thorn-Tests der Nebennierenrindenaktivität, wechselt der Eosinophilenwert vergleichsweise weniger am Nachmittag als am Morgen.

Literatur: ARNOLDSSON, H., and E. HELANDER: Acta allerg. **12**, 96 (1958).

Eosinophile neutralisieren 5-Hydroxytryptamin und Histamin und sie transportieren Profibrinolysin vom Knochenmark zu anderen Teilen des Körpers.

Literatur: ARCHER, R. K.: The eosinophilic leucocyte. Oxford: Blackwell 1963. — BARNHART, M. I., and J. M. RIDDLE: Blood **21**, 306 (1963).

Pathologisches.
1. *Anstieg.*
   I. Angioneurotisches Ödem.
   II. Asthma.
   III. Nahrungsmittel-Sensibilisierung.
   IV. Arzneimittel-Sensibilisierung:
      α) Chlorpromazin — Gelbsucht.
      β) Leberextrakte.
      γ) Penicillin.
      δ) Streptomycin.
      ε) Viomycin.
   V. Heufieber.
   VI. Serumkrankheit.
   VII. Urticaria.
b) Parasiten (Eosinophilie wahrscheinlich durch allergische Reaktion hervorgerufen):
   I. Bilharzien.
   II. Filarien.
   III. Hakenwurm.
   IV. Hydatiden.
   V. Loeffler-Syndrom + tropische Eosinophilie.
   VI. Malaria (gelegentlich).
   VII. Askariden.
   VIII. Strongyloiden.
   IX. Trichinose.
c) Hautkrankheiten (begleitet von wechselnder Eosinophilie):
   I. Dermatitis herpetiformis.
   II. Ekzem.
   III. Dermatitis exfoliativa.
   IV. Pemphigus.
   V. Psoriasis.
   VI. Prurigo.
   VII. Scabies.
d) Infektionen:
   I. Scharlach, im frühen Stadium und wieder bei Genesung ungefähr 6 Wochen später.
   II. Gelegentlich Fälle von Chorea.
   III. Gelegentlich Fälle von Erythema multiforme.
e) Maligne Erkrankungen.
   I. Myeloische Leukämie. Bei chronischer myeloischer Leukämie liegt die totale Eosinophilenzahl gewöhnlich oberhalb der Norm.
   II. Eosinophilen-Leukämie. Es ist zweifelhaft, ob dieses Krankheitsbild eine eigene Erkrankung darstellt.

Literatur: EVANS, T. S., and R. R. NESBIT: Blood 4, 603 (1949). (Review of 18 cases in the literature and description of one further case.)

III. Hodgkinsche Krankheit. Ungefähr 10% der Fälle zeigen eine Eosinophilie im peripheren Blut. Es ist interessant, daß ungefähr 50% der Fälle einen Anstieg der Eosinophilen im Lymphknoten zeigen.

f) Raritäten:
  I. Eosinophile Granulomatose.
  II. Familiäre Eosinophilie (?).

2. Erniedrigung.

a) Nach ACTH, Nebennierensteroiden, Adrenalin, Ephedrin oder Insulin.

b) Nach einem Stress:
  I. Akute schwere Infektion.
  II. Trauma.
  III. Verbrennungen.
  IV. Nach Operationen.
  V. Einige Stunden nach Elektroschocktherapie.
  VI. Nach übermäßig starkem Training.

c) Cushingsche Krankheit. Viele Patienten haben Werte unter 40 pro mm^3.

d) Akromegalie.

e) Disseminierter Lupus erythematodes.

Periphere Blut-Basophile (Mastzellen)

Normaler peripherer Blutwert. 15—100 pro mm^3. Die Hälfte des normalen Blut-Histamins wird durch Basophile transportiert. Die großen, basophilen Granula, die peroxidase-negativ sind, enthalten eine Substanz, die sehr ähnlich oder identisch mit Heparin ist.

Pathologisches.

1. Anstieg. Tritt auf in einigen Fällen folgender Erkrankungen:

a) Chronische myeloische Leukämie. Bis zu 80% der gesamten weißen Blutzellen können gelegentlich aus Basophilen bestehen. Die Existenz einer reinen basophilen Leukämie ist zweifelhaft.

Literatur: QUATTRIN, N., E. DINI, and E. PALUMBO: Blut 5, 166 (1959). (Reviews 76 cases in literature and 10 cases of their own.) — QUATTRIN, N., E. DINI, and E. PALUMBO: Schweiz. med. Wschr. 89, 1045 (1959). (Review of varieties of basophilic leukaemia, with 32 cases from literature, and 8 cases of their own.)

b) Erholungsphase nach Infektionen
c) Hypothyreose
d) Erythrämische Myelose (Di Guglielmo)
e) Polycythaemia vera
f) Hodgkinsche Erkrankung
g) Lebercirrhose
h) Chronische hämolytische Anämie
i) Nach Splenektomie
j) Chronische Entzündungen
k) Windpocken
l) Pocken

} selten.

2. Erniedrigung. Kann auftreten in manchen Fällen folgender Erkrankungen:

a) Häufiger bei Kindern:
  I. Akutes rheumatisches Fieber.
  II. Akute Lobär-Pneumonie.
  III. Anaphylaktoide Purpura (Schönlein-Henoch).
b) Nicht-leukämische Leukocytose.
c) Nach Steroidtherapie.
d) Chronische myeloische Leukämie nach Behandlung mit Röntgenstrahlen oder Busulphan, mit Remission.
e) Thyreotoxikose.
f) Stress. Im allgemeinen ist die Auswirkung eines Stress durch Feststellung der Basophilenzahl nicht möglich.

Literatur: FREDERICKS, R. E., and W. C. MOLONEY: Blood **14**, 571 (1959).

Periphere Blut-Lymphocyten

Normaler peripherer Blutwert:

1. Am Ende der ersten Lebenswoche kann der Lymphocytenwert bis 12 000 pro mm^3 betragen.

2. Mit 4 Jahren beträgt der Lymphocytenwert ungefähr 4000 pro mm^3 und entspricht dem Neutrophilenwert.

3. Der normale Erwachsenen-Lymphocytenwert beträgt bei einer normalen Verteilung 1500 bis 4500 pro mm^3.

Lymphocyten-Lebensspanne. Die normale Lebenszeit beträgt ungefähr:

1. 3 bis 4 Tage bei 20% der Lymphocyten.
2. 100 bis 200 Tage für 80% der Lymphocyten.

Literatur: CHRISTENSEN, B., and J. OTTENSEN: Acta haemat. **13**, 289 (1955); Editorial: Lancet **2**, 775 (1959).

Pathologisches

1. Anstieg. Besonders bei jungen Kindern:
a) Spezifische Infektionskrankheiten:
   I. Masern.
   II. Röteln.
   III. Mumps.
   IV. Keuchhusten (Lymphocytose üblich).
   V. Spätere Stadien der Pocken.
   VI. Spätere Stadien der Windpocken.
   VII. Typhus und Paratyphus.
   VIII. Brucella melitensis und Brucella abortus.
   IX. Typhus.
   X. Tularämie.
   XI. Dengue-Fieber.
b) Andere Infektionen:
   I. Influenza (die Lymphocytose kann wochenlang bestehen).
   II. Benigne lymphocytäre Meningitis.
   III. Infektiöse Hepatitis.
   IV. Infektiöse Mononucleose (nach Neutropenie oder Neutrophilie).
   V. Ausheilungsstadium einer chronischen Tuberkulose.
   VI. Akute infektiöse Lymphocytose bei Kindern:
      α) sehr junge Kinder.
      β) Bauchschmerzen, Diarrhoe und Erbrechen.
      γ) Fieber.
      δ) Husten.
      ε) Absolute Lymphocytose 2—3 Wochen lang.
      ζ) Eosinophilie üblich.
   VII. Kongenitale Syphilis.
   VIII. Berichte über Lymphocytose bei Hyperthyreose scheinen nicht sehr zuverlässig.
   Die sogenannten „Virus"-Lymphocyten erscheinen bei infektiöser Mononucleose, akuter Virus-Hepatitis, Virus-Pneumonien, Herpes zoster, Herpes simplex, Roseola infantum (Exanthema subitum) und Virus-Infektionen der oberen Luftwege.
c) Leukämie.
   I. Akute lymphatische Leukämie.
   II. Chronische lymphatische Leukämie.
2. Erniedrigung.
a) Nach ACTH entsteht ein Abfall der zirkulierenden Lymphocyten mit einem Maximum bei 4 bis 6 Std, Rückkehr zur Norm nach 6 bis 8 Std.
b) Nach Verbrennungen und Traumen, d. h. Stress-Reaktionen.

c) Disseminierter Lupus erythematodes (einige Fälle).
d) Hodgkinsche Erkrankung (einige Erkrankungen).
e) Akute Urämie. Bei akuter Urämie besteht eine Lymphopenie verbunden mit Neutrophilie. Die neutrophilen Kerne haben Tendenz zur Übersegmentation, ohne Rücksicht auf Vorliegen oder Fehlen einer Infektion. Das Knochenmark zeigt eine myeloide Hyperplasie.
f) Chronische Urämie. Eine Lymphopenie wird ebenfalls gefunden, die mit der Höhe des Blutharnstoffs in Korrelation steht.

Literatur: JENSSON, O.: Brit. J. Haemat. 4, 422 (1958).

Periphere Blut-Lymphoblasten

Normalerweise findet man keine Lymphoblasten im peripheren Blut oder im Knochenmark. Sie erscheinen im peripheren Blut bei folgenden Erkrankungen:
1. Akuter Lymphoblasten-Leukämie.
2. Chronischer lymphatischer Leukämie.
3. Lympho-Sarkom.
4. Lymphoblastischem Lymphom.

N. B. Bei manchen Fällen von infektiöser Mononucleose erscheinen Zellen im peripheren Blut, die Lymphoblasten gleichen. Der klinische Verlauf, das Fehlen einer Anämie und einer Thrombopenie unterscheiden diese Erkrankung von den malignen Erkrankungen. Die Feulgen-Reaktion erscheint hier aufschlußreich, wo viele Zellen Nucleoli zu enthalten scheinen.

Periphere Blut-Monocyten

Normaler peripherer Blutwert.

1. Von der Geburt über die erste Woche kann die normale obere Grenze bis 4000 pro mm^3 betragen.
2. Nach der ersten Lebenswoche beträgt sie 200 bis 800 pro mm^3, mit Schwankungen je nach Tageszeit und Abnahmeort.

Pathologisches.

Anstieg.
a) Bakterielle Infektionen:
   I. Tuberkulose
   II. Subakute bakterielle Endokarditis ⎫
   III. Brucellose   ⎬ Verschieden hohe Werte.
   IV. Typhus und Paratyphus   ⎭

V. Während der Erholung von einer akuten Infektion.
b) Protozoen-Infektionen.
  I. Kala-azar   } Besonders bei chronischen Infektionen.
  II. Malaria
  III. Trypanosomen-Erkrankungen.
c) Virus-Infektionen. Infektiöse Mononucleose (manche Fälle).
d) Maligne Erkrankungen.
  I. Monocyten-Leukämie.
  II. Hodgkinsche Erkrankung (in einigen Fällen).
  III. Myelom.
  IV. Maligne Tumoren.
e) I. Kollagen-Krankheiten.
  II. Chronische ulceröse Colitis.
  III. Regionale Enteritis.

Literatur: MALDONADO, J. E., and D. G. HANLON: Mayo Clin. Proc. 40, 248 (1965).

Periphere Plasmazellen des Blutes

Normalerweise werden nur gelegentlich Plasmazellen im peripheren Blut gefunden. Plasmazellen haben mit der Antikörperbildung zu tun und sind mit Hyper-Gammaglobulinämie verbunden. Sie finden sich normalerweise im Bindegewebe verschiedener Organe (im Knochenmark bis zu 2,5%/o der kernhaltigen Zellen) und üblicherweise in chronischem Entzündungsgewebe. Bei Agammaglobulinämie fehlen Plasmazellen im Knochenmark.

Plasmazellen wurden in erhöhter Zahl im peripheren Blut bei folgenden Erkrankungen gefunden:

1. Myelom. Die Erkrankung an Plasmazellen-Leukämie ist wahrscheinlich eine Variante dieser Erkrankung.
2. Strahlenschäden.
3. Serumreaktionen, z. B. Serum-Krankheit.
4. Infektionen:
  a) Röteln
  b) Scharlach
  c) Masern
  d) Windpocken   } selten.
  e) Benigne lymphocytäre Meningitis
  f) Infektiöse Mononucleose
5. Manche Hautkrankheiten.

Plasmazell-Anomalitäten

1. Russel-Körperchen. Dies sind granuläre und hyaline Körperchen, die im Cytoplasma der Plasmazellen erscheinen. Sie färben sich mit Romanowsky-Färbung rot an. Verschiedene Meinungen bestehen über ihren Ursprung:
 a) Mucoprotein (?).
 b) Ergebnis einer hyalinen Degeneration (?).
 c) Nach dem Tod der Mutterzelle ins Gewebe abgegebenes Material (?).
Sie haben keine Metachromasie und wurden durch Ribonuclease nicht beeinflußt.

2. Snapper-Schneidsche Einschlußkörper. Dies sind basophile Granula, die aus Amidin und Ribonucleinsäure bestehen, die in Plasmazellen während der Behandlung mit Stilbamidin oder Pentamidin erscheinen.

Megakaryocyten des peripheren Blutes

Megakaryocyten können im peripheren Blut manchmal bei folgenden Erkrankungen erscheinen:
 1. Leuko-erythroblastische Anämie.
 2. Myeloische Leukämie (chronisch).
 3. Polycythaemia vera.
 4. Hodgkinsche Erkrankung.
 5. Schwere lobäre Pneumonie (die Lungen werden als wichtiger Ort der Plättchenbildung betrachtet).
 6. Selten bei manchen Fällen von schwerer unbehandelter perniziöser Anämie.
 7. Selten bei Bleivergiftung.
 8. Bei manchen Fällen von plötzlichem Tod (entweder traumatisch oder natürlich).

Es scheint eine tägliche Schwankung der zirkulierenden Megakaryocyten mit erhöhten Werten am Abend zu existieren. Diese Zellen wurden gelegentlich als Krebszellen fehlgedeutet.

Literatur: HUME, R., J. T. WEST, R. A. MALMGREN, and E. A. CHU: New Engl. J. Med. 270, 111 (1964).

Leukämoide Reaktionen

Das periphere Blutbild kann die Leukämie-Diagnose nahelegen, z. B. durch starken Anstieg entweder der lymphocytären oder myeloiden

Zellreihe, möglicherweise mit unreifen Zellen und sogar kernhaltigen roten Blutzellen:

Vortäuschung einer lymphatischen Leukämie.

1. Virus-Infektionen.
a) Masern.
b) Windpocken.
c) Infektiöse Mononucleose.

Literatur: SHIPP, J. C., and H. BADEN: Arch. intern. Med. 104, 619 (1959). (Beschreibung eines Falles.)

2. Bakterielle Infektionen.
a) Keuchhusten.
b) Disseminierte akute Tuberkulose (selten).

3. Neoplasien.
a) Lymphocytäre und lymphoblastische Lymphome (einige Fälle).
b) Follikuläre Lymphome (manche Fälle).
c) Magen-Carcinome (selten).

4. Dermatitis herpetiformis.

Literatur: EVEN-PAZ, Z., and F. SAGHER: Brit. J. Dermat. 71, 325 (1959).

Vortäuschung einer myeloischen Leukämie.

1. Schwere bakterielle Infektionen, z. B. Meningokokken-Sepsis.
2. Schwere Verbrennungen.
3. Nach schweren Blutungen.
4. Eklampsie (einige Fälle).
5. Reaktionen auf Chemikalien:

a) Quecksilber-Vergiftung.
b) Gelbkreuzgasvergiftung.
c) Benzolvergiftung (bevor das Stadium der Markaplasie erreicht ist).
d) Sulfonamide (manche Fälle).

6. Perniziöse Anämie. Während einer Remission oder nach spezifischer Behandlung (besonders nach Behandlung mit Leberextrakt).

Literatur: STRAUSS, M. B., R. BROKAW, and C. B. CHAPMAN: Amer. J. med. Sci. 223, 54 (1952).

7. Megaloblastische Schwangerschaftsanämie. Nach spezifischer Behandlung mit Folsäure.
8. Agranulocytose. In Fällen, die einen Reifungsarrest aufweisen, findet sich in der Erholungsphase häufig eine leukämoide Reaktion.
9. Hodgkinsche Erkrankung (einige Fälle).
10. Thalassaemia major (manche Fälle).
11. Akute disseminierte Tuberkulose (manche Fälle).

12. Magen-Carcinom mit Metastasen im Knochenmark.
13. Myelom (selten).
Literatur: TSUCHIYA, K., S. KITAMURA, and S. OUCHI: Fukushima. J. med. Sci. 5, 1 (1958). (13 Fälle werden beschrieben.)

Variationen des gefärbten Blutausstriches

1. Blutausstriche, die mit Romanowsky-Färbung gefärbt sind, können einen blauen „Film" zwischen den Erythrocyten aufweisen. Dieser Befund zeigt gewöhnlich eine starke Dysproteinämie mit Anstieg der Serum-Globulin-Fraktionen an, bei:
   a) Carcinom, Sarkom, Myelom, malignen Lymphomen usw.
   b) Lebercirrhose.
   c) Schweren Infektionen.
Literatur: RENFER, H. R., and M. SCHWARZENBACH: Helv. med. Acta 18, 578 (1951).

2. „Streifenbildung" des Blutausstriches nach dem Ausbreiten auf sauberen Objektträgern, dort wo eine erhöhte Blutsenkungsreaktion vorhanden ist, weist auf eine abnorm hohe Plasma-Fibrinogen-Konzentration hin.
   Bei Erhöhung der Blutsenkungsgeschwindigkeit infolge Anstieg der Plasma-Globuline, ohne entsprechenden Anstieg des Plasma-Fibrinogens, wird diese „Streifenbildung" nicht gefunden.
Literatur: BOVERI, R. M., R. L. WATERFIELD, and T. H. NEWMAN: Lancet 2, 831 (1947).

Ungewöhnliche Zellformen im zirkulierenden Blut

Unreife rote und weiße Vorstufen.
Siehe *leuko-erythroblastische Anämie.*

Carcinomzellen. Bei Verwendung spezieller Techniken ist es möglich, in manchen Fällen von Carcinomen zirkulierende Tumorzellen zu demonstrieren.

Reed-Sternberg-Zellen. Diese Zellen, mit einem Durchmesser von 9—40 μ, mit unregelmäßigen und unklaren Konturen, finden sich bei manchen Fällen von Hodgkinscher Erkrankung. Sie haben einen rundovalen Kern (5—13 μ) mit hervorstechenden Kernkörperchen. Die Zellen sind gewöhnlich einkernig, können aber auch zweikernig sein.

Reed-Sternberg-Zell-Leukämien wurden beschrieben.

Literatur: LUDMAN, H., and P. W. SPEAR: Blood 12, 189 (1957). — SCHEERER, P. P., R. V. PIERRE, D. C. SCHWARTZ, and J. W. LINMAN: New Engl. J. Med. 270, 274 (1964).

Sezary-Zellen. Bei der Sezary-Krankheit, die selten ist, gibt es eine Veränderung des reticulo-endothelialen Systems mit generalisierter Erythrodermie. Sezary-Riesenzellen erscheinen im peripheren Blut; sie sind etwa zweimal so groß wie normale Neutrophile, mit einem schwach basischen Cytoplasma und einem großen Nucleus. Der Kern kann rund sein, geknäult oder zweigeteilt. Nucleoli fehlen gewöhnlich. Diese Zellen, die man als krankhaft veränderte Reticulumzellen ansieht, leiten sich vom Hautreticulum ab, sind aber auch im Knochenmark vorhanden.

Literatur: ALDERSON, W. E., G. I. BARROW, and R. L. TURNER: Brit. med. J. 1, 256 (1955). (Übersicht und Beschreibung von 2 Fällen.)

Lymphosarkomzellen. Bei manchen Fällen von Lymphosarkom findet man große Zellen, die wie Lymphocyten aussehen. Sie haben einen Durchmesser von 8 μ bis 13 μ. Diese Zellen haben einen sehr auffallenden Nucleolus, der sich spezifisch mit Brillantkresylblau färben soll, exzentrisch im Kern liegt, der oval oder eingedellt aussieht (vgl. Lymphoblasten). Das Cytoplasma ist basophil.

Histiocyten. Selten findet man diese Zellen im zirkulierenden Blut. Sie werden in zwei verschiedenen Formen beschrieben:

1. 20—30 μ Durchmesser mit 1—2 Kernen, die rund, oval oder eingekerbt aussehen und einen einzelnen Nucleolus enthalten. Das Cytoplasma ist sehr groß und fein granuliert. Phagocytierte Erythrocyten und Leukocyten können darin gefunden werden.

2. Eine kleine Zelle, zwischen (1) und einem typischen Monocyt. Die Zellen werden selten gefunden bei einer Anzahl Erkrankungen, die Infektionen, Leukämie und Carcinomatosen einschließen.

Literatur: ENGLE, R. L., and I. KOPROWSKI: Amer. J. Med. 26, 965 (1959). (47 Literaturhinweise.)

Lupus erythematodes (L.E.)-Zellen

Patienten, die an Lupus erythematodes leiden, bilden Antikörper, die mit eigenen Körperzellen reagieren. Im L.E.-Zelltest reagieren Antikörper mit Teilen des Zellkernes. Zellkerne von weißen Blutzellen werden verwendet und positive Resultate liegen vor, wenn polymorphkernige Leukocyten gefunden werden, die hämatoxylinfärbbare Einschlüsse im Zellcytoplasma enthalten. Haufen von polymorphkernigen Zellen, um eine zentrale Masse von hämatoxylingefärbtem Material angeordnet, sind als „L.E.-Rosetten" bekannt. Isolierte Massen dieses hämatoxylinhaltigen Materials sind als Lupus-„Kugeln" bekannt. Diese beiden letzteren Phänomene findet man in Ausstrichen von Patienten mit Lupus erythematodes. Positive Resultate werden aber nur dann festgehalten, wenn echte Lupus-erythematodes-Zellen vorliegen.

Beim direkten Test wird Patientenblut defibriniert und die Leukocytenschicht dieses Blutes mit etwas überstehendem Serum inkubiert, wonach Ausstriche von dieser zusammenhängenden Zellschicht angefertigt werden.

Im indirekten Test wird die Leukocytenschicht vom defibrinierten Blut des Patienten inkubiert mit Plasma plus Leukocyten (gefroren und aufgetaut, um Zellschädigung hervorzurufen) von einer normalen Kontrolle, und dann werden Ausstriche der zusammenhängenden Zellschicht angefertigt.

Positiver L.E.-Test.

Ausgedehnter Lupus erythematodes. Die meisten Fälle geben positive Resultate. Während der Urämie hat der Test Tendenz negativ zu werden. Direkte Tests können negativ sein, bei positivem indirektem Test, wenn bei Patienten entweder ein niedriger Serum-Komplementwert oder hohe antikomplementäre Aktivität des Serums vorliegen.

L.E.-Varianten.

a) Discoider L.E. Manche Fälle geben positive Resultate, wenn Hautläsionen erscheinen, ohne daß sonst klinische Zeichen einer systematischen Erkrankung bestehen.

b) Lupoide Hepatitis. Positive Resultate in manchen Fällen.

c) Hydralazin-Lupus. Manche Patienten, die mit diesem Medikament (und einige mit Triodon) behandelt werden, haben positive L.E.-Zelltests.

d) Sjögrensches Syndrom. L.E.-Zelltest positiv bei manchen Fällen.

Andere Erkrankungen, bei denen gelegentlich positive Resultate vorkommen:

a) Sklerodermie.

b) Dermatomyositis.

c) Polyarteriitis nodosa.

d) Rheumatoide Arthritis (selten durch den indirekten Test).

e) Fragliche weitere Erkrankungen, bei denen allergische Reaktionen einen Anfall von ausgedehntem Lupus erythematodes hervorrufen (z. B. Penicillin-Allergie).

Literatur: ROWE, D. S.: "Recent Advances in Churchill: Clinical Pathology", Series IV (S. C. DYKE, ed.), pp. 377—385. London 1964.

„Tart"-Zellen

Eine „Tart"-Zelle ist ein Monocyt mit einem großen „zweiten" Kern von phagocytiertem Kernmaterial. Die Kerneinzelheiten dieser aufgenommenen Substanz sind noch sichtbar (z. B. L.E.-Zellen).

„Tart"-Zellen können in Knochenmarkpräparaten demonstriert werden, auch im peripheren Blut bei folgenden Erkrankungen:
1. Bei einigen gesunden Menschen.
2. Disseminiertem Lupus erythematodes.
3. Myelom.
4. Schweren abbauenden Erkrankungen, besonders wenn das Serum-Globulin erhöht ist.
5. Rheumatoider Arthritis.

Türksche Zellen

Türksche Zellen sind solche, die einen Kern nach Aussehen eines Myeloblasten haben und im Cytoplasma einer Plasmazelle gleichen. Man nimmt an, daß:
1. sie eine Varietät der Plasmazellen sind,
2. sie eine Zwischenstufe zwischen Plasmoblasten und Plasmazellen sind,
3. sie Ausdruck einer „Irritation des Knochenmarkes" darstellen.

Türksche Zellen können im peripheren Blut bei folgenden Krankheiten gefunden werden:
1. Schweren Anämien.
2. Leukämie.
3. Malaria.
4. Masern.
5. Röteln (in den meisten Fällen, besonders um den 4. Tag).
6. Jeglichen Erkrankungen mit starker Leukocytose.
7. Manchen Fällen von Agranulocytose.

Das Auftreten von Türkschen Zellen im peripheren Blut scheint keine besondere Bedeutung zu haben.

ABSCHNITT V

Knochenmark

Allgemeines

Normalwerte. In Annäherung kommt 0,56 g Knochenmarksgewebe auf 1 g Blut. Das Knochenmark repräsentiert ungefähr 3,4 bis 5,9% des gesamten Körpergewichts, d. h. es nimmt zur Zeit der Geburt etwa 70 ml und rund 4000 ml bei einem Erwachsenen ein.

Aktivität. Bei einem Neugeborenen sind 100% des Knochenmarkes rotes Mark und aktiv. Andererseits sind beim Erwachsenen nur ungefähr 50% aktiv, 50% dagegen gelbes inaktives Markgewebe. Wenn nötig, kann dieses gelbe Mark aktiv werden und deshalb haben Erwachsene eine große Reserve. Die Erythrocytenbildung kann soweit gesteigert werden, bis die Erythrocytenlebensdauer ungefähr 20 Tage beträgt (d. h. 6mal stärkere Erythropoese-Aktivität als normal), bevor der Hämoglobinwert entsprechend dem Blutverlust abfällt. (Dies setzt voraus, daß genügende Mengen an Eiweiß, Eisen, Vitamin B_{12}, Folsäure usw. zur Verfügung stehen.)

Weil das kindliche Mark normalerweise ganz aktiv ist, bedeutet dies, daß die kindliche Blutregenerationsreserve sehr klein ist, weshalb Kinder nach Blutverlusten rasch anämisch werden. Wenn das Knochenmark bei Säuglingen und jungen Kindern hyperaktiv wird, dann wird die Cortex des Knochens dünner, da das Mark sich ausdehnt (z. B. bei Thalassaemia major und Sichelzell-Krankheit).

Myeloid/Erythroid (M./E.)-Verhältnis

Mittlere Normalwerte.

Geburt: 1,85 : 1,0.
2 Wochen: 11 : 1,0.
1—20 Jahre: 2,95 : 1,0.
Erwachsene: 3—4 : 1,0.

M./E.-Verhältnis erhöht:

1. Myeloische Leukämie.
2. Meiste Infektionen.

3. Leukämoide Reaktionen.
4. Erniedrigte Erythrocytenbildung.

M./E.-Verhältnis normal.
1. Gesunde.
2. Myelosklerose.
3. Myelom.
4. Aplastische Anämie.

M./E.-Verhältnis erniedrigt.
1. Leukocytenbildung erniedrigt, z. B. Agranulocytose.
2. Erhöhte Erythroblasten-Aktivität.
a) Normoblastische Hyperplasie.
  I. Nach Blutungen.
  II. Nach Hämolyse.
  III. Eisenmangelanämie.
  IV. Polycythaemia vera.
b) Megaloblastische Hyperplasie.

Nicht-myeloische Zellen

Erhöht bei:
1. Lymphatischer Leukämie.
2. Monocytärer Leukämie (selten).
3. Metastasen von Carcinomen oder Sarkomen (häufig in Verbindung mit einer leukämoiden Reaktion).
4. Myelom.
5. Gaucherscher Krankheit, Niemann-Pickscher Krankheit, Hand-Schüller-Christian-Krankheit.
6. Lymphosarkom (manche Fälle).

Knochenmarks-Chemie

Hyperplastische unreife Knochenmarkszellen.
1. Gesamtes Nucleinsäurephosphat erhöht.
2. Gesamtes Ribonuclein-saures Phosphat erhöht.
3. Gesamtes Desoxyribonucleinsäurephosphat erhöht.

Spezifische Behandlung einer perniziösen Anämie. Alle Substanzen, die oben genannt sind, fallen zur Norm ab. Der hohe Ribonucleinsäuregehalt des Cytoplasmas und der Nucleoli scheint mit der Fähigkeit der Zellen zusammenzuhängen, in die Mitose einzugehen, Hämoglobin und Granula zu bilden.

Literatur: DAVIDSON, J. N., I. LESLIE, and J. C. WHITE: J. Path. Bact. 60, 1 (1948).

Quantitative Knochenmarks-Zellwerte

Die Schwankungsbereiche der Zahlen, die von verschiedensten Autoritäten als normal angegeben werden, sind sehr weit. Diese Variationen sind auf die unkontrollierbare Verdünnung des aspirierten Markes mit peripherem Blut zurückzuführen. Ein totaler Wert für kernhaltige Markzellen muß als unzuverlässig angesehen werden.

Das Ausmaß der Zelldichte kann in den meisten Fällen entweder von gefärbten Ausstrichen des Markaspirates geschätzt werden oder besser von histologischen Schnitten, die von aspirierten Markpartikeln angefertigt werden, die in Paraffin eingebettet wurden.

Die Histo-Biopsie (Myelotomie) mit der Methode von BURKHARDT erlaubt eine subtile Untersuchung des Markgewebes und des Knochens. Sie ist anderen Methoden deutlich überlegen und sollte trotz des größeren technischen Aufwandes bei morphologischen Fragestellungen häufiger angewendet werden.

Literatur: BURKHARDT, R.: Klin. Wschr. 44, 326 (1966).

Qualitative Markzellwerte

Sehr wichtige Informationen können durch das Differentialbild der kernhaltigen Zellen erhalten werden, die bei Markaspirationen gewonnen wurden:

Normales Differentialbild.

Hämocytoblast	0,1— 1 %
Myeloblast	0,1— 3,5%
Promyelocyt	0,5— 5 %
Myelocyt	5 —20 %
Metamyelocyt Stabkernige	10 —30 %
Segmentierte (reife, polymorphkernige)	7 —25 %
Eosinophile Myelocyten	0,1— 3 %
Reife Eosinophile	0,2— 3 %
Basophile Myelocyten	0 — 0,5%

Reife Basophile	0 — 0,5%
Lymphocyten	5 —20 %
Lymphoblasten	fehlen
Plasmazellen	0,1— 3,5%
Myelomzellen	keine
Monocyten	0,0— 0,2%
Megakaryocyten	0,1— 0,5%
Reticulumzellen	0,1— 2,0%
Pro-Erythroblast	0,5— 5,0%
Basophile Normoblasten } Polychromatische Normoblasten }	2 —20 %
Orthochromatische (pyknotische) Normoblasten	2 —10 %
Megaloblasten	fehlen

Ein hoher Anteil an nicht-kernhaltigen Erythrocyten im normalen Mark sind Reticulocyten (ungefähr gleich an Zahl im Vergleich zur Zahl der kernhaltigen roten Vorstufen).

N. B. Die Ansichten eines Hämatologen werden immer in der Beurteilung eines Markzellbildes eingeschlossen sein. „Smear"-Zellen und „Basket"-Zellen, die manchmal bei der Zählung berücksichtigt werden, sind lediglich zerstörte und veränderte Zellen, die während der Aspiration entstehen oder während des Ausstriches und haben keine Signifikanz, es sei denn, daß eine ungewöhnlich hohe Zahl dieser zerstörten Zellen mit einer Lymphocytose vorliegt.

Knochenmarks-Biopsie

„Trockene Punktion" oder „Blutige Punktion". Gelegentlich wird bei einer Markaspiration kein Mark gewonnen oder nur eine kleine Probe, die stark mit peripherem Blut vermischt ist. Wenn man Fehler der Technik ausschließen kann, dann können folgende Erkrankungen dem zu Grunde liegen:

1. *Markfibrose.*
a) Myelosklerose.
b) Leukämie.
c) Sekundäre Carcinomatose, die das Knochenmark befällt.
d) Lymphome.
e) Tuberkulose (selten).
f) Histoplasmose.
2. *Infiltration des Knochenmarks durch Tumoren.*
a) Carcinom-Metastasen.
b) Lymphome und Lymphosarkome.
c) Hodgkinsche Erkrankung.

d) Sarkoidose.
3. *Markhypoplasie.* Aplastische Anämie.
4. *Hyperplastisches Mark.* Sowohl bei akuter Leukämie als auch megaloblastischer Anämie kann das Mark extrem zellreich sein, aber weil die Mehrzahl der Zellen unreif ist, kann die Aspiration fehlschlagen.

N. B. In allen Fällen, in denen scheinbar kein Markgewebe zu erhalten ist, ist es wichtig, jegliche Fragmente aus der Nadel zu entfernen, nachdem man sie aus der Markhöhle herausgezogen hat, um sie auf einen Objektträger zum Ausstreichen zu bringen. Ebenso, wenn man eine große Menge von peripherem Blut gewonnen hat, ist es wichtig, der Blutprobe bis 5%/o einer Albuminlösung, die EDTA enthält, zuzusetzen. Nach dem Schütteln wird die Probe zentrifugiert und die Ausstriche werden aus der Leukocytenschicht gemacht, die alle kernhaltigen Zellen enthält.

Knochenmarkzellen

Knochenmark-Eosinophile

Normalwert.
1. Eosinophile Myelocyten: 0,1—3,0%/o der Gesamtzahl.
2. Reife Eosinophile: 0,2—3%/o der gesamten kernhaltigen Zellen.

Die Markgesamtmenge beträgt = 300 × zirkulierende Anzahl der Eosinophilen im Blut.

Pathologisches.

Erhöhung.
a) Carcinomatöse Invasion des Knochenmarks.
b) Lymphadenome.
c) Überempfindlichkeitsreaktionen.
d) Manche Fälle von myeloischer Leukämie.
e) Eosinophilen-Leukämie.
f) Manche Fälle von perniziöser Anämie im Rückfall.

Literatur: KINGSLEY PILLERS, E. M., J. MARKS, and J. S. MITCHELL: Brit. J. Cancer 10, 458 (1956). — GROSS, R.: Dtsch. med. Wschr. 82, 507 (1957).

Knochenmark-Basophile

Normalwert. 0—0,5%/o.

Literatur: DACIE, J. V.: Practical haematology, 2nd ed. London: Churchill 1956.

1. Die Basophilen des Knochenmarkes variieren an Zahl und scheinen in Relation zu den Lymph-Follikeln zu stehen. Eine Relation zwischen dem Basophilen-Wert und klinischen Krankheiten wurde bisher nicht gefunden.

Literatur: JOHNSTONE, J. M.: J. clin. Path. 7, 275 (1954).

Knochenmark-Lymphocyten

Normalerweise sind nicht mehr als 20% der gesamten kernhaltigen Zellen Lymphocyten. Lymph-Follikel sind normalerweise im Knochenmark vorhanden und können in Paraffinschnitten des Markgewebes gefunden werden.

Physiologisches. Beim Neugeborenen während der ersten Wochen können bis zu 40% der kernhaltigen Markzellen aus Lymphocyten bestehen. Der normale Erwachsenenwert von weniger als 20% wird mit 1 bis 2 Jahren erreicht. Gelegentlich mag bis zum Alter von 5 Jahren der hohe Lymphocytenanteil anfangs die Diagnose einer lymphatischen Leukämie nahelegen.

Pathologisches.

Anstieg.
a) Lymphatische Leukämie.
 I. Akute lymphatische Leukämie.
 II. Chronische lymphatische Leukämie.
Bei den meisten Fällen von akuter lymphatischer Leukämie, und in fortgeschrittenen Fällen von chronischer lymphatischer Leukämie findet sich ein Anstieg der Lymphocytenwerte im Knochenmark. Auch Lymphoblasten finden sich, obwohl bei der chronischen Form die Zahl der Lymphoblasten nicht sicher als prognostischer Index gewertet werden kann.

b) Lymphocytäres Lymphom
c) Folliluläres Lymphom
Die Lymphocyten können unreif, unregelmäßig geformt oder gezähnelt sein. Die Zahl der Nucleoli kann über 2 pro Zelle erhöht sein.

d) Lymphosarkom. Sogenannte Lymphosarkomzellen können gegefunden werden (s. *Zellen, die normalerweise nicht im Knochenmark-Aspirat vorkommen*).
e) Infektiöse Mononucleose.
f) Aplastische Anämie.
g) Myelofibrose.
h) Makroglobulinämie.
Knochenmarkslymphocytose ist mit einem normalen peripheren weißen Blut- und Differentialbild verknüpft.

N. B. Vermischung mit peripherem Blut während der Knochenmarksaspiration resultiert in einem hohen Lymphocytenwert. Monocyten, die normalerweise in Mark fehlen, werden dann ebenso gefunden.

Knochenmark-Lymphoblasten

Lymphoblasten erscheinen im Knochenmark bei folgenden Erkrankungen:
1. Akute lymphatische Leukämie.
2. Chronische lymphatische Leukämie.

N. B. Man sollte sich erinnern, daß manche Fälle von lymphatischer Leukämie in einer aleukämischen Phase vorliegen und die Knochenmarksbiopsie eine Diagnose nicht gestattet. Das Ausmaß der Lymphoblasten bei chronischer lymphatischer Leukämie scheint als prognostischer Index nicht brauchbar.

3. Lymphosarkom.
4. Lymphoblastisches Lymphom.

Knochenmark-Megakaryocyten

Mittlerer normaler Wert. Ungefähr 3000 pro mm^3, oder nicht mehr als 300 auf 1 000 000 kernhaltige rote Vorstufen.

Physiologisches. Mäßige Verminderung normal in fortgeschrittenem Alter.

Pathologisches.

1. Anstieg.
a) Chronische myeloische Leukämie.
b) Polycythaemia vera.
c) Megakaryocytäre Myelose.
d) Myelofibrose.
e) Infektionen (besonders Pneumonien).
f) Idiopathische thrombocytopenische Purpura (manche Fälle).

2. Erniedrigung.
a) Unbehandelte perniziöse Anämie.

N. B. Der Anteil von Polykaryocyten, d. h. vielkernigen Megakaryocyten, ist erhöht. Dies ist nach spezifischer Behandlung umgekehrt.

b) Lebercirrhose (manche Fälle).
c) Akute Infektionen (besonders schwere).
d) Benzol-Vergiftung.
e) Ausgedehnte Röntgenbestrahlung.
f) Aplastische Anämie.

g) Knochenmark-Proliferation mit akut-leukämischen Infiltraten.
h) Knochenmark-Proliferation mit carcinomatösen Metastasen.
i) 2 Fälle von Morbus haemorrhagicus neonatorum sind beschrieben, mit Fehlen von Knochenmark-Megakaryocyten.

Literatur: EMERY, J., R. R. GORDON, J. RENDLE-SHORT, S. VARADI, and A. J. N. WARRACK: Blood 12, 567 (1957). (Beschreibung von 2 Fällen und Übersicht über 5 weitere.)

Knochenmark-Plasmazellen

Normalwert. 0,1—3,5%.

Literatur: DACIE, J. V.: Practical haematology, 2nd ed., London: Churchill 1956.

Pathologisches.

1. Anstieg.

a) Myelom. Sehr hohe Plasmazellwerte können beobachtet werden, z. B. 50% der gesamten kernhaltigen Zellen des Markaspirates können Plasmazellen sein. Die atypischen Plasmazellen oder Myelomzellen können als diskrete Nester erscheinen oder im ganzen Markgewebe disseminiert auftreten. Die Tatsache, daß Zellen oft in Nestern auftreten, erklärt, warum gelegentlich normales Mark bei Fällen von Myelom aspiriert wird, das keine Knochenmarksinfiltration aufweist.

b) Kollagen-Krankheiten.

  I. Akutes rheumatisches Fieber. Es kann ein Anstieg der Plasmazellen bis auf das Zehnfache bestehen.

Literatur: GOOD, R. A., and B. CAMPBELL: Amer. J. Med. 9, 330 (1950).

  II. Rheumatoide Arthritis. Der Plasmazellwert kann bis auf 6% der gesamten kernhaltigen Zellen anwachsen.

Literatur: HAYHOE, F. G. J., and D. ROBERTSON SMITH: J. clin. Path. 4, 47 (1951).

  III. Ankylosierende Spondylitis (Bechterew). Das Knochenmark wurde bei 10 von 17 Fällen hyperaktiv gefunden mit erhöhten Plasmazellwerten, und mit erhöhten Eosinophilenwerten in 4 von 17 Fällen.

Literatur: KINGSLEY PILLERS, E. M., and J. MARKS: Lancet 1, 722 (1956).

  IV. Ulceröse Colitis. Plasmocytose des Knochenmarkes wurde gelegentlich als Myelom fehlgedeutet.

Literatur: BERNSTEIN, J. S., and D. D. NIXON: Amer. J. dig. Dis. 9, 625 (1964).

c) Infektionen (besonders chronische). Erhöhte Plasmazellwerte wurden beschrieben bei:

I. Granulomen und chronischen Infektionen.
II. Masern.
III. Roseola infantum (Exanthema subitum).
IV. Infektiöse Mononucleose.
V. Boecksches Sarkoid.
VI. Lymphogranuloma inguinale.
VII. Kala-azar.
d) Überempfindlichkeit auf Antigene.
I. Bei Kaninchen nach Hyperimmunisierung.

Literatur: BJOERNEBOE, M., and H. GORMSEN: Acta path. microbiol. scand. 20, 649 (1947).

II. Überempfindlichkeit gegen Trichinellen.

Literatur: CARTER, J. R.: Amer. J. Path. 25, 309 (1949).

e) Überempfindlichkeit gegen Arzneimittel. Überempfindlichkeit gegen Sulfonamide wurde beschrieben, bei denen eine Serum-Hyperglobulinämie bestand und der Plasmazellgehalt des Knochenmarkes 50% der gesamten kernhaltigen Zellen betrug.

Literatur: WOLF, J., and B. WORKEN: Amer. J. Med. 16, 746 (1954).

f) Maligne Erkrankungen. Erhöhte Plasmazellwerte wurden gefunden bei:
I. Carcinomatosen.
II. Monocytärer Leukämie.
III. Hodgkinscher Krankheit.
IV. Groß-follikulärem Lymphom (Brill-Symmers).

g) Andere Erkrankungen, bei denen eine Plasmocytose des Knochenmarkes auftreten kann:
I. Aplastische Anämie.
II. Lebercirrhose.
III. Primäres Amyloid.
IV. Strahlenfolgen.
V. Makroglobulinämie. Plasmazellwerte schwanken zwischen 2—6%.

N. B. Bei den Erkrankungen b) bis g) beträgt der Plasmazellwert des Markes gewöhnlich nicht mehr als 10% der gesamten kernhaltigen Zellen.

Literatur: KLEIN, H., and M. BLOCK: Blood 8, 1034 (1953). (Beschreibung von 60 Fällen mit Knochenmark-Plasmocytose.)

Reticulumzellen des Knochenmarks

Normalwert. 0—1% der gesamten kernhaltigen Zellen.

Pathologisches.

Anstieg.

a) Reticulumzell-Sarkom.
b) Myelofibrose.
c) Perniziöse Anämie (unbehandelt).
d) Polycythaemia vera.
e) Megakaryocytäre Myelose.
f) Myelom (einige Fälle).
g) Makroglobulinämie.

Literatur: FADEM, R. S., and J. E. McBIRNIE: Blood 5, 191 (1950).

Myeloblasten des Knochenmarks

Normalwert. 0,1—3,5%.

Pathologisches.

Anstieg.

a) Akute myeloblastische Leukämie. Die Mehrzahl der kernhaltigen Zellen im Knochenmark kann aus Myeloblasten bestehen.

b) Chronische myeloische Leukämie. Bis zu 50% der kernhaltigen Zellen können Myeloblasten sein. Man nimmt an, daß je höher der Anteil an Myeloblasten, desto schlechter die Prognose ist.

c) Akute Leukocytose bei Infektionen. Der Myeloblastenwert kann die obere Grenze des Normalen erreichen, und selten gering überschreiten (d. h. nicht mehr als 5%).

2. Erniedrigung.

a) Lymphoblastische und lymphatische Leukämie, wenn das Knochenmark mit den lymphoiden Zellen infiltriert ist.
b) Monocytäre Leukämie.
c) Aplastische Anämie.
d) Agranulocytose mit Markinsuffizienz.

Anomalitäten der Knochenmark-Myeloblasten

Auer-Körperchen. Dies sind grobgebaute Strukturen, die im Cytoplasma von Myeloblasten, Myelocyten, Monoblasten oder Monocyten (nicht bei Lymphoblasten oder Lymphocyten) in manchen Fällen von akuter Leukämie erscheinen.

Man hat angenommen, daß sie das Ergebnis des Zusammenfließens von Cytoplasma-Granula seien. Eine positive Peroxydase-Reaktion findet sich in unmittelbarer Umgebung des Körperchens. Ähnliche Strukturen können sich bei Myelomzellen finden.

Sie weisen folgende Eigenheiten auf:
1. Rotfärbung mit Romanowsky-Färbung.
2. Peroxydase positiv.
3. Oxydase positiv.
4. PAS positiv.
5. Sudanophil (färben sich mit Sudanschwarz).
6. Ribonucleinsäure positiv.
7. Acetal-Lipid positiv.
8. Saure und alkalische Phosphatase negativ.
9. Lipase negativ.
10. Glykogen negativ.

Literatur: ACKERMAN, G. A.: Blood 5, 847 (1950).

Rieder-Zellen. Dies sind Myeloblasten bei akuter Leukämie, die verschiedene große und tiefe Kerneindellungen aufweisen (durch raschere Reifung des Kerns als des Plasmas?). Dieser Terminus wurde auch gebraucht, um gekerbte Lymphocyten zu beschreiben, die normalerweise, besonders bei Kindern, auftreten können.

Färbbares Eisen im Knochenmark (Hämosiderin)

Das färbbare Eisen des Knochenmarks ist ein sehr guter Index für das Vorliegen oder Fehlen eines Eisenmangels. Es verschwindet bevor Veränderungen im peripheren Blut erscheinen, und ist besonders aufschlußreich, wenn die Erythrocyten nicht hypochrom aussehen. Das Eisen in dieser Form ist leicht verfügbar und verschwindet rasch nach Blutungen.

Eisentherapie wird Patienten nur dann nützen, bei denen reduziertes oder fehlendes färbbares Knochenmarkseisen vorliegt.

Die Eisenspeicher des Knochenmarks steigen mit dem Alter an, ausgenommen bei Krankheiten.

Erhöhung des färbbaren Eisens im Knochenmark.

1. Kein Anstieg des Gesamtkörpereisens, lediglich der Verteilung
a) Hämolytische Anämie.
b) Infektionen.
c) Urämie.
d) Refraktäre Anämien.
e) Megaloblastische Anämien.
f) Panmyelophthisen.
g) Manche Fälle von Carcinomatose.
h) Morbus haemolyticus neonatorum.
2. Erhöhte Eisenaufnahme
a) Orales Eisen.

I. Überschießende Eisenresorption bei Hämochromatose.
II. Hoher Eisengehalt der Nahrung mit niederem Phosphatgehalt, wie bei den Bantus, mit kärglicher Nahrung und Verwendung eiserner Kochtöpfe.
III. Vitamin-A-Mangel kann zur Beeinflussung des Duodenums und exzessiver Eisenresorption aus normaler Nahrung führen.
b) Intravenöse oder intramuskuläre Injektionen von Eisenpräparaten.
c) Häufige Bluttransfusionen in Fällen ohne Blutverlust, z. B. bei aplastischer Anämie.
d) Chronische Pankreas-Insuffizienz.

Literatur: FINCH, C. A., M. HEGSTED, T. D. KINNEY, E. D. THOMAS, C. E. RATH, D. HASKINS, S. FINCH, and R. G. FLUHARTY: Blood **5**, 983 (1950). — BENZIE, R. McD.: Lancet **1**, 1074 (1963).

Sideroblasten des Knochenmarks

Die Sideroblasten des Knochenmarks bilden einen kleinen rasch verfügbaren Pool. Während einer akuten Blutung oder in der initialen Phase der Behandlung einer megaloblastischen Anämie verschwinden die Sideroblasten des Knochenmarks völlig. Während der Behandlung einer Eisenmangelanämie mit oralem Eisen erscheinen die Sideroblasten wieder nach wenigen Tagen.

Wenn der Hämoglobinwert des Blutes normal ist und kein Hämosiderin im Knochenmark vorliegt, zeigen die Sideroblasten an, daß noch etwas Eisen verfügbar ist. Das Fehlen von Hämosiderin und Sideroblasten zeigt den völligen Ausfall der Eisenspeicherung an.

Bei Infektionen enthält das Knochenmark Hämosiderin, und der Sideroblastenwert des Knochenmarks ist normal (obwohl in 10% der Fälle keine Sideroblasten gefunden werden).

Literatur: WEINFELD, A., and H. A. HANSEN: Acta med. scand. **171**, 23 (1962).

Feulgen-Reaktion

Diese Reaktion ist ein cytochemischer Test auf das Vorhandensein von Thymonucleinsäure (Desoxyribonucleinsäure). Er beruht auf der Freisetzung von Pentose-Aldehyd-Gruppen aus Desoxyribonucleinsäure nach schwacher Hydrolyse und folgender schwacher Anfärbung mit schweflig-saurem Fuchsin.

Wenn Zellen reifen, dann enthält der Kern mehr DNS und wird deshalb stärker Feulgen-positiv. Nucleolen, die Ribonucleinsäure enthalten (RNS) und nicht DNS, sind Feulgen-negativ. Diese Eigenschaft ist der wichtigste Aspekt dieses Testes. Denn:

1. Nucleolen werden leichter sichtbar durch Kontrast gegen den restlichen Kern und Lymphoblasten können leichter von anderen Stammzellen differenziert werden (Lymphoblasten enthalten nur 1 oder höchstens 2 Nucleoli [im Gegensatz zu Myeloblasten, die 3 oder mehr enthalten]). Dies kann manchmal wichtig für die Unterscheidung von akuter oder aleukämischer Leukämie sein.

2. Wenn die Konzentration von DNS bei der Zellreifung ansteigt, dann sind Lymphoblasten schwach Feulgen-positiv, während Lymphocyten stark positiv sind.

3. Nucleolen in den Zellen zeigen die Fähigkeit zur Zellteilung an. Später verschwinden die Nucleolen und werden ersetzt durch „Chromocentren" oder „heterochromatische" Körperchen, die Feulgen-positiv sind.

4. Megaloblasten sind schwach Feulgen-positiv, während Normoblasten deutlich stärker positiv sind.

5. RNS, die in den Nucleolen vorliegt, ist in basophilem Cytoplasma unreifer Zellen vorhanden und die Konzentration fällt schrittweise ab, wenn die Zelle ausreift.

PAS-Färbung der Erythroblasten

Die Perjod-Schiff-Reaktion (PAS) wird gebraucht, um Glykogen und verwandte Polysaccharide nachzuweisen. Folgende Grade der Reaktion wurden beschrieben:

Negative Färbung der Erythroblasten.
1. Normal.
2. Perniziöse Anämie.
3. Polycythaemia vera.
4. Ernährungsbedingte makrocytäre Anämien.
5. Aplastische Anämien.

Leicht positive Färbung der Erythroblasten.
1. Neugeborene (Erythroblasten im Nabelschnurblut).
2. Morbus haemolyticus neonatorum.
3. Akute und chronische Leukämie.
4. Hämolytische Anämie.
5. Reticulose.
6. Refraktäre Anämien.
7. Myeosklerose.

Stark positive Färbung der Erythroblasten.
1. Eisenmangelanämie.
2. Thalassaemia major.
3. Di Guglielmosche Erkrankung (erythrämische Myelose).

Literatur: QUAGLINO, D., and F. G. J. HAYHOE: Brit. J. Haemat. 2, 26 (1960).

Zellen, die normalerweise nicht im Knochenmark gefunden werden

Normale Zellen, die gelegentlich aspiriert werden.
1. Blutgefäßzellen.
2. Osteoblasten und Osteoklasten.
3. Hautepithelien, Drüsenzellen, Haar-Follikel usw.

Anomale Zellen, die gelegentlich aspiriert werden.
1. Metastasen von Carcinomen.
2. Metastasen von Melanomen.
3. Metastasen von Sarkomen, z. B.
   Fibrosarkome,
   Rundzell-Sarkome,
   Spindelzell-Sarkome,
   Lymphosarkome,
   Osteoklastische Sarkome.
4. Sternbergsche Riesenzellen bei Hodgkinscher Erkrankung.
5. Tumorzellen aus Neuroblastomen (bei jungen Kindern).
6. Tuberkulome.   ⎫
7. Boecksches Sarkoid. ⎬ Langhanssche Riesenzellen.
                        ⎭
8. Monocytäre Speicherzellen, die mit Cerebrosid gefüllt sind, bei Gaucherscher Krankheit.
9. Große Mengen von Gewebsbasophilen, die bei jeder Erkrankung auftreten, bei der eine schwere Hemmung der Hämopoese im Knochenmark besteht, z. B. Pancytopenie, lymphatische Leukämie (sowohl akute als chronische) oder generalisierte Knochenmark-Carcinomatose.

N. B. Myelomzellen wurden bei den *Plasma-Zellen* diskutiert.

ABSCHNITT VI

Blutungen, Blutgerinnung und Transfusion

Nomenklatur der Blutgerinnungsfaktoren

Internationale Symbole	*Synonyma*
Faktor I	Fibrinogen
Faktor II	Prothrombin
Faktor III	Gewebsthromboplastin, Gewebethrombokinase
Faktor IV	Calcium
Faktor V	Faktor V Labiler Faktor Plasma-Accelerator-Globulin Pro-Accelerin Plasma-Prothrombin-Conversions-Faktor = PPCF
Faktor VII	Faktor VII Stabiler Faktor Co-Faktor V Proconvertin Serum-Prothrombin-Conversions-Accelerator = SPCA
Faktor VIII	Faktor VIII Antihämophiles Globulin A Thromboplastinogen Thromboplastische Plasma-Komponente Prothrombokinase Thrombocytolysin
Faktor IX	Faktor IX Christmas-Faktor Plasma-Thromboplastin-Komponente = PTC Antihämophiles Globulin B Plasma-Thromboplastin-Komponente B
Faktor X	Stuart-Prower-Faktor

Faktor XI   Plasma-Thromboplastin-Antecedent (PTA)
Faktor XII Hageman-Faktor
Faktor XIII Fibrinstabilisierender Faktor (FSF)
            Lorand-Laki-Faktor = LL-Faktor.

Literatur: International Committee: Brit. med. J. 1, 1292 (1959).

Blutgerinnung

Die Blutgerinnung läuft in zwei aufeinanderfolgenden Stadien ab:

Stadium 1. Geringe Mengen von Thrombin werden gebildet, die nicht zur Bildung eines Fibringerinnsels ausreichen.

Stadium 2. Es entsteht nach dieser Bildung erster kleiner Mengen von Thrombin eine Serie autokatalytischer Aktionen, die in schneller Thromboplastinbildung und schneller kompletter Konversion von Prothrombin zu Thrombin enden. Das so gebildete Thrombin wandelt das Plasmafibrinogen zu Fibrin.

Bildung von Thromboplastin. Zwei Mechanismen scheinen an der Bildung von Thromboplastin beteiligt zu sein:

1. Mechanismus A. Beim Fehlen eines Gewebsschadens (und folgender Freisetzung von Gewebs-Thromboplastin):

Hageman-Faktor
Plasma-Thromboplastin-Antecedent
Stuart/Prower-Faktor
Faktor IX (Christmas-Faktor)
Faktor VIII (Antihämophiles Globulin)
Faktor V
Plättchen-Faktor
Calcium-Ionen

} Sie reagieren miteinander um einen Thromboplastinkomplex zu bilden, der in der Anwesenheit von Calcium-Ionen Prothrombin zu Thrombin verwandelt.

Fibrinogen + Thrombin = Fibrin.

2. Mechanismus B. Bei Gewebsschädigung wird Gewebsthromboplastin freigesetzt, was eine schnellere Bildung von Thromboplastin zur Folge hat. Deshalb gerinnt Blut und Gewebssaft rascher als unkontaminiertes Gesamtblut:

Gewebsthromboplastin
Stuart/Prower-Faktor
Faktor V
Faktor VII
Calcium-Ionen

} Sie reagieren miteinander um den Thromboplastinkomplex zu bilden, der in Gegenwart von Calcium-Ionen Plasmaprothrombin rasch zu Thrombin wandelt.

Fibrinogen + Thrombin = Fibrin.

Man hat gezeigt, daß Gewebsthromboplastin in normalem Plasma sowohl den „Intrinsic" als „Extrinsic"-Teil des Gerinnungssystems beeinflußt. Wenn Gewebsthromboplastin in hoher Konzentration vorhanden ist, überwiegt das raschere „Extrinsic"-System bei der Thrombin-Produktion.

Literatur: WAALER, B. A.: Scand. J. clin. Lab. Invest. 9, 322 (1957).

N. B. Es ist wichtig, daß Macfarlane eine „Cascade" der Verwandlungen von Pro-Enzymen (die normalen zirkulierenden Plasma-Gerinnungsfaktoren) zu aktiven Enzymen postuliert, die in Prothrombinaktivierung zu Thrombin auslaufen:

Oberfläche ┐
  XII ────── XIIa
    XI ─────→ XIa
      IX ─────→ IXa
        VIII ─────→ VIIIa
          X ─────→ Xa ←───── Gewebsextrakt Faktor VII
            V ─────→ Va
              II ─────→ IIa (Thrombin)
                I ─────→ Ia (Fibrin)

DAVIE und RATNOFF postulieren ein ähnliches Schema, das darin differiert, daß sie eine „wasserfallartige" Folge der Prothrombinaktivierung annehmen; jeder Gerinnungsfaktor (Ausnahme Fibrinogen) wird in ein aktives Enzym verwandelt. Jedes neugeformte Enzym reagiert mit einem spezifischen Substrat, um es wiederum zu einem aktiven Enzym zu verwandeln, wobei die Ordnung, in der die Plasmafaktoren reagieren dieselbe ist, wie im obigen Schema.

Bisher ist aber nur sicher bekannt, daß die Faktoren II, VII, IX, X und die Faktoren XI und XII Enzyme sind. Die Faktoren V und VIII sind wahrscheinlich nur Substrate.

Andererseits führt Seegers an, daß dieses formale Gerinnungssystem nicht korrekt ist, weil das Prothrombin-Molekül in Wirklichkeit ein molekulares System ist (Prothrombinkomplexmolekül) und die Gerinnung der Prothrombinaktivierung folgt.

Literatur: DAVIE, E. W., and O. D. RATNOFF: Science 145, 1310 (1964). — MACFARLANE, R. G.: Nature 202, 498 (1964). — SEEGERS, W. H.: Thromb. Diath. haemorrh. 14, 213 (1965).

Gerinnungs-Acceleratoren

Verschiedene Faktoren, die an der Blutgerinnung beteiligt sind wirken als Acceleratoren:

Plättchenfaktoren:

1. Plättchenfaktor 1 (der adsorbierter Plasma-Faktor V ist) beschleunigt die Bildung von Thrombin aus Prothrombin.
2. Plättchenfaktor 2 beschleunigt die Konversion von Fibrinogen zu Fibrin durch die Beeinflussung des Thrombins.
3. Plättchenfaktor 3 ist wichtig für die „Intrinsic"-Thromboplastinbildung = Phospholipid-Protein (Kephalin).

Plasma-Faktoren:

1. Die „Wasserfall"- oder „Cascade"-Theorien versuchen die plötzliche Umwandlung von Fibrinogen zu Fibrin zu erklären.
2. Thrombin aktiviert neben der Umwandlung von Fibrinogen zu Fibrin auch die Faktoren VIII und V und verursacht eine irreversible Aggregation und Zerstörung der Blutplättchen (mit Freisetzung von Plättchenfaktoren).

Lyse der Erythrocyten. Gelöste Erythrocyten (wie sie in vivo auftreten können) wirken wie Thromboplastin in Gegenwart von Plättchenfaktoren und anderen Plasmafaktoren. Gelöste Erythrocyten setzen Adenosin-Diphosphat (ADP) frei, was die Adhäsivität der Blutplättchen steigert.

Gewebssaft. Mit der Schädigung von Geweben ist eine Freisetzung von Gewebsthromboplastin verbunden, das Prothrombin zu Thrombin sehr viel rascher in Gegenwart der Faktoren V, VII und des Stuart/Prower-Faktors samt Calcium verwandelt als dies über die Reaktionskette des „Intrinsic"-Systems der Fall ist.

So betrachtet ist die Blutgerinnung das Endresultat einer Serie enzymatischer Kettenreaktionen, in deren verschiedenen Stadien einige Faktoren oder ihre Produkte als Acceleratoren wirken.

Faktor I (Fibrinogen)

Normaler Plasmawert. 200—400 mg/100 ml (die Konzentration im Knochenmark ist höher).

Physiologisches. Es ist wahrscheinlich, daß das gesamte Fibrinogen vorwiegend in der Leber gebildet wird. Entfernung der Leber in Tierexperimenten führt zum fortschreitenden Abfall des Plasmafibrinogens.

Der Eiter von sterilen Abscessen in Tierversuchen enthält einen Faktor, der die Fibrinogenbildung stimuliert.

1. Anstieg. Mäßiger Anstieg des Plasmafibrinogens tritt auf:
a) In den ersten Monaten der Schwangerschaft, anhaltend bis zum Puerperium.
b) Während der normalen Menstruation.

2. Erniedrigung. Der Plasmafibrinogenwert ist beim normalen und frühgeborenen Säugling niedrig.

Physikalische Charakterisierung.

1. Molekulargewicht 330 000, iso-elektrischer Punkt = pH 5,5.
2. Molekulare Dimension 700×38 Å.
3. Charakterisiert wie ein Globulin, erfolgt die papierelektrophoretische Wanderung zwischen der β- und γ-Globulinfraktion.
4. Mäßig haltbar bei Lagerung (über 0° C).
5. Weder adsorbierbar an Gele [$Al(OH)_3$) und $BaSO_4$], noch durch Seitz-Filtration zu entfernen.
6. Präcipitation irreversibel bei 56° C (5').
7. Reversible Präcipitation durch 50%ige Sättigung mit NaCl oder bis 25%ige mit $(NH_4)_2\text{-}SO_4$-Lösungen.
8. Halbwertszeit nach Transfusion beim Gesunden ungefähr 4 bis 6 Tage.
9. Kritischer Plasmawert, unterhalb dem Blutungen auftreten können, ist 30—50 mg/100 ml.
10. Fibrinogen wird während der Gerinnung völlig verbraucht. Es wird zu Fibrin durch die Einwirkung des Thrombins. Anscheinend wird eine Glutaminsäure-haltige Peptid-Fraktion vom Fibrinogen abgespalten, das sichtbare Fibrinfasern in der Form eines Polymers nach sich zieht. In diesem Stadium ist das Fibrinogen in Harnstofflösung löslich. Später entstehen Seitenverbindungen zwischen den Fasern (Disulfid-Verbindungen?), und das Fibrinogen ist in Harnstofflösung nicht mehr löslich. Dieses letztere Stadium beruht auf einem fibrinstabilisierenden Faktor, der sowohl im Plasma als auch im Serum vorhanden ist (aber in gereinigtem Fibrinogen und Thrombin fehlt). Wenn Thrombin und Fibrinogen *in vitro* gemischt werden, wird ein Fibringerinnsel innerhalb von 3—4 sec gebildet. Die Zeit ist konzentrationsabhängig.
11. Das gebildete Fibrinogen nach der Gerinnung adsorbiert Thrombin an seiner Oberfläche, reduziert die Konzentration des freien Thrombins und hilft die Ausdehnung des Gerinnsels zu verhüten. Dies ist ein Sicherheitsmechanismus, und später, wenn das Gerinnsel retrahiert, wird Thrombin langsam in geringer Konzentration in den Kreislauf abgegeben, um mit den Plasma-Antithrombinfaktoren zu reagieren, die es in inaktives Metathrombin verwandeln, was eine weitere Gerinnung verhindert.

Faktor I (Fibrinogen) 129

Pathologisches.
1. Anstieg.
a) Akute Infektionen.
b) Kollagen-Krankheiten. Das Plasma-Fibrinogen wurde benutzt, um die Aktivität bei rheumatischer Karditis und rheumatoider Arthritis nachzuweisen.
c) Nephrose. Sehr hohe Konzentrationen können vorliegen.
d) Hepatitis, bei Fehlen eines schwereren Leberschadens.
e) Nach Röntgenbestrahlung oder Strahlenschäden (zeigt Gewebsschädigung an).
f) Verbrennungen (Antwort auf die Gewebsschädigung).
g) Postoperativer Anstieg zwischen 5. und 10. Tag.
h) Nach induzierter, nicht-spezifischer Pyrexie, zwischen dem 1. und 4. Tag.
2. Erniedrigung.
A. Herabgesetzte Bildung.
a) Angeboren.
  I. Absolute Afibrinogenämie. Wahrscheinlich die homozygote Manifestation eines autosomal recessiven Gens:
  α) Laborbefunde.
  Hess-Tourniquet-Test negativ oder schwach positiv. Blutungszeit normal oder gering verlängert.
  Gerinnung von Plasma oder Vollblut unbestimmbar.
  Prothrombinverbrauch normal.
  Plättchenwert kann gering erniedrigt sein (zeigt möglicherweise frische Blutung an).
  β) Klinische Manifestation.
  Mäßige spontane Blutungen, z. B. Epistaxis, Hämatome.
  Intraartikuläre Blutungen sind selten (im Gegensatz zu Fehlen der Faktoren VIII und IX).
  Verstärkte Menstrualblutungen sind selten, wenn nicht gleichzeitig eine Uterusfibrose besteht.
  II. Angeborene Fibrinogenopenie. Möglicherweise die heterozygote Manifestation der oben genannten Erkrankung (I).
  Es existiert eine große Variation der hämorrhagischen Manifestationen. Ihre Schwere ist umgekehrt proportional zur Plasma-Fibrinogen-Konzentration. Der Plasmafibrinogenwert wechselt zwischen 10 mg/100 ml bis zu normalen Werten. Die meisten Blutungen folgen einem Trauma. Die Vollblut- und Plasmagerinnungszeiten sind stark verlängert.
b) Erworben.
  I. Lebererkrankungen (besonders bei schwerer biliärer Cirrhose). Der Plasmafibrinogenwert steht in ziemlicher Korrelation zum Ausmaß des Leberschadens.

II. Schwere kachektische Zustände, z. B. Carcinomatose im Endstadium.

III. Schwere chronische Tuberkulose.

IV. Geringe Erniedrigung bei:

α) Perniziöser Anämie.
β) Pellagra.
γ) Skorbut.

N. B. Fibrinogen kann erhöht sein bei akutem und chronischem Skorbut.

δ) Myeloische Leukämie.
ε) Knochenmarkerkrankungen.
ζ) Polycythaemia vera.
η) Typhus-Erkrankungen (wurde bei dieser Erkrankung beschrieben).

B. Excessiver Fibrinogen-Verbrauch. Entsprechend der Freisetzung von Gewebsthromboplastin und/oder hämolysiertem Erythrocyten-Thromboplastin:

a) Ante-, intra- und post-partum-Blutungen.

b) Embolie von Amnionflüssigkeit (die während sonst normaler Wehen auftreten kann).

c) Verlängerte Retention eines toten Fetus in utero.

d) In Verbindung mit Blasen-Mole.

e) Manipulationen bei einer Lungenoperation (die Lungen sind wie die Placenta reich an Gewebsthromboplastin).

f) In Verbindung mit Metastasen eines Prostata-Carcinoms.

g) Schwerer Schock während einer Operation oder nach Traumen.

h) Gelegentlich bei Thrombocytosen.

i) Polycythaemia vera entsprechend begleitender thrombotischer Episoden.

j) Nach unverträglicher Bluttransfusion.

k) Perfusion durch einen extracorporalen Kreislauf verursacht einen Abfall der Fibrinogen-Konzentration.

Bei diesen Erkrankungen, wo die Fibrinogen-Konzentration abfällt, findet man häufig einen gleichzeitigen Abfall der Plättchenwerte und der Plasmakonzentrationen von Faktor V, VIII (antihämophiles Globulin) und IX (Christmas-Faktor).

N. B. Während der Plasma-Fibrinogenwert bei schwerer Lebererkrankung erniedrigt ist, ist er oberhalb der Norm im frühen Stadium eines Verschluß-Ikterus.

Kryofibrinogenämie (entdeckt durch Abkühlung von Citratplasma auf 4° über 48 Std) wurde bei Patienten gefunden, die Blutungen und/ oder Thrombose nach chirurgischen Operationen aufwiesen.

Literatur: ARLOTTI, O., and G. BALLERINI: Arch. Pat. Clin. med. 33, 233 (1957). (Fibrinogenopenia in polycythaemia vera.) — Editorial: Brit. med. J. 1, 789 (1960). — MCKEE, P. A., J. M. KALBFLEISCH, and R. M. BIRD: J. Lab. clin. Med. 61, 203 (1963).

Faktor II (Prothrombin)

Während der Gerinnung wird Prothrombin, das normalerweise im Plasma vorhanden ist, zu Thrombin verwandelt, das wiederum Fibrinogen zu Fibrin umwandelt.

Physikalische Charakterisierung.

1. Molekulargewicht: 68 500. Iso-elektrischer Punkt = pH 4,2.
2. Molekulare Dimension nicht bekannt.
3. Charakterisierung wie ein Globulin, ein Glykoprotein mit 6% Kohlehydratgehalt, das wasserlöslich ist. Seine elektrophoretische Beweglichkeit ist die eines Alpha-2-Globulins.
4. Es ist mäßig stabil im Bankblut und stabil im tiefgefrorenen Plasma.
5. Adsorbiert an $Al(OH)_3$ Gele und aus Oxalat-Plasma an $BaSO_4$, kann es davon mit Natrium-Citrat-Lösung eluiert werden. Durch Asbestfilter adsorbierbar.
6. Relativ hitzestabil, übersteht es eine Temperatur von 56° 7 Std lang.
7. Salzkonzentrationen um Prothrombin zu präcipitieren sind:
   a) Sättigung von 33 bis 50% mit $(NH_4)_2SO_4$ (Vollplasma).
   b) Sättigung bis 50—65% mit $(NH_4)_2SO_4$ (Magnesium-Hydroxyd adsorbiertes Plasma).
8. Der normale Plasmawert von Prothrombin ist ungefähr 10—15 mg/100 ml.
9. Halbwertszeit nach Transfusion beträgt ungefähr 48—60 Std.
10. 75—85% wird während normaler Gerinnung verbraucht (d. h. zu Thrombin verwandelt).

Pathologische Erniedrigung.

1. Angeboren.

a) Typ I. 3 Fälle wurden beschrieben (2 Brüder und 1 Mädchen). Die Erkrankung beruht auf einem recessiven autosomalen Gen und gibt ein klinisches Syndrom, das einer milden Hämophilie ähnelt (Hämorrhagie nach Traumen, Hämaturie, Haut- und Schleimhautblutungen). Es entsteht keine Besserung nach Behandlung mit Vitamin K.

Laborbefunde:

α) Einstufige Prothrombinzeit verlängert.
β) Vollblutgerinnungszeit verlängert.
γ) Prothrombinkonzentration, gemessen mit der 2stufigen Prothrombinmethode, ist reduziert. Haut- und Schleimhautblutungen treten auf, wenn das Prothrombin etwa unterhalb 20% des Normalwertes erniedrigt ist.

b) Typ II. Eine Familie wurde beschrieben. Die Erkrankung beruht auf einem dominanten autosomalen Gen. Bei Heterozygoten ist die einphasige Plasma-Prothrombinzeit bis auf 16 sec erhöht (normal 10 bis 12 sec), klinisch besteht keine Blutungstendenz (in Gegensatz zu Typ I).

Laborbefunde:

α) Einstufige Prothrombinzeit verlängert.
β) Zweistufige Prothrombinmessung ist normal.

QUICK postuliert eine fehlerhafte Freisetzung von aktivem Prothrombin, bei normalen Werten des Gesamtprothrombins. Bei kongenitaler Hypoprothrombinämie, ohne Lebererkrankung bewirkt Vitamin-K-Behandlung eine Erhöhung des Plasmaprothrombinwertes auf einen Maximalwert, der unterhalb der Norm liegt, und dies ist charakteristisch für jeden Fall.

Literatur: QUICK, A. J.: Haemorrhagic Diseases. London: Kimpton, pp. 87—92 (1957)

2. *Erworben.* Reiner erworbener Prothrombinmangel ist selten. Meist sind zwei oder mehr Gerinnungsfaktoren erniedrigt (gewöhnlich die Faktoren II, VII, IX und X).

a) Vitamin-K-Mangel. Der Plasmaprothrombinwert kann auf weniger als 40% der Norm erniedrigt sein.

I. Fehlen von Vitamin K in der Nahrung. Vitamin K, das fettlöslich ist, muß nicht unbedingt in der Nahrung sein, da der größte Teil der nötigen Menge im Darm durch Bakterien synthetisiert wird (besonders Escherichia coli). Es wird hauptsächlich im Jejunum resorbiert. Es besteht eine freie Passage des Vitamins von der Mutter zum Fetus. Der Körper hat nur eine begrenzte Speicherkapazität, und der kindliche Darm ist bei der Geburt steril. In der Muttermilch gibt es kein Vitamin K und im kindlichen Darm wird in den ersten Tagen kein Vitamin K gebildet, bis der Darm mit coliformen Organismen besiedelt ist. Da der Verbrauch des Prothrombins rasch erfolgt, mit einer Lebensspanne von wenigen Tagen, tritt Vitamin-K-Mangel, und daher Prothrombin-Mangel sehr rasch auf. Frühgeborene und im Winter geborene Säuglinge sind stärker befallen als andere, ebenso wie Säuglinge, die von Müttern mit niederen Vitamin-K-Vorräten geboren werden.

Vitamin K wird nicht in das Prothrombin-Molekül eingebaut. Es wirkt wahrscheinlich als Co-Enzym oder als Redox-Katalysator.

II. Fehlerhafte Resorption von Vitamin K. Eine geringe Erniedrigung des Plasmawertes kann bei folgenden Erkrankungen auftreten:

α) Verschluß-Ikterus. } Da Vitamin K fettlöslich ist, sind
β) Äußere Gallefisteln. } Gallesalze für seine Resorption notwendig.

γ) Darmverschluß.
δ) Gastrocolische Fisteln.
ε) Enterostomien.
ζ) Chronische Pankreatitis.
η) Sprue.
ϑ) Idiopathische Steatorrhoe.
ι) Cöliakie.
κ) Colitis ulcerosa.
λ) Langdauernde Diarrhoe.
μ) Überschuß von flüssigem Paraffin.

III. Lebererkrankungen (gestörte Prothrombinsynthese).

α) Hepatotoxische Medikamente, z. B. Phosphor, Chloroform, Arsen.
β) Lebercirrhose.
γ) Akute Lebernekrosen (akute gelbe Atrophie).
δ) Schwere Hepatitis: a) infektös, Serum-Ikterus oder b) Weilsche Krankheit (Spirochäten).
ζ) Nach schweren Verbrennungen.

Literatur: MINDRUM, G., and H. I. GLUECK: Annal int. Med. 50, 1370 (1959).

Nach Verbrennung tritt ein rascher Abfall der Plasma-Prothrombin-Konzentration in den ersten Stunden auf, die sich langsam wieder normalisiert:

a) Aktueller Verlust von Prothrombin im Verbrennungsgebiet.
b) Leberschädigung.

IV. Gestörte Synthese (Arzneitherapie).

α) Excessive Salicyl-Therapie. Es ist ungewöhnlich, daß die Plasma-Prothrombin-Konzentration unter 50% abfällt.
β) Cumarine. Wahrscheinlich konkurrieren Dicumarin, Tromexan und Phenylindandione (=Dindevan=Thrombasal) mit dem normalen Vitamin K-Verbrauch. Diese Arzneimittel, die den Plasma-Prothrombinwert erniedrigen, drücken auch die Werte der Faktoren VII, IX (Christmas-Faktor) und den Stuart-Prower-Faktor herab. Plasma-Prothrombinwerte fallen nur nach 1—2 Wochen kontinuierlicher Behandlung zu

Werten von 10—30% der Norm ab (gemessen durch 2-stufigen Prothrombin-Test).

γ) Phenylbutazon-Therapie kann ebenfalls Hypoprothrombinämie hervorrufen, aber der Mechanismus ist nicht bekannt.

δ) Hypoprothrombinämie kann auftreten in Verbindung mit sekundärer Polyglobulie auf Grund eines cyanotischen Herzfehlers.

V. Interferenz mit der Prothrombin-Aktivität.

α) Die Prothrombin-Aktivität kann zeitweise durch Citrat oder Versenat im Überschuß blockiert werden.

β) Dysproteinämie. Ist sie auffällig, besonders wenn Makroglobuline vorhanden sind, dann wird die Aktivität des Prothrombins gehemmt.

Neuerdings sieht man die Wirkung vor allem in der Veränderung der Thrombocytenoberfläche und in der Beeinflussung der Fibrinpolymerisation.

γ) Disseminierter Lupus erythematodes. Manche Fälle zeigen eine Hypoprothrombinämie.

N. B.

1. Wenn ein wirklicher Prothrombinmangel auftritt, dann ist die 1-Stufenzeit verlängert, und die Zeit wird weder durch Serum (Faktor VII) noch adsorbiertes Kaninchenplasma (Faktor V) verkürzt. Der Mangel läßt sich auch durch die 2-Stufen-Prothrombin-Messung demonstrieren (s. Faktor V- und/oder VII-Mangel).

2. Hohe Vitamin K-Dosen, die bei Lebererkrankung gegeben werden (d. h. mehr als 50 mg ohne nachfolgenden Anstieg der Prothrombin-Konzentration) können einen Leberschaden verursachen. Hohe Dosen von Vitamin K bei Neugeborenen sind ebenfalls gefährlich. Synkavit ist gefährlicher als Konakion = Vitamin K_1.

3. Es ist wahrscheinlich, daß die Coagulase, die von manchen Staphylokokken produziert wird, auf das Prothrombin wirkt, in dem es eine thrombinähnliche Substanz hervorbringt. Diese thrombinähnliche Substanz wirkt auf das Plasmafibrinogen und ruft eine Gerinnung hervor, die sich von dem normalen Fibringerinnsel unterscheidet. Faktor V, VII, IX und VIII sind für das Auftreten dieser Reaktion nicht notwendig.

4. Man hat angenommen, daß die Mitochondrien der Leberzellen Faktor VII zu Prothrombin umwandeln.

Literatur: LASCH, H. G., and L. ROKA: Hoppe-Seyl. Z. 294, 30 (1953).

Faktor III
(Gewebs-Thromboplastin, Gewebe-Thrombokinase)

Gewebsthromboplastin wird leicht gewonnen aus:
1. Gehirngewebe.
2. Lungengewebe.
3. Placenta.
4. Eine besondere Art von Gewebsthromboplastin entsteht, wenn Erythrocyten hämolysieren.
5. Gewebsthromboplastin wird nach Amnion-Embolie freigesetzt.
6. Gewebsthromboplastin entsteht nach Traumen oder einem schweren Schock.

Gewebsthromboplastin ist artspezifisch und variiert auch in seiner Stärke zwischen den einzelnen Species und in verschiedenen Präparationen aus der gleichen Probe. Dies ist wichtig, weil es für die einstufige Prothrombinkonzentration bedeutet, daß das Ergebnis der gleichen Plasmaprobe zwischen zwei Laboratorien differieren kann, auch wenn beide die gleiche Präparation getrockneten Nervengewebes zur Thromboplastingewinnung benutzen.

Thrombin

Thrombin erscheint im Plasma während der Gerinnung und ist ein aktives Coagulans des Fibrinogens (Faktor I), d. h. eine Protease des Substrates Fibrin. Es entsteht aus Plasma-Prothrombin (Faktor II) und zusätzlich zu seiner Wirkung auf Fibrinogen, verursacht es eine irreversible Plättchen-Aggregation und Plättchenzerstörung (mit Freisetzung von Plättchenfaktoren) und aktiviert wahrscheinlich Faktor V, der umgekehrt die Rate der Umwandlung von Prothrombin zu Thrombin steigert. Die Aktivierung von Plasma-Faktor VIII durch Spuren von Thrombin ist ein wesentlicher Schritt der Thromboplastinbildung.

Physikalische Charakterisierung.

1. Molekulargewicht: 33 700.
2. Thrombin ist wahrscheinlich eine Protease.
3. Charakterisiert als wasserlösliches Globulin, enthält es 5% Kohlenhydrate. Seine elektrophoretische Beweglichkeit ist ähnlich der des Albumins.
4. Thrombin wird rasch in Plasma oder Serum bei 4° C zerstört, auch bei Raumtemperatur oder bei 37°.
5. Es wird nicht von Gelen adsorbiert oder durch Filtration entfernt.

6. Thrombin wird bei 56° C zerstört (10').
7. Die Präcipitation erfolgt bei 45—50%iger Sättigung mit $(NH_4)_2SO_4$-Lösung.
8. Thrombin ist normalerweise nicht in zirkulierendem Plasma vorhanden.
9. Es wird während der Gerinnung aus Prothrombin gebildet und anschließend neutralisiert durch die Antithrombine I bis VI. Wenn sich Fibrin bildet, adsorbiert es Thrombin; später während der Retraktion wird eine kleine Menge Thrombin langsam wieder in das Blut abgegeben, das teilweise auch aus den Sinus des Gerinnsels stammt. So wird nach Bildung des Gerinnsels Thrombin zunächst neutralisiert und aus dem Kreislauf entfernt, um später erneut neutralisiert zu werden. Auf diese Weise wird die Ausdehnung des Gerinnsels an der ursprünglichen Blutungsstelle vermieden. Diese spätere Freisetzung von Thrombin aus dem kontrahierenden Gerinnsel wird als Ursache einer progressiven Thrombose in Gefäßen angesehen, wo die Blutströmung krankhaft gestört ist, z. B. postoperative Beinvenen-Thrombose bei Patienten, die älter als 45 Jahre sind.

N. B. Der Thrombin-Bildungs-Test demonstriert die Geschwindigkeit der Thrombinbildung und ebenso seine Zerstörung (bzw. Inaktivierung).

Faktor IV (Calcium)

In vitro ist es möglich, die einstufige Prothrombinbestimmung zu stören, indem man z. B. zu viel oder zu wenig Calciumchlorid zum System hinzugibt.

In vivo, andererseits, ist die Serum-Calcium-Schwankung bei Krankheiten nicht ausreichend, um den Gerinnungsmechanismus zu beeinflussen. Eine Hypocalciämie, die ausreichend wäre, um die Gerinnung zu beeinflussen, ist mit dem Leben nicht vereinbar.

Faktor V

Faktor V ist zur Bildung des bluteigenen Thromboplastins notwendig. Es scheint die Bildungsrate des Thromboplastins zu beschleunigen. Dieser Effekt ist nicht abhängig von der Aktion des Plättchen-Phospholipoids. Faktor V ist ebenfalls essentiell für die Wirkung des Gewebsthromboplastins, in Gegenwart von Faktor VII, Stuart/Prower-Faktor und Calcium.

Faktor V 137

Physikalische Eigenschaften.

1. Molekulargewicht wahrscheinlich 290 000. Iso-elektrischer Punkt = pH 5,3.
2. Molekulare Größe unbekannt.
3. Eigenschaften eines wasserlöslichen Globulins. Elektrophoretische Beweglichkeit ähnlich der des Albumins.
4. Sehr labil bei der Lagerung, aber hält sich gut in frisch tiefgefrorenem Citrat-Plasma. Faktor V-freies Plasma kann man nach Inkubation von Oxalatplasma bei 37° C über 24 Std gewinnen.
5. Faktor V wird nicht an Gele adsorbiert oder durch Filtrierung zurückgehalten (sogar bei 50%/o Asbestgehalt).
6. Es wird präcipitiert durch Sättigung von 33 bis 45%/o mit $(NH_4)_2SO_4$-Lösung.
7. Faktor V ist hitzestabil und wird bei 60° C zerstört (56° C in 3 min).
8. Halbwertszeiten nach Transfusion 15—24 Std. Er zirkuliert in einer inaktiven Form und wird durch Thrombin aktiviert.
9. Er wird vollständig verbraucht beim Gerinnungsvorgang, d. h. Serum enthält keinen Faktor V. Faktor V wird nur teilweise verbraucht bei schweren Fällen von:

a) Hämophilie.
b) Christmas-Krankheit.
c) Thrombocytopenie.
d) Patienten, die mit Phenylindandion behandelt werden (auf Grund von gleichzeitigem Faktor IX-Mangel?).
e) Während Heparin-Therapie.

Faktor V wird vollständig verbraucht bei leichten Fällen von a) bis e), s. oben.

Literatur: WOLF, P.: J. clin. Path. 6, 34 (1953). (Method of assay.) — DOUGLAS, A. S.: Brit. J. Haemat. 3, 153 (1956). — BERGSAGEL, D. E., and E. R. NOCKOLD: Ibid. 11, 395 (1965).

Pathologische Erniedrigung.

1. Angeboren. Parahämophilie (Owrensche Krankheit):
Vererbung auf Grund eines autosomal-recessiven Gens oder eines autosomal-dominanten Gens mit inkompletter Penetranz.

Literatur: OWREN, P. A.: Acta med. scand., Suppl. 194, 1 (1947).

I. Laborbefunde:

α) Gerinnungszeit des Gesamtblutes kann normal oder gering erniedrigt sein.

β) Gerinnungszeit in silikonisiertem Material verlängert.

γ) Einstufige Prothrombinzeit verlängert bis 70—80 sec (normal ungefähr 12 sec).

δ) Serum-Prothrombin-Verbrauchs-Index erhöht (z. B. 43%).
ε) Recalcifikationszeit des Plasmas verlängert.
ζ) Blutungszeit normal (gelegentlich verlängert).
η) Plättchenzahl, Retraktionszeit und Capillarresistenz sind normal.
ϑ) Faktor V-Bestimmung ergibt nur 0—10% des normalen Wertes.

II. Klinische Manifestationen.

Plasmawerte bei Homozygoten = fast fehlend.
Plasmawerte bei Heterozygoten = ungefähr 50%
(keine Blutungen).

α) Hämatome nach geringen Traumen.
β) Ekchymosen nach geringen Traumen.
γ) Krankhafte und anhaltende Blutungen nach Hauttraumen oder Zahn-Extraktionen.
δ) Neigung zu Nasenbluten.
ε) Hämarthrosen, gastro-intestinale Blutungen, Hämaturie oder Menorrhagien können auftreten.
ζ) Die Erkrankung ist gewöhnlich im Alter von 3 bis 5 Jahren unverkennbar und kann bereits in den ersten Lebensmonaten beginnen.
η) Meno-Metrorrhagien.

2. Erworben

a) Postoperativ. Es besteht ein vorübergehender Abfall während der ersten Woche nach Operationen, mit niedrigsten Werten um den 3. Tag (verstärkter Verbrauch?).

b) Behandlung mit radioaktivem Phosphor (^{32}P). Fälle von Polycythaemia vera und myeloischer Leukämie, die mit radioaktivem Phosphor behandelt werden, zeigen einen Abfall des Plasmafaktors V, wahrscheinlich auf Grund zeitweiser Synthesehemmung.

c) Melaena neonatorum. Intrauterine Melaena tritt in manchen Fällen von Faktor-V-Mangel beim Fetus auf.

d) In Verbindung mit Prothrombinmangel.
   I. Parenchymatöse Lebererkrankungen (wenn sie schwer sind).
   II. Akute Leukämien.
   III. Carcinomatose im Endstadium.
   IV. Manche Fälle von Malabsorptionssyndrom.
   V. Nach schweren Blutungen und rascher Blutauffüllung mit Bankblut.
   VI. Megaloblastische Anämien.

e) Zusammen mit Purpura fulminans. 2 Fälle, die an Scharlacherkrankung litten, entwickelten eine Purpura fulminans. Man fand, daß das Blut keinen Faktor V enthielt.

f) Verbrauchscoagulopathie.
Literatur: KOLLER, F., C. GASSER, G. KRUSI, and G. DE MURALT: Acta haemat. 4, 33 (1950).

N. B.
1. Plasma-Faktor V kann merklich erniedrigt sein, ohne daß irgendeine Blutungstendenz auftritt.
2. Frisches Kaninchenplasma oder Rinderplasma ist nach Absorption mit Barium-Sulfat oder Calcium-Phosphat reich an Faktor V.
3. Blutplättchen adsorbieren Faktor V in Plasma sehr rasch, und es ist dann unmöglich ihn vollständig zu eluieren.

Faktor VII

Faktor VII ist essentiell für die Umwandlung von Prothrombin in Thrombin bei Anwesenheit von Gewebsthromboplastin, Faktor V, Stuart-Prower-Faktor und Calcium.

Physikalische Eigenschaften.
1. Molekulargewicht: 15 000—25 000.
2. Molekulare Größe ist unbekannt.
3. Charakterisierung wie ein Globulin. Elektrophoretische Beweglichkeit wie ein β-Globulin.
4. Lagerungsstabil.
5. Wird an $Al(OH)_3$-Gel absorbiert und durch Seitz-Filtration zurückgehalten.
6. Stabil bei 56° C (5 min).
7. Salz-Präcipitation unbekannt.
8. Halbwertszeit nach Transfusion ungefähr 4 Std.
9. Faktor VII wird nicht während der Gerinnung verbraucht, d. h. er ist sowohl im Serum und Plasma nachweisbar.
10. Der Faktor scheint ein Enzym zu sein.

Pathologische Erniedrigung.

1. Angeboren. Die Erkrankung wird vererbt durch autosomales Gen mit intermediärer Expression und hoher Penetranz oder durch ein autosomales recessives Gen.
  I. Laborbefunde.
    α) Normale oder gering erhöhte Blutungszeit.
    β) Normale Vollblutgerinnungszeit.
    γ) Die 1stufige Prothrombinzeit (Quick) ist verlängert. Heterozygote zeigen nur eine gering verlängerte Zeit. Plasma-Faktor VII beträgt bei Homozygoten praktisch 0. Bei Heterozygoten beträgt

der Plasma-Faktor-VII-Wert ungefähr 50%, wobei diese nicht unter irgendeiner Blutungstendenz leiden.

δ) Die 1stufige Prothrombinzeit ist normal, wenn man an Stelle von Gehirn-Thromboplastin Russells Viperntoxin verwendet (im Gegensatz zu Faktor-V-Mangel oder Stuart-Prower-Mangel).

ε) Die 2stufige Prothrombinbestimmung ist normal. Der Mangel an Faktor VII läßt das Patientenplasma langsam mit dem Gehirnextrakt reagieren. Deshalb ist die Umwandlung von Prothrombin in Thrombin langsam, aber die schließliche Menge von Thrombin ist normal.

ζ) Thrombin-Bildungs-Test normal.

η) Die 1stufige Prothrombinzeit wird zur Norm verändert unter Hinzufügung von irgendeinem normalen Serum oder von gesammeltem Serum eines Falles von Christmas-Krankheit, Hämophilie, Stuart-Prower-Mangel oder Faktor-V-Mangel. Der Verbrauch an AHG oder Faktor V während der Gerinnung ist normal.

ϑ) Der Serum-Prothrombin-Verbrauchsindex ist nur gering pathologisch.

ι) Thromboplastin-Generations-Test normal.

II. Klinische Manifestationen.

α) Ekchymosen üblich, aber Purpura selten.

β) Gastro-intestinale Blutungen treten auf.

γ) Neigung zu Nasenbluten und Blutungen aus dem Zahnfleisch.

δ) Blutungen aus Wunden treten auf und sind sehr stark nach Zahnextraktionen.

ε) Hämarthrosen treten auf.

ζ) Hämaturie und Uterusblutungen sind üblich.

η) Cerebrale Blutungen.

Literatur: Editorial: Lancet **2**, 128 (1964).

2. *Erworben.*

a) Lebererkrankungen.

b) Behandlung mit Cumarinen. Sowohl Faktor II (Prothrombin) als auch die Faktoren VII, IX, X werden erniedrigt, aber Faktor VII rascher und stärker. Behandlung mit Vitamin K normalisiert sowohl Faktor VII als auch Faktor II, aber auch hier steigt der Faktor VII rascher an.

Nach Behandlung mit Dicumarinen oder verwandten Medikamenten kann die einstufige Prothrombinzeit (Quick) durch Hinzufügung von gesammeltem Normalserum [d. h. Prothrombin (Faktor II)-Depression ist nicht sehr stark] normalisiert werden. Andererseits kann der pathologische Thromboplastinbildungs-Test bei diesen Fällen nicht durch Hinzufügung von Serum eines Falles von Christmas-Krankheit

(Faktor IX-Mangel) korrigiert werden. Die Dicumarine erniedrigen die Faktoren II, VII, IX und den Stuart-Prower-Faktor.

c) Morbus haemorrhagicus neonatorum. Zur Zeit der Geburt ist das Plasma-Prothrombin, gemessen durch die einphasige Prothrombin-Methode (Quick), während der ersten Lebensstunden normal. Anschließend kann es bis auf 10% des Normalwertes abfallen und steigt wieder bis Ende der ersten Woche zum Normwert an (d. h. es besteht ein Abfall sowohl des Faktors II als auch des Faktors VII).

I. Laborbefunde:
 α) Normale Gesamtblutgerinnungszeit.
 β) Blutungszeit gelegentlich verlängert.
 γ) Heßscher Capillar-Test selten positiv.
 δ) Einstufige Plasma-Prothrombinzeit verlängert.
 ε) Serum-Prothrombin-Verbrauchsindex pathologisch.

II. Klinische Manifestationen.
 α) Hämorrhagien treten zwei Tage nach der Geburt auf, mit kontinuierlichem Sickern aus dem Nabelstrang und den Schleimhäuten.
 β) Sickerblutungen treten nach jeglichen Traumen auf, z. B. Circumcisionen. Geburtshilfliche Schäden und Blutungen bei der Geburt können die gesamte Faktor-VII-Menge und das Prothrombin aufbrauchen, andererseits wird der Mangel auch recht selten unmittelbar nach der Geburt gefunden.
 γ) Hämoptoe, Hämaturie, Melaena und Vaginalblutungen können ebenfalls auftreten.

d) Kwashiorkor. Faktor VII ist bei dieser Erkrankung erniedrigt.

Anstieg des Faktors VII.

a) Ende der normalen Schwangerschaft. Der Faktor VII ist in Verbindung mit normalem oder reduziertem Faktor II (Prothrombin) im letzten Schwangerschaftsstadium, d. h. im 9. Monat, erhöht.

b) Thrombo-embolische Erkrankungen. Erhöhte Faktor-VII-Werte wurden bei manchen Fällen von thrombo-embolischen Erkrankungen beschrieben.

Literatur: BIGGS, R.: Brit. J. Haemat. 2, 412 (1956). — DISCHE, F. E., and V. BENFIELD: Acta haemat. 21, 257 (1959). — LOELIGER A., and F. KOLLER: Acta haemat. 7, 157 (1952).

Faktor VIII (Antihämophiles Globulin)

Dieser Faktor ist essentiell für die Entstehung des Blut-Thromboplastins.

Physikalische Eigenschaften.
1. Molekulargewicht 330 000.
2. Molekulargröße unbekannt.
3. Eigenschaften eines Globulins. Elektrophoretische Beweglichkeit in Verbindung mit der α-Globulin-Fraktion.
4. Bei Lagerung instabil. Bankblut verliert bald seinen Gehalt an AHG. 50% gehen während 12stündiger Lagerung verloren. Es ist einigermaßen stabil in der Form des frisch-tiefgefrorenen Plasmas.
5. Wird weder an Gele adsorbiert noch durch Seitz-Filtration entfernt.
6. Hitzestabil bei 56°.
7. Präcipitation durch Sättigung von 25 bis 33% mit $(NH_4)_2SO_4$-Lösungen.
8. Halbwertszeit nach Transfusion ungefähr 9 Std (Schwankungen zwischen 4—11 Std).
9. Normalplasmawerte schwanken für AHG zwischen 50 bis 220%. Bei Hämophilen ist kleine Chirurgie ohne stärkere Blutung möglich, wenn der Plasma-AHG-Wert auf mehr als 10% des Normalen gehalten wird. (1 Liter frisch-gefrorenes Plasma hebt den AHG-Wert im Plasma eines Hämophilen um ungefähr 14%.)

Literatur: DOUGLAS, A. S.: Blood 51, 850 (1958).

Bei großer Chirurgie sollte der Plasmawert bei Hämophilen bis über 30% des Normalwertes erhöht werden, d. h. rasche Transfusion von 2 Liter frisch-gefrorenem Plasma oder Anwendung von tierischen oder menschlichen Konzentraten.

10. Antihämophiles Globulin wird vollständig während der Gerinnung verbraucht. Der Verbrauch dieses Faktors ist stark reduziert bei der Christmas-Krankheit (Fehlen von Faktor IX) und während der Heparin-Therapie und ist mäßig reduziert während Behandlung mit Cumarin-Derivaten.

Pathologische Erniedrigung (angeboren).

a) Hämophilie. Diese Erkrankung wird vererbt durch geschlechtsgebundene, recessive Vererbung, übertragen durch symptomfreie Frauen und manifestiert sich bei betroffenen Männern. Die Plasma-AHG-Werte bei heterozygoten weiblichen Überträgerinnen reichen weit bis in die normalen Werte, aber sind deutlich reduziert, wenn sie mit den AHG-Werten von gesunden Brüdern derselben Familien verglichen werden.

I. Laborbefunde.
α) Plasmawert des AHG 0 bis 25%. Die Schwere der Erkrankung scheint in einer betreffenden Familie konstant zu sein.
β) Vollblut-Gerinnungszeit ist pathologisch, wenn der Plasma-AHG-Wert unterhalb von 5% der Norm liegt.

N. B. Der Befund einer normalen Gerinnungszeit schließt eine Hämophilie nicht aus.

γ) Der Prothrombinverbrauch ist reduziert in der Mehrzahl der Fälle, wenn der Plasma-AHG-Wert unterhalb 10% des Normalen liegt. Der Prothrombinverbrauch im Serum ist ein viel empfindlicherer Test für die Aufdeckung einer Hämophilie als die Gerinnungszeit.

δ) Der Thromboplastin-Bildungstest fällt pathologisch aus, wenn der Plasma-AHG-Wert unterhalb von 30% der Norm liegt. Dies ist empfindlicher als (γ). Es ist wichtig zu wissen, daß schwerkranke Hämophile eine normale Konzentration an Gewebethromboplastin in ihren Geweben haben und somit ein funktionstüchtiges äußeres Gerinnungssystem. Deshalb ist es wahrscheinlich, daß das „Instrinsic"-Gerinnungs-System primär verantwortlich für die Hämostase ist.

Literatur: PAVLOVSKY, A.: Thromb. Diath. haemorrh. 3, 658 (1959), (90 references).

ε) Nach Transfusionen bei Hämophilen können im Blut oder Plasma zirkulierende Hemmstoffe (γ-Globuline, Anti-AHG) auftreten, die das zirkulierende AHG neutralisieren.

II. Klinische Manifestationen.

α) Subcutane und intramuskuläre Hämatome nach geringen Verletzungen.

β) Intra-artikuläre Hämorrhagien sind häufig und schwer.

γ) Nasenblutung und Blutungen aus dem Gastro-Intestinal-Trakt können auftreten.

δ) Sehr schwere Hämorrhagien treten nach kleinen chirurgischen Eingriffen auf, z. B. Zahnextraktionen, auch wenn sie korrekt behandelt werden. Der Tod kann selbst durch eine Blutung nach Circumcision eintreten.

ε) Wenn der Plasmawert des AHG 0 beträgt, dann wird ein minimales Trauma schwere Hämatome hervorrufen. Wenn der Plasmawert für AHG 1—5% beträgt, dann ist die Beeinträchtigung verschieden, aber alltägliche Bewegungen sind ohne Schwierigkeiten möglich. Milde Fälle haben einen Plasmawert von mehr als 5% AHG. Unglücklicherweise sind mehr als die Hälfte der Hämophilen schwer befallen.

ζ) Fälle von Hämophilie bei Frauen wurden beobachtet. Zwei Fälle zeigten Testresultate, die typisch für Hämophilie waren, außer daß die Gerinnungszeiten nur gering verlängert und der Heßsche Capillartest positiv waren.

Literatur: MERSKY, C.: Quart. J. Med. 44, 299 (1951).

η) In einer Blutungsperiode, während eines chirurgischen Eingriffes oder bei einer Zahnextraktion ist die Transfusion von 700 ml frisch-gefrorenen Plasmas alle 8 Std nötig oder Cohnsche Plasmafraktion I. Ein Liter frisch-gefrorenes Plasma, das in 45 min gegeben wird, beherrscht die meisten Blutungen. Eine langsame Plasma-Transfusion während einer Blutung ist nicht wirkungsvoll, da sich das AHG bei ungenügender Gerinnung verbraucht, sobald es an der Blutungsstelle die Blutströmung erreicht. Ebenso werden andere Gerinnungskomponenten, z. B. Blutplättchen, zur selben Zeit verbraucht.

ϑ) Blutungen aus dem Nabelstumpf oder Hämatome bei neugeborenen hämophilen Knaben treten nicht auf, vor allem, weil ein adäquater AHG-Wert im kindlichen Kreislauf besteht, der von der Mutter stammt.

N. B. Nachblutungen nach einem blutungsfreien Intervall sind für die Hämophilie charakteristisch! Nach anfänglicher Blutstillung unter Einbeziehung des äußeren Systems kommt es zum Verbrauch und zur Inaktivierung der Gewebsthrombokinase. Bei defektem „intrinsic"-System tritt jetzt die Nachblutung ein: deshalb Verlängerung der sekundären Blutungszeit, während die primäre Blutungszeit normal ist!

b) Von Willebrandsche Krankheit. Diese Erkrankung wird vererbt durch ein dominantes, autosomales Gen, ist gekennzeichnet durch *partiellen* AHG-Mangel und fehlenden plasmatischen Gefäßfaktor. Deshalb ist bereits die primäre Blutungszeit verlängert.

I. Laborbefunde.

α) Plasma-AHG-Wert stark reduziert (1—26% der Norm). Scheinbar normale Verwandte können reduzierte AHG-Werte haben (Heterozygote mit inkompletter Penetranz?).

β) Gerinnungszeit des Gesamtblutes normal (in schweren Fällen gering verlängert).

γ) Blutungszeit über die Norm erhöht. Kann mehr als 240 min betragen. Durch 1 Liter Frischplasma für 24 Std zu normalisieren.

δ) Heßscher Capillar-Test häufig pathologisch.

ε) Thromboplastin-Bildungs-Test pathologisch.

ζ) Transfusion mit hämophilem A-Plasma resultiert in einem normalen AHG-Wert für die Dauer von einigen Tagen. Transfusion mit normalem Serum hat einen zeitweisen Anstieg des Plasma-AHG bis zu 24 Std zur Folge.

Literatur: Lewis, J.: Blood 23, 233 (1964).

II. Klinische Manifestationen.

α) Menorrhagien bei Frauen.

β) Blutungen nach der Geburt.

γ) Kleinere Unfälle führen zu krankhaften Blutungen. Spontane Blutungen treten auf aus Zahnfleisch, Nase und dem Magen-Darm-Trakt.

δ) Tiefliegende Gewebsblutungen sind selten und Hämarthrosen treten nicht auf.

ε) Viele Fälle haben eine Capillar-Erkrankung, d. h. es scheinen folgende Erkrankungen unter dem Namen von Willebrandsche Erkrankung (Pseudo-Hämophilie) eingeschlossen zu sein:
1. Capillar-Defekt plus AHG-Mangel.
2. Capillar-Erkrankung, isoliert.
3. Möglicherweise Fehlen eines bisher nicht identifizierten Faktors. Dies ist wahrscheinlich, weil die menschliche Fraktion I—0, eine Subfraktion der Cohnschen Fraktion I, den Gerinnungsdefekt korrigiert und auch die Blutungszeit verkürzt. Auch korrigiert Blut von echten Hämophilen die verlängerte Blutungszeit. Wenn AHG der menschlichen Fraktion I-0 abgetrennt wird, dann korrigiert der Rest der Fraktion immer noch die pathologische Blutungszeit.
4. Eine vierte Varietät wurde beschrieben, bei der die Plättchen regelrechte Mengen des Plättchenfaktors 3 (Phospholipid) enthalten und eine normale Thromboplastinbildung zeigen, aber nicht fähig sind, diesen letzteren Faktor während der Gerinnung freizusetzen. Dieser Typ zeigte keine Reduktion des AHG-Wertes (v. Willebrand-Jürgens-Typ der Thrombopathie).

Literatur: ULUTIN, O. N., and M. KARACA: Brit. J. Haemat. 5, 302 (1959).

Eine sehr seltene Varietät findet sich, als Pseudo-Hämophilie B bezeichnet, bei der die Vererbung recessiv ist und die Erkrankung sich nur bei Homozygoten manifestiert.

Anstieg.
1. Physiologisches.
a) Nach Muskelarbeit oder Adrenalin-Injektion.
b) Während der Schwangerschaft oder nach oralen Kontraceptiva.
2. Pathologisches.
a) Erkrankung der Coronar-Arterien.
b) Experimentell induziertes Fieber.
c) In der postoperativen Periode.
d) Nach plötzlichem Absetzen von Anticoagulantien vom Cumarin-Typ (d. h. Rebound-Phänomen).
e) Hyperthyreose.

Literatur: EGEBERG, O.: Scand. J. clin. Lab. Invest. **14**, 253 and 471 (1962). — MULDER, E., I. A. MOCHTAR, S. VAN CREVELD, and E. B. LOPES-CARDOZO: Brit. J. Haemat. **11**, 206 (1965). — POLLER, L., and J. THOMSON: Lancet **2**, 62 (1964). — VAINER, H., and J. CAEN: Compt. Rend. Acad. Sci. **258**, 4391 (1964).

Faktor IX (Christmas-Faktor)

Dieser Faktor ist essentiell für die bluteigene Freisetzung von Thromboplastin. Er scheint die Menge des gebildeten Thromboplastins zu beeinflussen, aber nicht die Geschwindigkeit seiner Bildung.

Physikalische Eigenschaften.

1. Molekulargewicht unbekannt (ca. 50 000).
2. Molekulare Größe unbekannt.
3. Eigenschaften eines β-2-Glycoproteid. Die papierelektrophoretische Beweglichkeit entspricht der der β-Globulinfraktion.
4. Er wird nicht bei der Gerinnung verbraucht, d. h. er findet sich im Serum. Der Faktor verschwindet in 3—4 Wochen, wenn das Serum bei 4° C gehalten wird, ist aber Monate stabil, wenn er bei minus 20° C aufbewahrt wird; wenn er aktiviert ist, bleibt er wenig stabil. In Bankblut ist der Faktor IX über einige Tage stabil. Normale Mengen sind bis längstens 4 Tage nach Blutabnahme vorhanden. Er ist ebenso im frisch-gefrorenen Plasma über Monate stabil. Verminderte Mengen von Faktor IX finden sich in aufgelöstem Trockenplasma.
5. An $Al(OH)_3$-Gele adsorbiert, durch Seitz-Filtration entfernt. Aus Oxalatplasma wird er mit $BaSO_4$ entfernt und kann von den Filtern mit Natrium-Citratlösung eluiert werden.
6. Stabil bei 56° über 30 min.
7. Präcipitation durch Sättigung bis 40—50% mit $(NH_4)_2SO_4$-Lösungen.
8. Halbwertszeit nach Transfusion beträgt ungefähr 1—2 Tage. Es ist wichtig zu wissen, daß *in vitro* Serum sehr viel mehr an Faktor IX zu enthalten scheint als die entsprechende Plasmamenge. Dennoch vermehrt Serumtransfusion bei der Christmas-Krankheit, obwohl es die Gesamtblut-Gerinnungszeit verkürzt und den Serum-Prothrombinverbrauch steigert, nicht in gleichem Maß die Thromboplastinbildung. In Ergänzung dazu normalisiert transfundiertes Serum nicht die Blutung eines Patienten mit Christmas-Krankheit, während die äquivalente Plasmamenge in entsprechender Menge wirksam ist.

In der Praxis genügen 1/2—1 Liter frisch-gefrorenes Plasma täglich, um die Blutungsneigung nach einer akuten Blutungsepisode oder kleinen chirurgischen Eingriffen bei einer Christmas-Krankheit zu beherrschen.

Literatur: NOUR-ELDIN, F., and J. F. WILKINSON: Clin. Sci. 17, 303 (1958).

9. Faktor IX wird während der Gerinnung nicht verbraucht, aber er scheint in eine aktive Substanz umgewandelt zu werden, die während der Lagerung labil ist. Man hält für möglich, daß dieses „Kontaktprodukt" die Aktivierung des Faktors IX verursacht.

10. Meßmethode.
Literatur: BOLTON, F. G., and J. E. CLARKE: Brit. J. Haemat. **5,** 396 (1959).

11. Faktor IX wird spezifisch inaktiviert durch Kobragift und Bienengift.

Pathologische Erniedrigung.

1. Angeboren.

a) Christmas-Krankheit. Benannt nach einem Patienten dieses Namens wird diese Erkrankung in geschlechtsgebundenem, recessivem Erbgang vererbt, übertragen durch symptomfreie Frauen und manifestiert sich bei betroffenen Männern. Sie umfaßt ungefähr 10—25% der Hämophilen (d. h. 75—90% der Fälle von klinischer Hämophilie entsprechen dem Fehlen von Faktor VIII oder AHG).

Die Schwankung der Faktor IX-Werte im Serum der Betroffenen ist sehr groß, ebenso die Schwankung des klinischen Schweregrades. Wie bei der echten Hämophilie scheint der Schweregrad innerhalb der Familie konstant zu sein. Ungefähr die Hälfte der Fälle verlaufen mild (im Gegensatz zur wahren Hämophilie, wo nur ungefähr ein Viertel leicht verlaufen).

N. B. Man hat gefunden, daß weibliche Überträger der Christmas-Krankheit niedrige Serumwerte des Christmas-Fakors haben und an starken Blutungen nach Zahnextraktionen leiden können, obwohl andere Manifestationen der Christmas-Erkrankung bei Frauen nicht vorkommen.

I. Laborbefunde.

α) Serumwert von Faktor IX schwankt in weiten Grenzen, von $0 - > 50\%$ der Norm.

β) Vollblutgerinnungszeit häufiger innerhalb der Norm als krankhaft verlängert, d. h. wertlos zur Entdeckung sogar schwerer erkrankter Fälle.

γ) Prothrombinverbrauch im Serum pathologisch in manchen Fällen, aber bei leichten Fällen ist dieser Test normal.

δ) Der Thromboplastinbildungs-Test kann in ungefähr 75% der Fälle pathologisch sein, aber in milden Fällen normal ausfallen, so daß die Erkrankung nur nach einer chirurgischen Operation oder häufigen Blutungen entdeckt wird.

ε) Nach Transfusion von Blut oder Plasma, Plasmafraktionen anderer tierischer Species, können zirkulierende Hemmkörper (γ-Globuline, Anti-Faktor IX) auftreten, die den zirkulierenden Faktor IX neutralisieren.

II. Klinische Manifestationen.

α) Sehr ähnlich der echten Hämophilie, aber milder im Verlauf und leichter mit Plasmatransfusionen während hämorrhagischer

Episoden und bei kleiner Chirurgie zu beherrschen. Ein Teil der leichten Fälle ist symptomfrei, bis er von einem größeren Trauma betroffen wird.

β) Der Thromboplastin-Bildungstest ist nicht quantitativ zum klinischen Schweregrad korreliert. Man hat gefunden, daß die modifizierten Serum-Prothrombin-Verbrauchstests nach Quick und Hussey wichtig für die Entdeckung der Bluter und für die Messung der Schwere des Gerinnungsdefektes sind.

Literatur: QUICK, A. J., and C. V. HUSSEY: Arch. intern. Med., 103, 762 (1959).

Im allgemeinen gilt übereinstimmend, daß die Fälle, bei denen man noch Faktor IX im Serum findet, bei chirurgischen Eingriffen günstiger sind als solche, wo kein Faktor IX nachgewiesen werden kann.

2. *Erworben.*

a) Faktor IX kann in der Neugeborenenperiode reduziert sein. Der Wert liegt im normalen Nabelschnurblut unter der Norm.

b) Beim Vitamin-K-Mangel liegt neben dem Abfall von Faktor VII, X und Faktor II (Prothrombin) ein Absinken des Faktors IX vor. Die Behandlung mit Vitamin K oder seinen analogen Substanzen hat einen Anstieg des Wertes zur Norm zur Folge.

c) Dicumarol und verwandte Anticoagulantien verursachen einen Abfall des Plasma-Faktors IX nach ungefähr 48—72 Std Behandlung zusammen mit dem Abfall des Faktors VII, des Stuart-Prower-Faktors und in geringerem Ausmaß des Faktors II (Prothrombin).

Es tritt ein augenblicklicher Abfall des Faktors IX ein, wenn man Heparin mit Dindevan-Behandlung (Thrombasal) kombiniert. Bei therapeutischer Dosierung von Dindevan allein fällt der Plasmawert von Faktor IX nach 4—7 Tagen auf 30—70% des Normalwertes ab.

d) Faktor-IX-Werte sind in 40% der Fälle unkompensierter Lebercirrhosen erniedrigt.

Literatur: DENSON, K. W.: Brit. med. J. 1, 1205 (1961). — HELLEM, A., and I. M. NILSSON: Thromb. Diath. haemorrh. 11, 51 (1964).

N. B. Ein Fall eines 10 Tage alten Mädchens ist beschrieben, das nach schweren Blutungen starb. Man fand, daß ein kombiniertes Fehlen der Faktoren II (Prothrombin), VII und IX (Christmas-Faktor) vorlag.

Literatur: VECCHIO, F., F. SCHETTINI, and S. PIOMELLI: Pediatria, Napoli 64, 188 (1956).

N. B. Heparin verbindet sich mit Faktor IX. Es ist daher möglich, daß die Zufügung von Heparin in kritischen Mengen zum Prothrombin-Bildungs-System wertvoll für die Aufdeckung eines milden Mangels von Faktor IX sein kann.

Stuart-Prower-Faktor (Faktor X)

Stuart-Faktor, Prower-Faktor und Faktor X sind identisch. Der Eindeutigkeit wegen sei dies hier festgehalten. Der Faktor ist essentiell für die Umwandlung von Prothrombin zu Thrombin, in Gegenwart der Faktoren V, VII, Calcium und Thromboplastin. Stuart-Prower-Faktor ist ebenfalls nötig für die Bildung des bluteigenen Thromboplastins.

Vor 1956 schloß die Bezeichnung „Faktor VII" diesen Faktor ein, der damals noch nicht bekannt war, ebenso wie der Faktor XII und XIII.

Physikalische Eigenschaften.

1. Molekulargewicht ca. 87 000 im Plasma und ca. 36 000 im Serum.
2. Molekulare Größe unbekannt.
3. Wandert bei Papier-Elektrophorese mit dem α_1-Globulin.
4. Lagerungsstabil.
5. Wird an Gele adsorbiert und durch Seitz-Filtration entfernt.
6. Hitzelabil. Wird im Plasma zerstört in 30 min bei 56° C (im Gegensatz zu Faktor VII).
7. Salz-Präcipitation unbekannt.
8. Halbwertszeit nach Transfusion = 30—72 Std.
9. Wird bei der Gerinnung nicht verbraucht, d. h. er ist sowohl im Serum als auch im Plasma vorhanden.
10. Substitution mit dem Russellschen Viperngift an Stelle von Gewebs-Thromboplastin in der einphasigen Prothrombinmethode (Quick) hat eine verlängerte Gerinnungszeit in den Fällen, wo der Faktor fehlt, zur Folge.

Literatur: BIGGS, R.: Brit. J. Haemat. **2**, 412 (1956). — ROBERTS, H. R., E. LECHLER, W. P. WEBSTER, and G. D. RENICK: Thromb. Diath. haemorrh. **13**, 305 (1965).

11. Serum oder Plasma von einem Patienten, der kurze Zeit mit Dindevan (Thrombasal) behandelt wurde, verkürzt die pathologische einstufige Prothrombinzeit, aber Serum oder Plasma von Langzeitbehandelten verkürzt die einstufige Zeit nicht, d. h. der Faktor unterscheidet sich von Faktor VII.
12. Die Thromboplastin-Bildung ist pathologisch, wenn der Faktor fehlt. Zugabe von Serum einer Christmas-Krankheit (Fehlen von Faktor IX) zum Patiententestserum stellt eine normale Thromboplastin-Bildung wieder her, d. h. der Faktor unterscheidet sich vom Faktor IX.
13. Der Faktor wird zum Prothrombinverbrauch im Serum benötigt. Wenn er fehlt, dann ist der Serum-Prothrombinverbrauch-Index pathologisch oder er liegt an der Grenze der Norm.

14. Er scheint ein Enzym zu sein, das nach Aktivierung Prothrombin zu Thrombin umwandelt.

Pathologische Erniedrigung.

1. Angeboren. Der Defekt soll durch ein autosomales, inkomplettrecessives Gen vererbt werden. Deshalb zeigt ein Heterozygoter einen inkompletten Mangel ohne klinische Bedeutung, mit einer einstufigen Prothrombinzeit um 1½ bis 3 sec länger als normal, eine ähnliche Verlängerung der Thromboplastin-Bildungszeit und einen Plasma-Faktor-X-Wert von 40—50%.

Ein Homozygoter, mit einem stärkeren Mangel (Plasma-Faktor-X-Wert von ungefähr 1%) hat eine stark verlängerte einstufige Prothrombinzeit, eine verlängerte Gerinnungszeit des Vollblutes, eine verlängerte Recalcifizierungszeit, einen verminderten Prothrombinverbrauch im Serum und eine beeinträchtigte Thromboplastin-Bildung.

2. Erworben.

a) Der Faktor liegt im Nabelschnurblut neugeborener Kinder nur in geringer Konzentration vor.

Literatur: KOLLER, F.: Schweiz. med. Wschr. 84, 804 (1954).

b) Nach verlängerter Dindevan-Therapie (d. h. über wenigstens 4 Tage) wird der Faktor genau wie der Faktor VII erniedrigt, ebenso das Prothrombin (Faktor II) und Faktor IX. Innerhalb 4—7 Tagen erhält man Plasmawerte von 3—15% des Normalen.

c) Kwashiorkor.

d) Vitamin-K-Mangel.

e) Lebererkrankungen (in manchen Fällen).

Literatur: GRAHAM, J. B., E. M. BARROW, and C. HOUGIE: J. clin. Invest. 36, 497 (1957). — HOUGIE, C., E. M. BARROW, and J. B. GRAHAM: Ibid 36, 485 (1957). — TELFER, T. P., K. W. DENSON, and D. R. WRIGHT: Brit. J. Haemat. 2, 308 (1956). — BACHMANN, F., F. DUCKERT, M. GEIGER, P. BAER, and F. KOLLER: Thromb. Diath. haemorrh. 1, 169 (1957). — DENSON, K. W.: Acta Haemat. 25, 105 (1961). (Assay method.)

Plasma-Thromboplastin-Antecedent (PTA, Faktor XI)

Dieser Faktor ist essentiell für die Freisetzung des bluteigenen Thromboplastins, aber nicht für die Aktivierung des Gewebsthromboplastins.

Physikalische Eigenschaften.

1. Molekulargewicht unbekannt.
2. Molekulare Größe unbekannt.

3. Chemische Eigenschaften unbekannt. Elektrophoretische Beweglichkeit liegt zwischen β- und γ-Globulinen.
4. Lagerungsstabil.
5. Wird nicht an Gele adsorbiert, bei Filtration nicht zurückgehalten.
6. Hitzestabil bei 56° C über 30 min.
7. Die Salzkonzentration zur Präcipitation ist unbekannt.
8. Halbwertszeit nach Transfusion 60 Std.
9. Wird bei der Gerinnung teilweise verbraucht, d. h. ist in Plasma in höherer Konzentration vorhanden als im Serum. Normaler Plasmawert = 63 — 136% eines Standardvergleich-Plasmas.
10. Wenn Plasma mit PTA-Mangel bei 4° C gefroren gelagert wird, hat der Gerinnungsdefekt die Tendenz abzunehmen. Man hält für möglich, daß die Aktivierung des Hageman-Faktors durch Einfrieren oder Lagerung in Glas dazu führt, daß geringere Ausmaße des PTA-Mangels maskiert werden.
11. Da sowohl PTA als Hageman-Faktor in Barium-Sulfat-adsorbiertem Plasma (die Faktor VIII, PTA und Hageman-Faktor enthalten) vorliegen, ist es, um zwischen diesen beiden Faktoren zu unterscheiden, nötig zu zeigen, daß:

a) Hageman-Mangel-Serum den PTA-Mangel korrigiert.
b) PTA-Mangel-Serum den Hageman-Mangel aufhebt.

Pathologische Erniedrigung.

1. Angeboren. Diese Erkrankung ist selten und wird entweder durch ein dominantes geschlechtsgebundenes Gen vererbt, das ein bestimmtes Geschlecht in jeder befallenen Familie befällt oder es wird durch ein autosomal dominantes Gen vererbt. Es ist möglich, daß die milden Fälle heterozygot und die schwereren Fälle homozygot sind. Blutungskomplikationen in diesen Fällen sind nicht schwer; sie treten teilweise nach chirurgischen Eingriffen oder Zahnextraktionen auf.

Laborbefunde:
  I. Gesamtblutgerinnungszeit liegt gering über der Norm.
  II. Einphasige Prothrombinzeit (Quick) normal.
  III. Serum-Prothrombin-Verbrauch gering verändert.
  IV. Thromboplastin-Bildung gering vermindert.
  V. Der Ersatz von PTA durch frische Plasma-Transfusionen hält 3—7 Tage an, aber es sind größere Mengen von frischem Blut nötig, um die Laborbefunde zu normalisieren, nachdem die Blutung gestoppt wurde (z. B. 1500 ml).

2. Erworben.
a) Lebererkrankung.
b) Anticoagulantien-Therapie, z. B. mit Dicumarinen.
c) Intestinale Malabsorption von Vitamin K.

d) **Plasma-Faktor-XI-Werte** sind nieder bei Neugeborenen, ohne Ansteigen auf Vitamin-K-Gaben.

Literatur: ROSENTHAL, R. L., O. H. DRESKIN, and N. ROSENTHAL: Proc. Soc. exp. Biol. 82, 171 (1953). — ROSENTHAL, R. L., O. H. DRESKIN, and N. ROSENTHAL: Blood 10, 120 (1955). — HILGARTNER, M. W., and C. H. SMITH: J. Pediat. 66, 747 (1965).

Hageman-Faktor

Dieser Faktor ist essentiell für die normale Bildung des bluteigenen Thromboplastins.

Physikalische Charakterisierung.

1. Molekulargewicht 80 000.
2. Molekulare Größe unbekannt.
3. Elektrophoretische Beweglichkeit ähnlich dem γ_1-Globulin. Es handelt sich wahrscheinlich um eine Esterase und das Molekül ist positiv geladen, stabil bei 56° C.
4. Halbwertszeit nach Transfusion beträgt ungefähr 2 Tage.
5. Wird weder an Gele adsorbiert, noch durch Seitz-Filtration entfernt. Kontakt mit Glas, Kaolin oder Barium-Sulfat wandelt den Faktor in eine aktive Form um, die den Reaktionsablauf der Gerinnung in vitro auslöst. Ist er aktiviert, dann wird er rasch zerstört. Der Hageman-Faktor wird aktiviert durch Kontakt mit Glas, ohne daß Calcium vorliegen muß und reagiert möglicherweise mit PTA, um einen 3. Thromboplastinfaktor zu bilden (= „activation product").

Plasma mit Hageman-Faktor-Mangel korrigiert den Gerinnungsdefekt des Faktor-IX-Mangels weniger ergiebig als es Normal-Plasma tut. Die Aktivierung von Faktor XII durch Kontakt mit geschädigtem Endothel führt zur Aktivierung des Faktors XI. Dieses kombinierte, aktivierte „activation product" wird sehr stark an die Blutplättchenoberfläche adsorbiert. Die Aktivierung von Plasma-Faktor-XII setzt auch die Fibrinolyse in Gang. Es ist von Interesse, daß Kristalle mit negativer Oberflächenladung, z. B. Urate, Pyrophosphate und Hypoxanthin den Faktor XII aktivieren.

Schütteln von normalem Plasma in Glasbehältern steigert den augenblicklichen Gehalt von Faktor IX. Auch die Werte von Faktor IX im normalen und Hageman-defizienten Plasmen, die im silikonisierten Glas gesammelt wurden, geben dieselben Resultate.

Pathologische Erniedrigung.

1. Angeboren. Diese Erkrankung ist selten und wird durch ein autosomal recessives Gen vererbt. Die so befallenen Personen haben

keine Symptome und bluten bei Operationen nicht sehr stark.
Laborbefunde:
   I. Gesamtblutgerinnungszeit stark verlängert, z. B. 60 min.
  II. Thrombocytenwert normal.
 III. Blutungszeit normal.
  IV. Sowohl einstufige als zweistufige Prothrombinmessungen sind normal.
   V. Plasma-Fibrinogen normal.
  VI. Thromboplastin-Bildungs-Test liegt unterhalb der Norm (z. B. 25% der Norm).
 VII. Serum-Prothrombin-Verbrauch pathologisch, z. B. 14—16 sec, verglichen mit der Norm von 20 sec oder mehr.
VIII. Zirkulierende Hemmkörper nicht nachgewiesen.
  IX. Der Defekt wird korrigiert durch Barium-Sulfat-adsorbiertes Plasma oder Serum. 50 ml Bankblut korrigiert die pathologische Gerinnung des Gesamtblutes über 36 Std.

Abgesehen von der alarmierend verlängerten Gesamtblutgerinnungszeit hat dieser Faktor keine klinische Bedeutung, da keine besondere Behandlung vor chirurgischen Eingriffen oder Zahnextraktionen beim betroffenen Patienten nötig ist.

Literatur: RAMOT, B., K. SINGER, P. HELLER, and H. J. ZIMMERMANN: Blood 11, 745 (1956). — RATNOFF, O. D., and J. E. COLOPY: J. clin. Invest. 34, 602 (1955). — KELLERMEYER, R. W., and R. T. BRECKENBRIDGE: J. Lab. clin. Med. 65, 307 (1965). — VELTKAMP, J. J., E. A. LOELIGER, and H. C. HENIKER: Thromb. Diath. haemorrh., 13, 1 (1965).

Faktor XIII (Fibrin-stabilisierender Faktor)

Dieser Faktor liegt im Plasma in einer inaktiven Form vor und wird durch Thrombin in Gegenwart von ionisiertem Calcium aktiviert. Er verschwindet fast ganz, nachdem die Gerinnung abgeschlossen ist und ist verantwortlich für die Umwandlung von Fibrin zu einem unlöslichen Fibringerinnsel durch Polymerisation. Nach neuerer Ansicht bewirkt der Faktor XIII die Stabilisierung des polymerisierten Fibrins durch Transamidierung.

Pathologische Erniedrigung.

Angeboren. Die Erkrankung ist sicher selten und wird durch ein recessives autosomales Gen vererbt. Das früheste Symptom ist eine Nabelblutung nach der Geburt. Später treten Blutungen auf in Form von Ekchymosen und Hämatomen, nach geringen Traumen. Intrakranielle Blutungen sind häufig und die Prognose ist schlecht. Die Narbenbildung ist gestört.

Laborbefunde.
a) Das geronnene Blut ist wenig elastisch.
b) Die Thrombelastogramm-Amplitude ist stark vermindert. Andere Teste des Hämostase sind normal.

Literatur: JOSSO, F., O. PROU-WARTELLE, D. ALAGILLE, and J. P. SOULIER: Nouv. Rev. franc. Hémat. 4, 267 (1964).

Behandlung von Blutungskrankheiten

Als Überblick über das Vorkommen von angeborenen Gerinnungsdefekten zeigte ein Bericht über 195 Fälle ungefähr $3/4$ echte Hämophile. $1/5$ litten an Christmas-Krankheit (Faktor-IX-Mangel). Der verbleibende 20. Teil verteilt sich auf Faktor V-, Faktor II-, Faktor X-Defekte mit gelegentlichen Fällen von Faktor XII-, XI- und I-Mangel.

Literatur: DIDISHEIM, P., and J. H. LEWIS: Pediatrics 22, 478 (1958).

Faktor-VIII-Mangel (Hämophilie). Ein Liter frisch-gefrorenes Plasma, rasch transfundiert (d. h. in weniger als 45 min), verhindert Blutungen aus Zahnstümpfen usw. über einige Stunden.

Bei großer Chirurgie müssen 3 Liter frisch-gefrorenes Plasma unmittelbar vor der Operation, später frisches Plasma bei der Operation und nachfolgend frisch-gefrorenes Plasma bis zu 1 Liter alle 8 Std gegeben werden. Faktor-VIII-Konzentrat von Tieren kann benutzt werden (von Rindern oder Schweinen), aber nach ungefähr 10 Tagen wird diese Behandlungsform unwirksam, da sich Hemmstoffe entwickeln, (d. h. die Form der Behandlung kann für eine größere Notfall-Operation angewendet werden). Ersatz durch menschliche Konzentrate ist in nur geringem Ausmaß möglich.

Faktor-IX-Mangel (Christmas-Krankheit). Ein Liter frisch-gefrorenes Plasma genügt, um Blutungen auch in schweren Fällen zu beherrschen, aber weitere Transfusionen wenigstens einmal täglich sind nachfolgend nötig (der Wert muß nach größeren chirurgischen Eingriffen wenigstens über 25% der Norm liegen).

Faktor-V-Mangel. Ein Wert von ungefähr 20% an Blut-Faktor V einmal täglich genügt, um die Blutgerinnung zu sichern (N. B. Die niedrigen Blutwerte, die nach Transfusion mit frisch-gefrorenem Plasma gefunden werden, zeigen wahrscheinlich die intensive Adsorption von Faktor V an, die an Thrombocyten erfolgt).

Faktor II (Prothrombin-Mangel). Transfusion von frisch-gefrorenem Plasma oder Frischblut ist wirksam.

Faktor-X-Mangel. Transfusion von Bankblut genügt, um die Hämostase zu sichern.

Faktor-XI-Mangel. 200 ml Frisch-Plasma täglich genügen, um die Hämostase zu erhalten.

Faktor-XII-Mangel. Bei dieser Erkrankung ist eine spezifische Behandlung nicht nötig, obwohl Transfusion mit Bankblut die in vitro verlängerte Gesamtgerinnungszeit normalisiert.

Faktor-VII-Mangel. Bankblut oder Plasma korrigiert den Mangel. Kleine Transfusionen verhindern Blutungen.

Faktor-I-Mangel. Obwohl Fibrinogen sowohl im Blut als auch im Plasma vorhanden ist, benötigen Patienten mit Fibrinogen-Mangel rasch große Mengen, weshalb konzentrierte Fibrinogen-Präparate verwendet werden sollten, z. B. 6 g Fibrinogen in 600 ml in 30 min (oder 3fach konzentriertes Plasma als weniger wirksamer Ausweg).

Plättchen-Mangel. Transfusion von Blut, das in silikonisierten Glasgefäßen aufgefangen wird, frisch-gefrorenes „slow-spun"-Plasma (d. h. kurz zentrifugiert), oder Plättchen-Konzentrate, die in Plastikbehältern präpariert wurden.

Frisch gefrorenes Plasma wirkt nur bei Mangel des Thrombocytenfaktors 3. Nur frische Thrombocyten sind voll funktionstüchtig.

Blutplättchen

Normaler peripherer Blutwert.

Schwankungen.

1. Neugeborene. Von 150 000 bis 250 000 pro mm^3.

2. Erwachsene. Von 140 000 bis 340 000 mm^3.

Der Plättchenwert steigt während der ersten drei Lebensmonate bis zu Erwachsenenwerten an. Er scheint durch eine Substanz, die im Plasma vorhanden ist und eine Thrombocytose hervorrufen kann, gesteuert zu werden. Thrombocyten-Transfusionen vermindern die Plättchenbildung im Knochenmark. Gesunde haben einen individuell-konstanten Plättchenwert innerhalb ziemlich geringer Grenzen (unveröffentlichte Ergebnisse). Die normale Plättchen-Lebenszeit im peripheren Blut beträgt 8—11 Tage, mit ungefähr bis zu 20% zerstörter Blutplättchen innerhalb von 3—5 Tagen. Diese Fraktion, die in wechselndem Ausmaß Gewebe angreift, ist bei der Arteriosklerose erhöht und wird durch Anticoagulantientherapie reduziert.

Literatur: ADELSON, E., R. M. KAUFMAN, A. A. LEAR, J. C. KIRBY and J. J. RHEINGOLD: J. Lab. clin. Med., 62, 385 (1963). — KELEMEN E., D. LEHOCZKY, I. CSERHATI, F. KRIZSA, and K. RAK: Acta haemat. 29, 16 (1963).

Plättchen-Faktoren:

1. Serotonin (5-Hydroxytryptamin). Wird freigesetzt, wenn Blutplättchen nach einer Verletzung zerfallen. Diese Substanz ruft einen Spasmus der Blutgefäße hervor und reduziert daher den Blutverlust. Sie kann durch Waschungen abgelöst werden.

2. Plättchen-Faktor-1. Dies ist der adsorbierte Faktor V, der die Bildung vom Thrombin aus Prothrombin durch die Aktion von Thromboplastin beschleunigt. Er wird stark an die Plättchenoberfläche gebunden und kann nicht mehr ohne Zerstörung der Thrombocyten abgelöst werden.

3. Plättchen-Faktor-2. Dieser Faktor beschleunigt die Umwandlung von Fibrinogen in Fibrin durch Thrombin.

4. Plättchen-Faktor-3. Dieser Faktor wirkt mit den Faktoren VIII, IX, XI und XII zusammen, um das „intrinsic"-Thromboplastin zu bilden. Er ist wahrscheinlich eine Mischung von Phosphatidyl-Serin und verwandten Substanzen.

5. Plättchen-Faktor-4. Wirkt als Antiheparin.

6. Retracto-Enzym. Beschleunigt die Retraktion des Gerinnsels. (= Thrombosthenin, LÜSCHER-BETTEX).

7. Enzyme. Die Blutplättchen enthalten zahlreiche Enzyme; der größte Anteil der sauren Serum-Phosphatase wird von den Blutplättchen, die während der Gerinnung zerstört werden, freigesetzt (in Gegensatz zum blutplättchenfreien Plasma-Phosphatasewert). Sie enthalten auch viel Adenosin-Triphosphat (ATP) und transportieren Adrenalin und Noradrenalin.

8. Adsorbierte Substanzen. Die Blutplättchen halten Fibrinogen, Faktor V und einen Oberflächenfaktor (Aktivierungsprodukt oder aktivierte Faktoren XII und XI) zurück, die von den Thrombocyten nicht ausgewaschen werden können.

Die auf der Thrombocytenoberfläche adsorbierten Gerinnungsfaktoren sind für die Thrombinbildung optimal. Praktisch sind alle Serumproteide dort adsorbiert.

Literatur: ADELSON, E., J. J. RHEINGOLD, and W. H. CROSBY: Blood 17, 767 (1961).

Physiologisches

Funktionen.

1. Sie wirken als mechanischer Pfropf, wenn kleine Blutgefäße beschädigt werden.

2. Freisetzung von Serotonin bei Plättchenzerstörung. Dies verursacht lokale Vasokonstriktion und reduziert daher den Blutverlust nach Verletzungen.

3. Sie spielen eine wesentliche Rolle bei der Thromboplastinbildung.
4. Sie setzen zusätzliche Faktoren frei, die für die normale Blutgerinnung benötigt werden.
5. Sie setzen Faktoren frei, auf denen die Retraktion beruht.

Literatur: STEFANINI, M.: Amer. J. Med. 14, 64 (1953).

Veränderungen.

1. Plötzliche Anstrengungen haben einen raschen vorübergehenden Anstieg der Thrombocytenzahl zur Folge.
2. Menstrual-Cyclus. Es besteht ein 50—70%iger Abfall der Plättchenwerte, die wieder bis zum 4. Tag zur Norm ansteigen. Während der Ovulation kann der Plättchenwert bis zu 140 000 pro mm^3 ansteigen.
3. Schwangerschaft. Im Verlaufe einer normalen Schwangerschaft tritt kein durchgehender Wandel ein, aber nach der Geburt besteht eine Thrombocytose.
4. Adrenalin-Injektion hat einen merklichen zeitweisen Anstieg zur Folge (s. (1) oben).

Pathologisches

Anstieg.

1. Nach Traumen, Knochenbrüchen.
2. Nach Asphyxie.
3. Postoperativ. Die Plättchenwerte fallen während der ersten 24 Std nach einer Operation ab und steigen dann wieder an, mit Gipfelwerten um den 10. Tag (ebenfalls Maximalwerte für die Plättchen-Adhäsion in dieser Zeit).
4. Reticulocytose. Der Thrombocytenwert steigt unmittelbar vor einer Reticulocytenkrise an.
5. Nach Splenektomie werden sehr viel höhere Werte als nach anderen Operationen erreicht, mit dem Risiko einer Thromboseentwicklung (ebenso nach Milzvenenthrombose).
6. Akuter Blutverlust (in Gegensatz dazu normale oder erniedrigte Plättchenwerte bei chronischem Blutverlust). Es entsteht ein ähnlicher Anstieg nach akuten Blutungen um den 7. bis 10. Tag.
7. Chronische myeloische Leukämie (Werte über 1 000 000 pro mm^3 können auftreten), mit Thrombocytopenie während akuter Rückfälle oder im Gefolge einer akuten myeloblastischen Phase.
8. Polycythaemia vera (sehr hohe Werte wie in 7. können gefunden werden).
9. Idiopathische primäre Thrombocythämie (eine myelo-proliferative Erkrankung, die der myeloischen Leukämie verwandt ist, als welche sie enden kann). Man hat angenommen, daß die Lebensdauer der Thrombocyten bei dieser Erkrankung krankhaft verlängert ist.

158 Blutungen, Blutgerinnung und Transfusion

10. Entzündliche Erkrankungen, Infektionen, einschließlich Tuberkulose.

11. Manche Fälle von Carcinom (in Verbindung mit Gewebszerfall?).

12. Selten beim Boeckschen Sarkoid.

13. Selten bei manchen Fällen von Myelosklerose. (Thrombocytopenie im weiteren Verlauf ist ein häufigerer Befund dabei.)

14. Folsäurebehandlung hat eine Thrombocytose zur Folge, die einige Tage dauert. Deshalb sind Thrombocytenwerte nicht als Index einer Markdepression bei der Behandlung von Tumoren durch lokale Infusionen mit cytotoxischen Medikamenten (Folsäure-Antagonisten) zu verwerten.

15. Eisenmangelanämie. Die Plättchenwerte normalisieren sich nach wirksamer Behandlung.

Literatur: SCHLOESSER, L. L., M. A. KIPP, and F. J. WENZEL: J. Lab. clin. Med. 66, 107 (1965).

Erniedrigung (Thrombocytopenie).

1. Primär.

a) Primäre idiopathische thrombocytopenische Purpura.

b) Kongenital.

 I. Das Kind einer Mutter, die an idiopathischer thrombocytopenischer Purpura leidet, kann vorübergehend eine Thrombocytopenie aufweisen.

 II. Eine transitorische benigne Thrombocytopenie kann bei Neugeborenen auftreten.

 III. Selten eine kongenitale Aplasie der Knochenmarks-Megakaryocyten.

2. Sekundär.

a) Chemikalien.

 I. Markdepressorische Mittel, z. B. Stickstofflost usw.

 II. Überempfindlichkeitsreaktion gegen Medikamente, z. B. Chinidin, Sedormid, Butobarbiton, Salicylate usw.

b) Physikalische Mittel.

 I. Röntgenbestrahlungen.

 II. Nach schweren Verbrennungen.

Der Plättchenwert fällt auf niedere Werte um den 4. Tag, steigt um den 7. Tag wieder auf normale Werte an mit einem folgenden Gipfel zwischen dem 7. und 20. Tag.

c) Biologische Stoffe.

 I. Schlangenbisse.

 II. Insekten- oder Spinnenbisse.

 III. Vaccine-Injektionen.

d) Gestörte Hämopoese.

I. Leukämie, insbesondere die akuten Formen.
II. Aplastische Anämie.
III. Hypersplenismus.
IV. Thrombotische thrombocytopenische Purpura (Moschcowitz). Bei dieser Erkrankung ist die Thrombocyten-Lebensdauer bis auf wenige Stunden verkürzt.
V. Megaloblastische Anämie.
VI. Infektionen.

α) Virusinfektionen, insbesondere infektiöse Mononucleose (50%/o der Fälle in den ersten 4 Wochen). Die Thrombocytopenie soll auf zirkulierende Plättchen-Antikörper zurückgehen, und gewöhnlich tritt ein dramatischer Anstieg nach Cortison-Behandlung ein.

β) Bakterielle Infektionen, z. B. Meningokokken-Meningitis.

γ) Malaria (Pl. vivax) in den frühen Stadien der Krankheit.
VII. Kwashiorkor.
VIII. Kongenitale Thrombocytopenie (selten).

α) Kind einer Mutter, die an idiopathischer thrombocytopenischer Purpura leidet (d. h. Transplacentare Übertragung eines Antiplättchen-Faktors). Die Purpura besteht nur einige Wochen bei dem Kind, mit anschließender kompletter Remission.

β) Vorübergehende Aplasie der Megakaryocyten des Knochenmarks.

γ) Dauernde Megakaryocyten-Aplasie in Verbindung mit kongenitalen Mißbildungen.
e) Blutfaktoren.
  I. Nach unverträglicher Bluttransfusion.
  II. Nach massivem Blutersatz mit Bankblut (wenigstens 5 Liter Bankblut müssen rasch gegeben werden).
  III. Hämolytische Erkrankung der Neugeborenen.
  IV. Plättchenwert in 55%/o der Fälle einer unkompensierten portalen Cirrhose erniedrigt (mit Erniedrigung der Plasma-Faktoren V und IX).
f) Exzessiver Blutverlust durch Hämangiome. Dies kann zu Thrombocytopenie führen. Gleichzeitig Fibrinogenmangel (Kasabach-Meritt-Syndrom).

Literatur: BELLER, F. K., u. G. RUHRMANN: Klin. Wschr. 37, 1078 (1959). — SHARP, A. A.: Post Grad. med. J. 35, (1959). (Review of platelet function.)

Medikamente, die Thrombocytopenie hervorrufen

Die folgenden Medikamente und Chemikalien sind nicht nach dem Schweregrad oder der Häufigkeit des Auftretens angeführt. Es ist ersichtlich, daß viele von ihnen bei manchen Fällen das Knochenmark als ganzes schwer beeinträchtigen, eine aplastische Anämie hervorrufen und daneben eine sekundäre Thrombocytopenie (mit reduzierten Megakaryocytenzahlen im Knochenmark).

Sensibilisierter Zustand (Megakaryocyten im Knochenmark vorhanden).
Amidopyrin.
Antipyrin.
Organische Arsenverbindungen.
Wismut.
Chlorophenothan (DDT).
Dinitrophenol.
Marfanil-Sulfathiourat.
Quecksilberverbindungen.
Organische Haarfarbstoffe.
Oxytetracyclin = Terramycin.
Para-aminosalicylat = PAS.
Phenobarbiton und andere Barbiturate = Luminal, Phenaemal.
Phenylbutazon (Butazolidin).
Chinidin.
Chinin.
Natrium-Salicylat.
Streptomycin.
Sulfonamide.
Thiouracil und Thioharnstoff.
Triodon.

Amegakaryocytäre Thrombocytopenie. Alle Medikamente und Chemikalien, die als Ursache einer aplastischen Anämie angeführt sind.

Gerinnung schließt Glykolyse ein. Glucosemoleküle werden phosphoryliert, bevor sie in Drei-Kohlenstoffmoleküle umgewandelt werden, mit entsprechender Freisetzung von Energie, und verfügbares ATP wird zu Adenosin-Diphosphat (ADP) umgewandelt. Blutplättchen enthalten sehr viel ATP (das ein mäßiger Inhibitor der Plättchen-Adhäsion ist). ADP ist der wirkungsvollste natürliche Aktivator der Plättchen-Adhäsivität, indem es eine reversible Aggregation und Adhäsion an wasserbenetzbare Oberflächen verursacht. Die Regeneration von ATP und ADP resultiert ebenso in der Bildung von Adenosin-Monophosphat (AMP), das ein wirkungsvoller Inhibitor der Plättchen-Adhäsivität ist. Auf diese Weise ist das Stadium der reversiblen Plättchen-Adhäsion ein sich selbst begrenzendes:

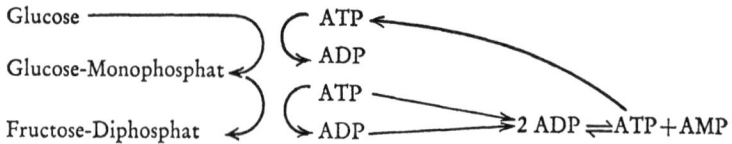

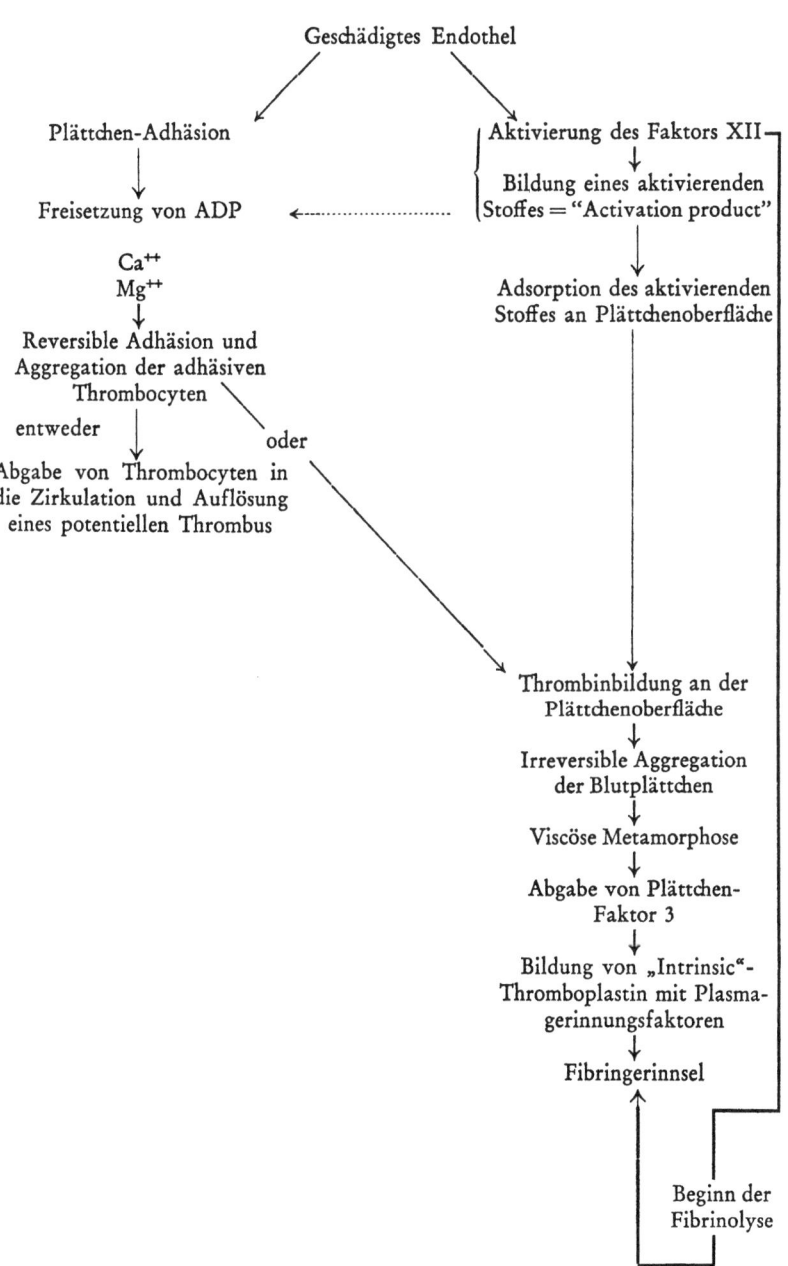

Thrombocyten-Adhäsion.

Die Plättchen-Adhäsion kann durch Differenzen zwischen den Plättchenwerten bestimmt werden:
1. In venösem Blut und Capillarblut. Adhäsive Blutplättchen haften am beschädigten Endothel, an der Stelle der capillaren Blutung.
2. Vor und nach Zentrifugierung von Citratblut in einem Glasbehälter. Adhäsive Blutplättchen kleben an der Glasoberfläche.
3. Vor und nach Passage von Citratblut durch einen Glaswolledocht. Adhäsive Blutplättchen haften an der Glaswolle.
4. Vor und nach Passage von entweder Nativ-Blut, Citrat- oder heparinisiertem Blut durch eine Schicht von Glasperlen. Adhäsive Plättchen haften an der Oberfläche der Glasperlen.
5. Vor und nach Zentrifugieren von Blut in einem Polystyren-Behälter, nach Hinzufügung von ADP.

Eine qualitative Messung der Plättchen-Adhäsion kann ebenfalls durch Untersuchung eines Films aus Plättchen-angereichertem Citratplasma gemacht werden, das bei 37° in einem silikonisierten Glas zentrifugiert wurde.

Die Plättchen-Aggregate sind proportional zur Adhäsivität der Blutplättchen. Der Normalwert bei den Methoden 1., 2., 3., 4. und 5. beträgt 50 000 bis 180 000 pro mm^3 Gesamtblut.

Pathologisches.

Anstieg.

1. Nach chirurgischen Operationen, Traumen und Verbrennungen steigt der Wert der adhäsiven Plättchen und der gesamte Thrombocytenwert nach den ersten 48 Std zu Gipfelwerten um den 10. Tag an.
2. Akute Infektionen.
3. Manche Fälle von Carcinom (dieser Anstieg, oft mit Hypercoagulabilität des Plasmas verbunden, kann zusammen mit Thrombophlebitis migrans auftreten, die bei manchen Fällen zu beobachten ist).
4. Diabetes mellitus. Die Plättchen-Adhäsivität ist häufig bei Diabetes erhöht, und sie ist ebenfalls erhöht, wenn der Blutzucker erhöht ist.

Erniedrigung.

1. Von Willebrandsche Erkrankung. Es besteht ein Mangel eines Plasma-Faktors, der von Owren „Anti-Willebrand-Faktor" benannt wurde, der im normalen Plasma vorliegt und die Blutungszeit in diesen Fällen normalisiert. Es scheint auch, daß die Plättchen nicht die gleiche Adhäsionskraft wie normale Plättchen haben, wenn man suboptimale Mengen von ADP hinzusetzt.
2. Manche Fälle von Glanzmannscher Erkrankung.
3. Manche Fälle von Thrombasthenie.
4. Manche Fälle von hämorrhagischer Thrombocythämie.

Literatur: BORCHGREVINK, C. F.: Acta med. scand. **168**, 157 (1960). — BREDDIN, VON V., and J. BAUKE: Blut **11**, 144 (1965). — EASTHAM, R. D.: J. clin. Path. **17**, 45 (1964). — HELLEM, A. J.: Scand. J. clin. Lab. Invest. **12**, Suppl. 51 (1960). — MOOLTEN, S. E., and L. VROMAN: Amer. J. clin. Path. **19**, 701 (1949). — OWREN, P. A., A. J. HELLEM, and A. ODEGAARD: Lancet **2**, 975 (1964). — SALZMAN, E. W.: J. Lab. clin. Med. **62**, 724 (1963). — WRIGHT, H. P.: J. Path. Bact. **53**, 255 (1941).

Purpura

Purpura-Efflorescenzen sind kleine Hämorrhagien der Haut und Schleimhäute, die etwa die Größe einer Stecknadelspitze oder eines Stecknadelkopfes haben. Größere Hämorrhagien vom Aussehen eines Flohstiches (Petechien) können hinzutreten. Extravasate von Blut in subcutanes oder submuköses Gewebe mit gut sichtbaren Blutaustritten können in schweren Fällen gefunden werden (Ekchymosen).

Thrombocytopenische Purpura. S. Ursachen der Thrombocytopenie.

Nicht-thrombocytopenische Purpura. S. Vaskuläre Defekte.

Purpura bei Kindern

Neugeborenenperiode.

1. Thrombocytopenie, übertragen durch die Mutter, die an einer primären oder sekundären Thrombocytopenie leidet. Spontane Erholung des Kindes nach ungefähr 7—10 Tagen.
2. Schwere Asphyxie (z. B. bei der Geburt).
3. Schwere hämolytische Erkrankung.

Kindesalter.

1. Schwer.
a) Leukämie.
b) Aplastische Anämie.
c) Thrombocytopenie (primär).
d) Agranulocytose.
e) Schwerer Marasmus vor dem Tod, aus jeglichen Gründen.
f) Waterhouse-Friderichsen-Syndrom.

2. Gutartig.
a) Keuchhusten.
b) Skorbut.
c) Salicylat-Therapie (z. B. bei akutem rheumatischem Fieber).
d) Allergische nicht-thrombocytopenische Purpura (z. B. Schönlein-Henoch-Purpura).

N. B. Flohstiche und andere Insektenstiche können eine Purpura vortäuschen.

Thrombasthenie

Bei manchen Erkrankungen können die Blutplättchen des Patienten qualitativ defekt sein. Dies läßt sich nachweisen durch den Thromboplastin-Bildungstest, indem man normales Serum und normales adsorbiertes Plasma verwendet und die Blutplättchen des Patienten mit normalen Blutplättchen vergleicht.

Primär.

1. Hereditäre hämorrhagische Thrombasthenie. Bei dieser seltenen Erkrankung, die mit der Glanzmannschen Krankheit verwandt ist, werden beide Geschlechter befallen. Blutungen aus den Schleimhäuten beginnen schon früh, und üblicherweise finden sich Nasenbluten und blaue Flecken.
Laborbefunde.
    I. Blutungszeit verlängert bis 24 Std.
    II. Hess'scher Capillar-Test gelegentlich positiv.
    III. Peripherer Thrombocytenwert normal.
    IV. Thromboplastinbildungs-Test normal.
    V. Retraktion des Gerinnsels schwach.
    VI. Die Plättchen haben während der Gerinnung eine gestörte Pseudopodienbildung.
Literatur: BRAUNSTEINER, H., and F. PAKESCH: Blood 11, 965 (1956).

2. Glanzmannsche Krankheit (Glanzmann-Naegeli-Braunsteiner-Typ). Gleicht (1.) klinisch.
Laborbefunde.
    I. Blutungszeit verlängert.
    II. Hess'scher Capillar-Test positiv.
    III. Serum-Prothrombin-Verbrauch gestört.
    IV. Retraktion des Gerinnsels defekt.
    V. Thrombocyten zeigen während der Gerinnung eine gestörte Pseudopodienbildung. Dies ist ein Mangel an Ausbreitung des Halomers. Die Plättchen-Aggregation während der Gerinnung ist ebenfalls gestört. Bei dieser Erkrankung können die Plättchenstörungen nur durch das Thrombelastogramm demonstrierbar sein.

3. Hämorrhagische Thrombocythämie. Diese Erkrankung ist eine der myeloproliferativen Erkrankungen, bei der ein excessiv hoher peripherer Thrombocytenwert und eine excessiv hohe Megakaryocytenzahl im Knochenmark vorliegen. Die Patienten haben wiederholte Blutungen, spontan auftretend oder nach Verletzungen. Hämatemesis ist häufig. Der Thromboplastinbildungs-Test der Thrombocytenfunktion kann bei manchen Fällen pathologisch sein, besonders wenn der Plättchenwert in etwa normal ist.

4. *Willebrand-Jürgens-Typ der Thrombopathie.* Diese Fälle zeigen entweder eine starke Blutungsneigung nach Verletzungen oder spontane Blutungen aus den Schleimhäuten.

Laborbefunde.
　I. Die Blutungszeit ist verlängert.
　II. Serum-Prothrombin-Verbrauch ist gestört.
　III. Die Thromboplastin-Bildung ist krankhaft, wenn man Plättchen des Patienten verwendet. Der Plättchen-Faktor 3 (Phospholipid) liegt in den Plättchen vor, wird aber während der Gerinnung nicht ausreichend freigesetzt.
　IV. Manche Fälle zeigen eine starke Variation der Plättchengröße, wenn man periphere Blutbilder danach untersucht.

N. B. Eine Reduktion der Plasma-Faktoren VIII oder IX liegt nicht vor, wie ULUTIN und KARACA an 18 Fällen beschrieben.

Die Fälle von v. WILLEBRAND und JÜRGENS auf den Åland-Inseln wurden 1957 nachuntersucht. Man fand, daß ein *partieller* Faktor-VIII-Mangel vorliegt und ein sog. plasmatischer Gefäßfaktor fehlt.

Literatur: NILSON, BLOMBÄCK, FRANCKEN: Acta med. Scand. CLIX, 35 (1957). — ULUTIN, O. N., and M. KARACA: Brit. J. Haemat. 5, 303 (1959).

5. *Thrombasthenische Thrombopathie.* Eine Kombination der Glanzmannschen Erkrankung und des Willebrand-Jürgens-Typs der Thrombopathie.

Laborbefunde:
　I. Retraktion des Gerinnsels gestört oder fehlend.
　II. Plättchendefekte wurden elektronenoptisch nachgewiesen.
　III. Die Thromboplastin-Bildung verläuft pathologisch, wenn Blutplättchen des Patienten gebraucht werden.

Sekundär.

1. Thrombocythämie mit Thrombocytasthenie.

a) Polycythaemia vera. Manche Fälle mit erhöhten Thrombocytenwerten haben normale Thromboplastin-Bildungs-Tests, aber wenn der Plättchenwert nur angenähert normal ist, dann ist die Thromboplastin-Bildung gestört, entsprechend dem niederen Gehalt an Plättchen-Faktor 3 (Phospholipid).

b) Disseminierte Carcinomatose ⎫ manche Fälle.
c) Hodgkinsche Erkrankung   ⎭
d) Schwere und verlängerte Blutungen (selten).

2. Thrombocytasthenie.

a) **Urämie.** Thrombocytasthenie kann in manchen Fällen von Urämie auftreten. Offensichtlich behindern Metaboliten bei der Urämie die Wirkung des Plättchenfaktors 3.

b) **Plättchen-Serotonin-Gehalt.** Der Thrombocyten-Serotonin-Gehalt kann bei myeloischer Leukämie und Polycythaemia vera nieder sein, und wird ebenso stark reduziert nach Behandlung mit Reserpin. Dennoch sind die Funktionen der Thrombocyten im Hinblick auf die Gerinnung nicht verändert.

5-Hydroxytryptamin (5-H.T., Serotonin)

Thrombocytengehalt.

Mittelwert = 57 ± 18 mg/1 000 000 000 Thrombocyten.

5-H.T. wird in den Blutplättchen während der Gerinnung freigesetzt, parallel zu der Fibrinbildung, aber unabhängig von der Fibrinbildung. Dies steigert wahrscheinlich die lokale Vasokonstriktion und hilft bei der Retraktion des Gerinnsels.

N. B. Völliges Fehlen von Thrombocyten-5-H.T. nach Reserpin-Therapie hat keinen störenden Effekt auf die Blutgerinnung.

Gehalt des Gesamtblutes.

Mittelwert = 160 ± 60 mg/ml (Schwankungsbreite = 100 bis 300 mg/ml).

Arterielle Spasmen nach Transfusion von defibriniertem Blut werden wahrscheinlich durch freigesetztes 5-H.T. verursacht.

Die Blutwerte von 5-H.T. sind erhöht in Fällen von malignem Carcinoid-Tumor und ebenso nach Behandlung mit Monoaminoxydase-Hemmern. Während der Reserpin-Therapie findet man kein 5-H.T. im Blut.

Bei der Geburt findet sich nur wenig 5-H.T. im Blut. Es besteht ein rascher Anstieg in ungefähr 4 Monaten auf Erwachsenenwerte.

Mögliche Funktionen von 5-H.T.

1. Lokale Vasokonstriktion der Blutgefäße bei Hämorrhagien.
2. Erhaltung des Gefäßtonus.
3. Antidiuretische Wirkung auf die Niere?
4. Erhaltung eines normalen Darmtonus?
5. Mittler der normalen Gehirnfunktion?

5-H.T. wird im Körper durch die Wirkung der Aminoxydase und Aldehyd-Dehydrogenase zerstört. Das Endprodukt ist 5-Hydroxyindol-Essigsäure (5-H.I.A.A.), die im Urin erscheint.

Literatur: DALGLIESH, C. E., ed. H. SABOTKA, and C. P. STEWART: Advances in clinical chemistry, Vol. 1, 194—224 (1958). New York: Academic Press.

Gerinnungsfaktoren bei Neugeborenen

Bei gesunden Neugeborenen liegen folgende Faktoren unterhalb der normalen Erwachsenenwerte:
1. Prothrombin 25—40% des Erwachsenenwertes.
2. Faktor VII 25—40% des Erwachsenenwertes, mit Erreichen der Erwachsenennorm um 3 Monate.
3. Faktor IX (Christmas-Faktor) 10—15% der Erwachsenenwerte. Bei Frühgeborenen beträgt der Wert 8—12% der Erwachsenennorm.
4. Haptoglobine nur in Spuren nachweisbar.
5. Fibrinogen im wechselnder Menge vorhanden. Wahrscheinlich qualitativ verschieden als „fetales Fibrinogen".
   Literatur: KÜNZER, W.: Hdb. ges. Hämatol. V/3, 1, p. 344 ff. (1964).
6. Faktor V beträgt zwischen 62—130% des Erwachsenenwertes. Der Überschuß an Faktor V kann bei manchen Fällen teilweise den Mangel anderer Faktoren kompensieren.
7. Sowohl fibrinolytische Aktivität als Antithrombin-Aktivität sind bei Neugeborenen über die Erwachsenenwerte erhöht.
8. Stuart-Prower-Faktor 3—35% des Erwachsenenwertes. Erreichen der Erwachsenennorm um 3 Monate.

Trotz der herabgesetzten Aktivität verschiedener Faktoren ist die Gesamtgerinnung intakt.

Literatur: DRISCOLL, S. G., and D. Y. HSIA: Pediatrics 22, 785 (1958). — DENSON, K. W.: Personal communication (1960).

Gerinnungsfaktoren bei verschiedenen Species

1. Retraktion des Gerinnsels gering bei Hühnern.
2. Niedrige Prothrombin- und Faktor-VII-Konzentrationen sind bei Opossum, Huhn, Ente, Schaf und Kuh vorhanden.
3. Die Werte für Faktor V sind stark erhöht bei anderen Säugetieren, im Vergleich zum Menschen. Niedere Werte von Faktor V finden sich bei Hühnern.
4. Höhere Werte für Faktor VIII (AHG) als beim Menschen finden sich bei Kühen und Schafen, während bei Hunden der Wert 300 bis 400% der normalen menschlichen Werte beträgt.
5. Das erwachsene Meerschweinchen hat im Vergleich mit erwachsenen Menschen reduzierte Werte der Faktoren VII, II und X.
6. Faktor IX (Christmas-Faktor) ist in gleicher Konzentration bei allen Säugetieren vorhanden. Faktor IX fehlt im Blut von Hühnern.
7. Faktor X (Stuart-Prower-Faktor) ist in sehr geringen Werten (1—5% der erwachsenen menschlichen Werte) bei Neugeborenen und erwachsenen Katzen vorhanden.

8. Hageman-Faktor findet sich bei allen Säugetieren, fehlt aber im Blut von Hühnern und Enten; der Wert liegt bei Pferden niedrig.

9. Die Thromboplastinbildung ist bei Hühnern und bei der Ente unbedeutend (nicht unerwartet, denn Faktor XII fehlt und Faktor XI ist in verminderter Menge vorhanden).

10. Thromboplastin von verschiedenen Species weist Species-Spezifität auf.

11. Beim neugeborenen Hund finden sich die Plasma-Gerinnungsfaktoren in etwa ähnlicher Menge wie beim menschlichen Neugeborenen.

12. Das Zusammenwirken der verschiedenen Gerinnungsfaktoren ergibt bei jeder Species einen normalen Gerinnungsmechanismus.

Literatur: DIDISHEIM, P., K. HATORI, and J. LEWIS: J. Lab. clin. Med. **53**, 866 (1959). — HATHAWAY, W. E., H. S. HATHAWAY, and L. P. BELHASEN: Ibid **64**, 784 (1964). — KERR, C. B.: J. med. Genet. **2**, 254 (1965). (Reviews clotting in invertebrates, fishes, birds, reptiles, and mammals.)

Blutungen in Verbindung mit Lebererkrankungen

Die folgenden Faktoren können entweder einzeln oder in Verbindung miteinander erniedrigt sein. Der Grad der Beeinträchtigung ist ziemlich proportional der Schwere der Lebererkrankung.

1. Thrombocytopenie.

2. Prothrombin (mit ungenügender Besserung nach Vitamin-K-Behandlung).

3. Faktor V.

4. Faktor IX (Christmas-Faktor).

5. Fibrinogen selten erniedrigt.

6. Selten finden sich zirkulierende Fibrinolysine.

7. Bei schlechter Fettresorption aus dem Darm kann der Faktor VII im Plasma erniedrigt sein. Nach Vitamin-K-Therapie sollte der Plasmawert von Faktor VII ansteigen.

8. Der Plasma-Antithrombin-Titer kann erhöht sein.

9. Die Gefäßresistenz ist in vielen Fällen erniedrigt.

N. B. Die einstufige Prothrombinmethode (Quick) kann in Gegenwart von reduzierten Prothrombin-Konzentrationen normal ausfallen, deshalb ist die zweiphasige Bestimmungsmethode in Fällen von Lebererkrankungen vorzuziehen.

Literatur: FINKBINER, R. B., J. J. MCGOVERN, R. GOLDSTEIN, J. P. BUNKER, A. YANAKIS, and R. LANGER: Amer. J. Med. **26**, 199 (1959).

Gefäßerkrankungen

Angeborene Störungen der Blutgefäßwandungen

Hereditäre hämorrhagische Teleangiektasie (M. Osler). Bei dieser Erkrankung besteht eine hereditäre Dysplasie der Capillaren. Die befallenen Capillaren weisen nicht-kontraktile Aussackungen auf. Die Erkrankung wird durch ein autosomales, dominantes Gen vererbt, übertragen von beiden Geschlechtern und befällt beide Geschlechter gleich.

Alle Gerinnungsteste sind normal, außer daß die Blutungszeit in den betroffenen Gefäßgebieten stark verlängert ist.

Pseudohämophilie (vasculäre Varietät). Diese seltene Erkrankung weist eine erhöhte Blutungszeit auf. Es ist möglich, daß sie dominant vererbt wird.

Idiopathische Gefäßerkrankungen.

1. Lungen-Hämosiderose. Diese seltene Erkrankung tritt meist nur in der Kindheit auf und ist gekennzeichnet durch Hämoptyse, pulmonale Hämosiderose, Anämie und Reticulocytose. Der Tod tritt gewöhnlich innerhalb 3 Jahren nach Beginn auf.

2. Idiopathische Hämatemesis und Melaena. Intermittierende schwere gastro-intestinale Blutungen treten auf, ohne daß sich eine Blutgerinnungsstörung demonstrieren läßt.

N. B. s. M. OSLER mit Befall des Magen-Darmtraktes!

3. Ehlers-Danlos-Syndrom. Diese Erkrankung ist eine angeborene mesenchymale Dysplasie, verbunden mit Hyperelastizität der Haut, Überstreckbarkeit der Gelenke, krankhaft brüchigen Blutgefäßen und subcutanen Knoten. Die Vererbung erfolgt dominant autosomal.

4. Ein bisher unbekanntes Syndrom, mitgeteilt von FESSEY und MEYNELL.

Literatur: FESSEY, B. M., and M. J. MEYNELL: Brit. med. J. 2, 391 (1957).

Erworbene erhöhte Gefäß-Permeabilität und Brüchigkeit

Skorbut. Obwohl in manchen Fällen gleichzeitig eine Thrombocytopenie vorhanden ist, liegt der fundamentale Defekt bei dieser Erkrankung in der Synthese der Zwischengewebssubstanz der Capillarwand. Blutungen können beinahe in allen Capillaren des Körpers auftreten. Alle Gerinnungsteste sind normal, außer dem Capillar-Fragilitäts-Test, der stark positiv ist.

Vitamin-K-Mangel. Tritt mit Hypoprothrombinämie und erhöhter Gefäß-Fragilität auf.

Senile und kachektische Purpura.

Infektionen.

1. Capillar-Schädigung durch Toxine.
a) Pocken.
b) Masern.
c) Scharlach.
d) Diphtherie.
e) Typhus.
f) Akute Glomerulonephritis (auf Grund von Streptokokkentoxinen.

2. Septische Embolien.
a) Subakute bakterielle Endokarditis.
b) Meningokokken-Sepsis.
c) Pneumokokken-Sepsis.
Die Gefäß-Permeabilität ist gesteigert durch die Wirkung von Hyaluronidase.

3. Arzneimittel und Toxine.
a) Goldsalze.
b) Organische Arsenverbindungen.
c) Sulfonamide.
d) Streptomycin.
e) Isoniazid.
f) Schlangengift.
g) Copaiba (Copaibabalsam).
h) Atropin.
i) Chinin.
j) Oestrogene.
Bei diesen Erkrankungen können Thrombocytopenie und/oder Capillarschädigungen vorhanden sein.

4. Allergisch-toxische Erkrankungen. Schönlein-Henoch-Purpura (Milz-Inhibitor des „Splenins"?).

5. Capillar-Schädigung mit Thrombocytopenie.
a) Primäre Thrombocytopenie.
b) Sekundäre Thrombocytopenie.

6. Purpura simplex.
a) Hereditäre familiäre Purpura simplex.
b) Erworbene Purpura simplex.
Bei beiden Krankheiten sind die Gerinnungsteste normal.

7. Verschiedenes.
a) Diabetes mellitus } Blutungen in Skleren
b) Hypertension } und Retina.
c) Urämie. Blutungen aus Schleimhäuten.
d) Hypothyreose.
e) Mechanische Konstriktion.

f) Anoxie.
g) Krampfanfälle.

„Spider"-Naevi. „Spider" werden durch Dilatation und Verzweigung terminaler Arteriolen verursacht. Man findet sie in der Haut, selten in Schleimhäuten und hauptsächlich in der oberen Körperhälfte. Durch Infrarot-Fotografie können sie im Gegensatz zu Teleangiektasien nicht demonstriert werden, und sie verschwinden beim Tod. „Spider" treten bei folgenden Erkrankungen auf:
1. Schwere und chronische Lebererkrankungen, besonders Cirrhosen.
2. Nahrungsmangel, besonders Pellagra.
3. Schwangerschaft. „Spider" können auftreten und sich vergrößern von ungefähr dem 3. Schwangerschaftsmonat an bis zur Geburt.
4. Verschiedenes.
a) Cushing-Syndrom.
b) Hyperthyreose.
c) Akutes rheumatisches Fieber.
d) Xanthoderma pigmentosa.

„Spider" auf Grund von venösen Verschlüssen sind selten und treten bei leukämischer Infiltration der Haut auf.
Die Capillar-Fragilität wird reduziert durch:
1. Cortison.
2. Compound F.
3. „Splenin", das von der Milz nach ACTH-Anwendung freigesetzt wird.
4. Thrombocytose.

Literatur: RUHRMANN, G.: Hdb. Kinderheilk. VI, 1118 ff (1967). — STEFANINI, M.: Amer. J. Med. 14, 64 (1953).

Zirkulierende Hemmstoffe

Natürliche physiologische Hemmstoffe.

1. Plasma-Proteine. Die Plasma-Protein-Fraktionen können sich mit verschiedenen Gerinnungsfaktoren verbinden und dadurch ihre Aktivität vermindern.
2. Antithromboplastin.
a) Plasma-Thromboplastin-Inhibitor.
b) Gewebs-Thromboplastin-Inhibitor.
3. Heparin-Co-Faktor (Albumin).
4. Natürliches Antithrombin. Diese Substanz, wahrscheinlich ein Albumin, wandelt aktives Thrombin zu inaktivem Metathrombin um.

5. *Fibrin-Gerinnsel.* Thrombin wird durch Fibringerinnsel adsorbiert. Später, wenn das Gerinnsel sich retrahiert, wird Thrombin freigesetzt und kann neutralisiert werden.

Pathologische Anticoagulantien.

1. Gehemmte Thromboplastin-Bildung.

a) Hämophilie. Nach wiederholten Transfusionen von Blut oder Plasma (speziell Rinderplasma) können sich hämophile Antikörper gegen den Faktor VIII (antihämophiles Globulin) entwickeln.

b) In der Schwangerschaft oder früh im Puerperium. Hemmstoffe können sich im Blut entwickeln, besonders wenn eine Rhesus-Inkompatibilität zwischen Mutter und Kind besteht.

c) Kollagen-Krankheiten. Bei manchen Fällen von disseminiertem Lupus erythematodes und von Polyarteritis nodosa entwickeln sich im Kreislauf Hemmstoffe.

d) Andere Erkrankungen. Zirkulierende Hemmstoffe wurden bei verschiedenen Erkrankungen beobachtet, besonders bei älteren Menschen, z. B. Tuberkulose, Pemphigus, chronischer Glomerulonephritis.

e) Arzneimittelüberempfindlichkeit. Eine solche Überempfindlichkeit kann gelegentlich zur Entwicklung von Hemmstoffen führen.

f) Inkompatible Bluttransfusionen. Es ist möglich, daß Hemmstoffe im Kreislauf bei manchen Fällen von Inkompatibilität gegen Blutgruppen außerhalb der ABO- und Rhesus-Blutgruppen auftreten.

2. Antithromboplastin-Aktivität. Klinisch ist diese Gruppe der häufigste Typ. Die Hemmstoffe sind hitzestabil, lagerungsstabil und nichtadsorbierbare γ-Globuline.

a) Idiopathisch.

b) Sekundär beim Lupus erythematodes.

3. Heparin und heparinähnliche Stoffe.

a) Der Plasma-Heparinwert liegt oberhalb der Norm beim anaphylaktischen Schock.

b) Nach Röntgenbestrahlung.

c) Nach Stickstoff-Lost-Therapie.

d) Embolie von Amnionflüssigkeit ist gelegentlich die Ursache.

N. B. Aus der Placenta kann eine excessive Freisetzung von Gewebsthromboplastin erfolgen.

4. Dysproteinämien. Verschiedene Erkrankungen können mit beeinträchtigter Gerinnung einhergehen. Die Proteine binden Calcium, und Faktoren, die die Umwandlung von Fibrinogen in Fibrin erleichtern, sind folgende:

a) Myelom.

b) Amyloidose.

c) Idiopathische Hyperglobulinämie (Waldenströmsche Krankheit).

d) Makroglobulinämie. Es ist möglich, daß bei dieser Krankheit sehr große Globulinmoleküle mit den Faktoren V und Faktor VII interferieren.
e) Kryoglobulinämie.
5. *Erhöhtes Plasma-Antithrombin.*
a) Verschluß-Ikterus. Es können sowohl ein erhöhter Plasma-Antithrombin-Titer wie Hypoprothrombinämie, niedere Faktor-VII-Werte und erhöhte Capillar-Brüchigkeit auftreten.
b) Akute Pankreatitis.
c) Chronische Pankreatitis.
d) Pankreas-Carcinom.
e) Pankreas-Verletzungen.

N. B. Der Plasma-Antithrombin-Titer ist normalerweise während der Schwangerschaft erniedrigt.

Einführende Untersuchungen.

1. Verlängerte Gerinnungszeit des Gesamtblutes kann entweder auf einen Defekt im normalen Gerinnungsmechanismus oder auf ein zirkulierendes Anticoagulans zurückgehen. Wenn gleiche Mengen von frischem Patientenblut und normalem Blut gemischt werden und die kombinierte Gerinnungszeit festgestellt wird, dann normalisiert sich bei Gerinnungsdefekt die Gerinnungszeit, während die Gerinnungszeit noch mäßig erhöht bleibt, wenn Hemmstoffe vorliegen.

2. Beeinträchtigung des Prothrombinverbrauchs im Serum kann entweder auf einen Gerinnungsdefekt oder auf zirkulierende Anticoagulantien zurückgehen. Wiederum werden gleiche Mengen von frischem Patientenblut und normalem Blut zur Gerinnung zusammengegeben und das restliche Prothrombin wird eine Stunde nach der Gerinnung gemessen. Liegt ein Gerinnungsdefekt vor, dann normalisiert normales Blut den Prothrombinverbrauch des Gerinnsels völlig. Bei Vorliegen zirkulierender Hemmstoffe bleibt der Prothrombinverbrauch im Serum gestört.

Wenn dies letztere Resultat vorliegt, dann sagt es aus, daß der zirkulierende Hemmstoff von dem Typus ist, der die Bildung von „intrinsic" Thromboplastin hemmt. Der Defekt im Prothrombinverbrauch kann teilweise durch die Hinzufügung von überschüssigem Thromboplastin zum Blut bei der Abnahme korrigiert werden. Dieser Typ von Hemmstoffen ruft ebenso eine stark reduzierte Thromboplastinbildung hervor.

3. Liegen zirkulierende Anticoagulantien vor, die die Wirkung von Thromboplastin hemmen, dann findet man, daß der Prothrombinverbrauch nach Gerinnung nur gering beeinflußt ist. Die einstufige Prothrombinzeit ist erhöht, und wird nur teilweise verkürzt durch die Zufügung von überschüssigem Thromboplastin. Ihr Vorliegen kann durch

eine Verdünnungsreihe von Thromboplastin in der Einstufenmessung demonstriert werden. Auch geben Verdünnungsreihen von Gehirnthromboplastin verlängerte einstufige Prothrombinzeiten, mit Faktor-VIII- und Faktor-IX-Mangel, da höhere Verdünnungen von Thromboplastin den Bedingungen einer einfachen Plasma-Recalcifizierungszeit nahekommen.

4. Bei Gegenwart von heparinähnlichen Körpern findet man, daß die einstufige Prothrombinzeit mäßig verlängert ist. Das Serum-Prothrombin ist gering beeinflußt und der Antithrombin-Titer des Plasmas ist erhöht. Protaminsulfat (oder Toluidinblau 150—200 mg per os täglich) das dem Plasma hinzugefügt wird, korrigieren den Gerinnungsmechanismus vollständig. Diese Art von Hemmkörper kann entdeckt werden, indem man mit verschiedenen Mengen von Thrombin titriert.

Auch Anticoagulantien mit schwacher Antithrombin-Aktivität können nachgewiesen werden, wenn man unverdünnte Reagentien beim Thromboplastinbildungstest gebraucht.

Bis zu 20% der Fälle von echter Hämophilie entwickeln nach massiver Substitution Hemmkörper und einige Fälle mit zirkulierenden Hemmkörpern sind auch bei der Christmas-Krankheit mitgeteilt. Ein Fall von Antifaktor XI, ein Fall von Antifaktor VII und zwei Fälle von Antifaktor V sind beschrieben.

Literatur: HOUGIE, C.: Brit. med. Bull. 11, 16 (1955). — DOUGLAS, A. S.: Brit. J. Haemat. 4, 302 (1958). — MARGOLINS, A., Jnr., D. P. JACKSON, and O. D. RATNOFF: Medicine 40, 145 (1961). (A review with 214 references.)

Anticoagulantien

Heparin. 1 mg Heparin (d. h. 100 Einheiten) verhindert die Gerinnung von 5 ml Blut. Heparin hemmt wahrscheinlich die Bildung von Thromboplastin, da Heparin den Thromboplastinbildungstest stört, und wenn in Gegenwart von Heparin die Gerinnung eintritt, dann werden Faktor VIII und Faktor V nicht ganz verbraucht. Heparin vereinigt sich mit Faktor IX und inaktiviert ihn.

Zusätzlich hemmt Heparin die Wirkung des gebildeten Thromboplastins und unterbindet die Wirkung von Thrombin auf Fibrinogen. Die Agglutination und Zerstörung von Thrombocyten wird ebenfalls in Gegenwart von Heparin vermindert. Wenn der Plättchenwert niedriger liegt, dann ist weniger Heparin nötig, um seine Wirkung zu hemmen, da Plättchenfaktor 4 (Anti-Heparin) vermindert ist.

N. B. Ein Überschuß an Blutplättchen hemmt die Thromboplastinbildung.

Literatur: SHANBERGE, J. N., A. SARELIS, and E. E. REGAN: J. Lab. clin. Med. 54, 501 (1959). — O'BRIEN, J. R.: J. clin. Path. 13, 93 (1960).

Oxalat. 4 mg Kalium-Oxalat und 6 mg Ammonium-Oxalat verhindern die Blutgerinnung von 5 ml Blut.

Oxalat wirkt, indem es Calcium aus dem Plasma bindet, unter Bildung von unlöslichem Calcium-Oxalat. Die Recalcifikation mit Überschuß von Calcium-Chloridlösung hebt diesen Defekt auf.

N. B. Faktor V verschwindet rascher aus Oxalatblut als aus Citratblut, d. h. Oxalat ist ein unbrauchbares Anticoagulans für den Versand von Blutproben zur einstufigen Prothrombinmessung.

Natrium-Citrat. Citrationen bilden einen nicht-ionisierten Komplex mit Plasma-Calcium, und verhindert so die Blutgerinnung, bis ein Überschuß an Calciumsalz hinzugegeben wird. Ein stärkerer Überschuß an Calcium-Ionen kann wiederum die Gerinnung stören.

EDTA. Dieser Chelatbildner bindet Calcium und verhindert die Gerinnung bis ein Überschuß an Calciumchlorid zugefügt wird. Er hindert ebenso den Übergang von Fibrinogen zu Fibrin, d. h. das Fibrinmolekül ist labiler und stabilisiert in Gegenwart von Faktor XIII nicht selbst.

N. B. Die Beeinflussung der Thromboplastinbildung durch Hinzufügung von Heparin zum System wird durch Hinzugabe von Normalserum korrigiert, aber nicht durch Hinzufügung von Serum von Christmas-Kranken (Fehlen von Faktor IX). Ähnlich korrigiert Serum von Cumarin-behandelten Patienten nicht die Wirkung von Heparin. Deshalb sollten bei Patienten mit Herzoperationen, bei denen Heparin gebraucht wird, cumarinähnliche Medikamente einige Tage vor der Operation weggelassen werden. Man nimmt an, daß Heparin sich mit Faktor IX verbindet, da Protaminsulfat Faktor IX freisetzt.

Heparin wird inaktiviert durch:
a) Serum-aktivierten Faktor IX.
b) Plättchen-Protein (aber nicht durch intakte Blutplättchen).
c) Plättchenähnliche Aktivität des Serum (P.L.A.S.).

Hämorrhagische Zustände

Capillar-Defekte.

1. Symptomatisch.
2. Allergische Purpura.
3. Hereditäre hämorrhagische Teleangiektasie.
4. Ehlers-Danlos-Syndrom.
5. Von Willebrandsche Krankheit *(eine* Varietät s. o.).

Thrombocytendefekte.

1. Thrombocytopenie.
2. Qualitative Defekte.

Defekte der Blutgerinnungsfaktoren.
1. Hereditäre Defekte der Faktoren I—IX usw.
2. Erworbene Defekte der Faktoren I—IX usw.:
   a) einzeln.
   b) mehrfach (kombinierte Defekte).
3. Hemmstoffe im Kreislauf.
4. Dysproteinämie.
5. Defibrinierende Erkrankungen.

N. B. Diese Defekte oder Krankheiten können einzeln oder in Kombination auftreten. Es ist von Interesse, daß abgesehen von Infektionen nach Schlangenbissen, die zwei Hauptgruppen von Schlangengiften das Gerinnungssystem auf verschiedene Weise beeinflussen:

   I. Viper-Schlangen. Das Gift enthält eine aktive Substanz mit einer Wirkung, die dem Faktor VII sehr gleicht und auch ein Gewebsthromboplastin, z. B. Russellsches Viper-Venom.
   II. Colubrine Schlangen. Das Schlangengift enthält starke Hämolysine und Gifte, die sich gegen Nervengewebe richten, z. B. Kobra.

Bluttransfusions-Störungen

Nach transfundiertem Blut.

1. Inkompatibilität. Inkompatible AB0-Transfusionen können tödlich ausgehen. Die Reaktionen sind besonders gefährlich, wenn eine vorherige Immunisierung gegen eine besondere Blutgruppe vorliegt (z. B. Rhesus-positives Blut an rhesus-negativen Patient. Auf die erste Transfusion tritt keine Reaktion ein, aber Antikörper können sich entwickeln. Eine spätere Transfusion von Rhesus-positivem Blut ruft eine schwere Reaktion hervor). — Nach vorausgegangener Transfusion mit inkompatiblem Blut entwickeln sich Antikörper und eine weitere gleichartige Transfusion ruft eine schwere Reaktion hervor.

Blutgruppen-Antikörper-Reaktionen.
   I. Anti-A und Anti-B rufen intravasculäre Hämolyse hervor.
   II. Anti-M verursacht Agglutination von M-Erythrocyten bei 37°, wobei die Agglutination bei niederen Temperaturen stärker ist.
   III. Anti-P und Anti-Le können als Kälte-Agglutinine wirken.
   IV. Anti-K und Anti-Fy binden Komplement.

N. B. Antikörper, die Erythrocyten in Salzlösung agglutinieren, passieren nicht die Placenta. Man hat gefunden, daß:
1. Plastik-Transfusionsgeräte die Zahl der fieberhaften Reaktionen herabsetzen.

2. Das Vorkommen von Zwischenfällen mit der vorausgegangenen Zahl an Transfusionen bei einem Patienten ansteigt.

3. Bei Vorliegen von „Rollen"-Bildung im Prätransfusionsblut ein erhöhtes Auftreten von Reaktionen zu verzeichnen ist.

4. Das Auftreten von Thrombophlebitis in Venen, die für Transfusionen benutzt werden, geringer ist, wenn:

a) Plastikbestecke an Stelle von Gummibestecken benutzt werden.

b) Die Dauer jeglicher Infusionen in eine Vene auf weniger als 24 Std beschränkt wird.

Literatur: RAMGREN, O., E. SKÖLD, and J.-E. TENGBERG: Acta med. scand. 162, 211 (1958).

2. Hämolysiertes Blut. Auf Grund von:

a) Zu langer Blutlagerung.

b) Lagerung bei falscher Temperatur.

c) Rascher Erwärmung durch starke Hitze, nachdem es von der Blutbank abgeholt wurde.

d) Zeitweiser Lagerung in einem Haushaltseisschrank, nachdem es von der Blutbank abgeholt wurde und vor Gebrauch so stark abgekühlt war, daß die Erythrocyten hämolysierten.

e) Infektionen (s. unten).

3. Infiziertes Blut. Blut kann bei oder nach der Abnahme kontaminiert werden. Organismen, die bei niederer Temperatur wachsen, sind besonders gefährlich, z. B. Organismen, die in Brunnenwasser gefunden werden, da sie sich im Bankblut bei 38—42° F (= 4—6° Celsius) vermehren. Sie selbst sind nicht pathogen, aber die Stoffwechselprodukte, die nach ein oder zwei Wochen entstehen, sind sehr toxisch. Jegliches Blut sollte vor Gebrauch angesehen werden, nachdem sich die Erythrocyten in den Ampullen abgesetzt haben. Jede Hämolyse, die auftritt, macht sich im Plasma unmittelbar oberhalb der Erythrocyten bemerkbar. Wenn das Blut zuvor transportiert wurde, ist dieser Teil der Erythrocyten des Plasmas nicht sichtbar. Die Blutbank, die das Blut ausgibt, sollte es vor der Abgabe daraufhin untersuchen.

N. B. Ein kleines Fibringerinnsel, das häufig in Bankblut gefunden wird, ist harmlos und wird durch den Filter des Besteckes zurückgehalten.

4. Pyrogene. Diese Stoffe finden sich in der gerinnungshemmenden Flüssigkeit, die für die Blutabnahme gebraucht wird oder können im Spenderplasma vorhanden sein. Reaktionen aus diesem Grund treten häufiger auf, wenn eine Anamnese von Allergie oder Asthma beim Empfänger vorliegt.

5. Erkrankungen, die vom Spender durch sein Blut übertragen werden.

a) *Homologe Serumkrankheit.* In den gemäßigten Breiten ist dies die ernsthafteste Erkrankung dieser Gruppe. Spender mit einer vorhergehenden Gelbsuchterkrankung sollten ausgeschlossen werden.
b) *Malaria.*
c) *Virus-Erkrankungen* (bei denen der Spender im Prodromalstadium ist).
   I. Nach Pockenimpfung.
   II. Masern.
   III. Influenza.
   IV. Drüsenfieber.
d) Erkrankungen, die weniger wahrscheinlich übertragen werden.
   I. Syphilis. Die niedrige Temperatur, bei der das Blut nach der Abnahme gehalten wird, ist wahrscheinlich für die Spirochäten nach einigen Tagen letal. Dagegen ist die Transfusion von frischem Blut im 2. Stadium hoch infektiös.
   II. Rückfallfieber.
   III. Yaws.
   IV. Kala-azar.

Störungen durch die Transfusion selbst.

1. Übertransfusion. Das Risiko ist besonders groß bei Fällen von:
a) Schweren Anämien.
N. B. Bei schweren Eisenmangelanämien ist, obwohl die Hämoglobin-Konzentration nieder liegt, das Volumen der gesamten Erythrocyten nicht entsprechend nieder, d. h. übermäßige Transfusionen können den Hämatokritwert über die Norm ansteigen lassen und dies ist der Grund für ein starkes Ansteigen der Herzarbeit.
b) Herzerkrankungen.
c) Nierenerkrankungen.
Bis zu einem gewissen Ausmaß kann das Risiko vermindert werden, indem man Erythrocytenkonzentrat an Stelle von Vollblut transfundiert.

2. Luftembolie. Besonders, wenn Blut rasch unter Druck transfundiert wird.

3. Kalium-Intoxikation. Je länger das Blut gelagert wird, desto mehr Kalium entweicht aus den Erythrocyten ins Plasma. Bankblut, das rasch transfundiert wird, kann daher zur Intoxikation führen.

Auch sollte Bankblut niemals verwendet werden, um die Hämoglobin-Konzentrationen in Fällen von Anurien oder Oligurien zu normalisieren. Der Überschuß an Kalium in transfundiertem Plasma und das freigesetzte Kalium aus den älteren Erythrocyten, die zerfallen, führt zu letalen Plasma-Kalium-Konzentrationen, da die Nieren den Überschuß nicht ausscheiden können.

4. Citrat-Intoxikation. Eine Citrat-Intoxikation kann sich entwickeln, wenn sehr große Mengen von Citratblut in Relation zum Blutvolumen des Patienten zutransfundiert werden. Dies ereignet sich besonders bei Neugeborenen und bei Patienten mit Lebererkrankungen, da der Überschuß an Citrat nicht so rasch wie normal metabolisiert werden kann. Ein Überschuß an Citrat reduziert das ionisierte Plasma-Calcium und kann zur Tetanie führen.

5. *Thrombophlebitis.* Diese Komplikation wird sich besonders gern entwickeln, wenn Flüssigkeiten über längere Zeit an der gleichen Stelle infundiert werden. Transfusionen durch einen Polyäthylen-Katheter, der durch die Vena saphena in die untere Vena cava gelegt wurde, können über mehrere Tage bei Erwachsenen ohne jegliche Spur einer Phlebitis benutzt werden, und Lösungen die kleinere Venen rasch thrombosieren würden, z. B. 40%ige Glucoselösung, können auf diesem Weg gefahrlos gegeben werden.

6. *Hämosiderose.* Diese Erkrankung kann nach zahlreichen Transfusionen auftreten bei Erkrankungen wie der aplastischen Anämie, bei denen kein Blutverlust besteht. Eine ausgesprochene Posttransfusions-Hämochromatose entwickelt sich nur selten.

7. Während einer Bluttransfusion bei einem Kind kann eine schwere Hypothermie auftreten, wenn das Blut nicht entsprechend angewärmt wird. Abgesehen davon kann ein starker Spasmus der Vene auftreten, der den Zustrom des Blutes in den kindlichen Kreislauf vermindert.

Unverträgliche Bluttransfusionen

Folgende Befunde wurden beschrieben:

1. Hypofibrinogenämie.
2. Hypoprothrombinämie.
3. Thrombocytopenie.
4. Leukopenie mit nachfolgender Leukocytose.
5. Hämoglobinämie und Methämalbuminämie.
6. Hämoglobinurie.
7. Hyperbilirubinämie (Gelbsucht). Der Gipfelwert tritt ungefähr 3 bis 6 Stunden nach unverträglicher Bluttransfusion mit nachfolgender intravasculärer Hämolyse ein.
8. Faktor V in einem Fall reduziert.
9. Zirkulierender Hemmstoff von niederem Titer in einem Fall.
10. Kein Nachweis von verstärkter Fibrinolyse.
11. Als Resultat einer Kombination von 1., 2., 3., 8. und 9. kann eine Blutungstendenz auftreten.

Hämolysierte Erythrocyten haben eine thromboplastinähnliche Aktivität. Deshalb kann nach inkompatibler Bluttransfusion mit intravasculärer Hämolyse ein Stadium ohne Gerinnung sich entwickeln, ähnlich wie es nach Freisetzung von Gewebsthromboplastin auftreten kann, z. B. aus Placenta, Lunge usw.

Literatur: KREVANS, J. R., D. P. JACKSON, C. L. CONLEY, and R. C. HARTMANN: Blood 12, 834 (1957). (2 cases described.)

N. B. Wenn Gelbsucht nach einer Transfusion von altem Blut auftritt, d. h. nahe dem Verfallsdatum, tritt der Serum-Bilirubingipfel ebenfalls ungefähr 6 Stdn nach der Transfusion auf, aber es findet sich gleichzeitig im Plasma kein Methämalbumin, Oxyhämoglobin und keine Hämoglobinurie.

N. B. Wenn eine Unverträglichkeit vermutet wird, ist es äußerst wichtig, daß der Hämatologe oder das Transfusionszentrum *sofort* benachrichtigt wird.

Blutveränderungen bei Lagerung

Blut, das in Standard-Glucose-Natrium-Citrat-Mischung gesammelt wurde, wird bei 4—6° C (38—42° F) gelagert. Es kann sicher bis zu 4 Wochen nach dem Sammeln verwendet werden, obwohl es wünschenswert ist, die Lagerung auf 3 Wochen oder weniger zu beschränken.

Während der Lagerung treten folgende Veränderungen auf:

1. Die Leukocyten verschwinden rasch innerhalb der ersten 3 Tage.

2. Der Blutplättchenwert wird am Ende der ersten drei Tage merklich reduziert. Unvollständige Mischung mit dem Anticoagulans bei dem Abnehmen, mit gleichzeitiger Gerinnselbildung, verursacht einen starken Verlust an Blutplättchen. Der Abfall an Thrombocyten wird reduziert, wenn das Blut in silikonisierten Glasgefäßen aufgefangen wird.

3. Faktor V ist am Ende des 3. Tages merklich reduziert, und der Verlust während der Abnahme steht in direkter Relation zum Abfall an Blutplättchen.

4. Die Prothrombinwerte fallen rasch in den ersten drei Tagen.

5. Faktor VIII (Antihämophiles Globulin) fällt stark in den ersten drei Tagen ab. Der Verlust beim Abnehmen ist ebenfalls direkt mit dem Verlust an Blutplättchen korreliert.

6. Faktor VII, Faktor IX (Christmas-Faktor), PTA, Hageman-Faktor, Stuart/Prower-Faktor sind in Bankblut vorhanden. Die Werte für Faktor VII sind niedriger, wenn der Plättchenverlust beim Abnehmen gering ist.

7. Komplement ist in Bankblut über 14 Tage vorhanden.

8. Während der Lagerung der Erythrocyten verlieren sich die antigenen und agglutinablen Eigenschaften. Nach 12 Std Lagerung fällt

die erhöhte Blutsenkungsgeschwindigkeit zur Norm ab, entsprechend den Veränderungen der Erythrocytenoberfläche.

9. Bankblut-Erythrocyten haben eine verringerte Transportkapazität für Sauerstoff. Diese Fähigkeit wird normalisiert innerhalb weniger Stunden nach der Transfusion.

10. Kalium wird von den Erythrocyten in steigender Menge ins Plasma abgegeben. Es ist wichtig, sich daran zu erinnern, wenn Blut rasch transfundiert wird. Nach drei Wochen Lagerung erreicht die Plasma-Citrat-Kalium-Konzentration ungefähr 40 mg/100 ml, was eine gefährlich hohe Menge ist, wenn rasch transfundiert wird.

11. Bei der Lagerung wird Fibrinogen im Vollblut schrittweise denaturiert und reagiert weniger leicht mit Thrombin. Auch diese Veränderung ruft eine Anticoagulantien-Aktivität hervor (oder ist mitbeteiligt).

12. ACD-Konserven haben ein stark saures pH (bis 6,1!). Bei Austauschtransfusionen, vor allem bei Frühgeburten, sollte das pH nicht unter 7,0 liegen, da sonst eine schwere metabolische Acidose entsteht. Besser sollte Heparinblut verwendet werden. Außerdem ist zur Vermeidung einer Hypocalciämie ausreichende intermittierende Calciumzufuhr erforderlich (4 cm³ Calc. gluc./100 cm³ Blut).

Literatur: MUSTARD, J. F.: Brit. J. Haemat. 3, 202 (1957). — STUR, O.: Pädiat. Pädol. 1, 363 (1965).

Fibrinolyse

Blutgerinnsel werden normalerweise im Körper durch Fibrinolyse entfernt. Proteolytische Enzyme helfen das Gerinnsel aufzulösen.

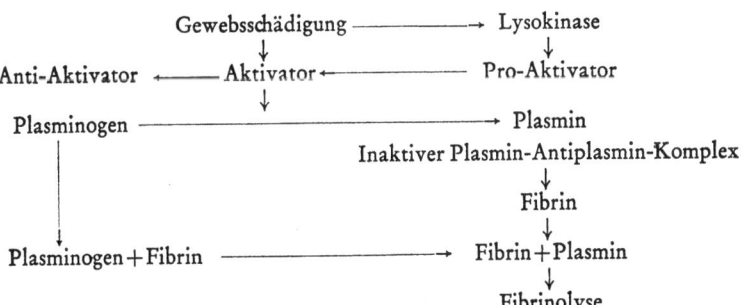

Beteiligte Faktoren.

1. Plasminogen. Ein β-Globulin, mit einem Molekulargewicht von 143 000 und einer starken Affinität für Fibrinogen und Fibrin.

2. Plasmin. Ein aktives proteolytisches Enzym, das Fibrin, Fibrinogen und andere Faktoren spalten kann und auch auf Gelatine, Casein, Protamin-Komplexe und Glucagon wirkt.

Molekulargewicht = 108 000—125 000, abhängig von der Art der Aktivierung (entweder Autokatalyse oder durch Urokinase oder Streptokinase).

Zerfallsprodukte der Fibrinauflösung inhibieren die Polymerisation von Fibrin, d. h. resultieren in unstabilen Fibringerinnseln.

3. Aktivatoren.
   a) Nicht-physiologische:
      I. Streptokinase, Molekulargewicht 50 000 (aus hämolytischen Streptokokken).
      II. Staphylokinase.
      III. Peptone.
   b) Physiologische:
      I. Blut-Aktivator (der am Fibringerinnsel adsorbiert wird).
      II. Gewebsaktivator. Die reichsten Ausgangsgewebe sind: Uterus, Nebennieren, Lymphknoten, Prostata, Lunge (in abfallender Stärke in dieser Reihenfolge).
      III. Urokinase. Vorhanden im Urin.
      IV. Aktivator ebenso vorhanden in Milch, Tränenflüssigkeit, Speichelflüssigkeit und Samenflüssigkeit.

4. Inhibitoren.
   a) Nicht-physiologische. Schwermetalle, Methylamin, Harnstoff, Heparin, Cystein, Mercaptoäthanol, Epsilon-Aminocapronsäure. Trypsin-Hemmer hemmen ebenfalls die Plasmin-Aktivität.
   b) Physiologische (Anti-Aktivatoren oder Antiplasmin). Antitrypsine, Calciumionen, Cholesterinoleat (keine einfache Korrelation zwischen Fibrinolyse-Aktivität und Serum-Cholesterinwert).

Physiologisches.

Erhöhte Fibrinolyse.
1. Nach mäßigem bis schwerem körperlichem Training.
2. Mit ansteigendem Alter (durch Abfall der Inhibitoren?).
3. Hyperventilation.
4. Aktivität stärker am Tag als bei Nacht, besonders, wenn die Aktivität überhaupt gesteigert ist.

Verminderte Fibrinolyse.
1. Im arteriellen Blut, im Vergleich zum venösen Blut (diese Differenz ist größer bei Arteriosklerotikern, besonders in jungem Alter).
2. Frauen nach der Menopause.
3. Am Tag nach schweren ungewohnten körperlichen Anstrengungen bei Menschen, die nicht trainiert sind.
4. Normale Neugeborene.

Pathologisches.
Erhöhte Fibrinolyse.
1. Nach Steroid- und ACTH-Behandlung.
2. Nach den ersten 48 Std bei chirurgischen Operationen bleibt die fibrinolytische Aktivität über der Norm während der folgenden 6 Tage.
3. Nach unverträglicher Bluttransfusion.
4. In manchen Fällen von Prostata- oder Pankreas-Carcinom.
5. In manchen Fällen von Lebercirrhose (Abfall des Antiplasmins).
6. Während Thorax-Operationen. Wenn die Lunge beeinträchtigt wird, können Gewebsthromboplastin und Aktivator in den Kreislauf freigesetzt werden.
7. Geburtshilfliche Komplikationen. Blutungen treten nach intravasculärer Gerinnung auf Grund von zirkulierender Amnionflüssigkeit ein, aber auch die Fibrinolyse kann eine Rolle spielen.
8. Schlangenbisse. Eine erhöhte fibrinolytische Aktivität kann nach Bissen von manchen Vipern auftreten.
Erniedrigte Fibrinolyse.
1. Diabetes mellitus.
2. Fettsucht.
3. Frühgeborene Kinder.
4. Während der ersten 48 Std nach chirurgischen Operationen.

Literatur: SHARP, A. A.: Brit. med. Bull. 20, 240 (1964). — FEARNLEY, G. R.: Fibrinolysis. London: Edward Arnold 1965.

Eine Blutungsneigung kann sich nach Blutungen entwickeln, die sich selbst unterhält:

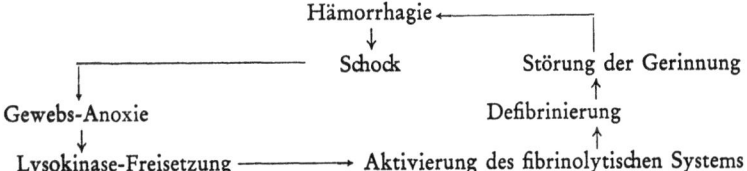

Serum-Komplement (Alexin)

Komplement ist ein nicht-spezifischer, natürlich vorkommender Antikörper, der für die Lyse von Erythrocyten und Bakterien durch Hämolysine und Bakteriolysine notwendig ist. Die Antigen-Antikörper-Reaktion inaktiviert die erste, zweite und vierte Komponente des Komplements, und läßt dabei die dritte Komponente aus.

Hämolyse der Erythrocyten.

1. Unbehandelte Erythrocyten + menschliches Komplement + Antikörper. Hämolyse tritt auf mit:
a) Viel Anti-A und Anti-B.
b) Viel Anti-Le^a.
c) Allen Anti-P+P$_1$?

2. Enzym-behandelte Erythrocyten + menschliches Komplement + Antikörper. Hämolyse tritt auf mit:
a) Wahrscheinlich allen Anti-A, Anti-B und Anti-Le^a.
b) Viele Anti-Le^b und Anti-JK^a.
c) Manchen Anti-P$_1$.

N. B. Wenn man Kaninchen-Serum-Komplement verwendet, dann hämolysieren all diese Antikörper unbehandelte Erythrocyten.
In vivo hängt der Serum-Komplementwert ab von:
a) Der Utilisationsrate.
b) Der Regenerationsrate.

Pathologisches.

1. Anstieg.

a) akutes rheumatisches Fieber. Der Serumwert fällt bei Erholung oder nach Steroid-Therapie. Ein sekundäres „Rebound"-Phänomen kann nach Absetzen der Steroid-Behandlung in manchen Fällen auftreten.

b) Rheumatoide Arthritis. Der Serumwert ist im akuten Stadium erhöht, fällt aber mit verminderter Krankheitsaktivität oder nach Steroid-Therapie ab.

c) Hodgkinsche Erkrankung und manche Fälle von Lymphosarkom.

d) Carcinomatosen (manche Fälle).

e) Herzinfarkt. In den ersten Tagen nach einem Herzinfarkt ist der Wert erhöht und fällt mit der Erholung wieder ab.

f) Leukämie.

2. Erniedrigte Werte.

a) Hämolytische Anämie. Die Serumwerte sind bei erworbener hämolytischer Anämie nieder, ebenso bei experimentell herbeigeführten hämolytischen Anämien der Meerschweinchen und Ratten.

b) Akuter disseminierter Lupus erythematodes. Nach Splenektomie, Steroid-Therapie oder spontaner Erholung normalisiert sich der Serumwert.

c) Akute Nephritis. Das Serum-Komplement fehlt in der akuten Phase und steigt bei der Erholung auf normale Werte an. Im Gegensatz dazu ist das Komplement bei der Schönlein-Henoch-Nephritis normal.

Literatur: DERHAM, R. J., and M. M. ROGERSON: Arch. Dis. Childh. 31, 364 (1956).

N. B. Normale Werte werden gefunden bei:
1. Sklerodermie
2. Periarteritis nodosa
3. Dermatomyositis

Mit einer weiten Streuung der Werte außerhalb der normalen Schwankungsbreite.

Serum-Properdin

N. B. Properdere: vorbereiten, um zu zerstören.

Diese Substanz, die sich bei allen Säugetieren findet, ist ein β-Globulin und macht ungefähr 0,03% des gesamten Serum-Proteins aus. Ihr Molekulargewicht beträgt ungefähr 1 000 000 und sie wirkt mit der dritten Komponente des Komplements in Gegenwart von Magnesium-Ionen, um sich selektiv mit Polysacchariden von höherem Molekulargewicht zu vereinen. Diese Eigenschaft ist für ihre antikörperähnliche Wirkung und ihre hämolytische Wirkung verantwortlich.

Während der ersten 6 Monate im Leben eines gesunden Kindes gibt es keinen Abfall des Serum-Properdins (in Gegensatz dazu fällt der Serum-Komplementwert beim gesunden Kind nach der Geburt ab). Ebenso reagiert das Properdin von Tieren einer Species mit Polysacchariden, die aus eigenen Geweben stammen, in gleicher Weise wie mit Polysacchariden von Geweben anderer Species oder sogar von Bakterien (d. h. sehr unspezifisch).

Es ist wichtig, daß Patienten, die an einer kongenitalen Agammaglobulinämie leiden, bei Fehlen von Infektionen normale Serum-Properdinwerte haben.

Properdin ist beteiligt an:

1. Bakterien-Zerstörung (besonders Gram-negative). Bakterien aus der Shigella-Gruppe sind besonders betroffen, ebenso sind manche Stämme von Salmonellen, Pseudomonas, Proteus, Paracolon und Escherichia coli properdinempfindlich.

Properdin + Bakterien (Kapsel-Polysaccharide) + C'3 + Mg^{++} = Bakteriolyse.

2. Erythrocyten-Zerstörung. Die krankhaften Erythrocyten bei paroxysmaler nächtlicher Hämoglobinämie (PNH) werden durch Properdin hämolysiert:

Properdin + PNH-Erythrocyten (oder Tanninsäure-behandelte normale Erythrocyten) + C'3 + Mg^{++} = Hämolyse.

Diese Reaktion tritt ebenso auf, wenn man normale Erythrocyten mit basischen Polypeptiden behandelt.

Man hat angenommen, daß der Befund der Hämolysepotenzierung bei dieser Erkrankung (PNH) durch Thrombin wahrscheinlich auf die Kontamination des hinzugefügten Thrombins mit Properdin zurückzuführen ist. Wenn diese Annahme zutrifft, dann ist es schwierig, die

Verbesserung der Hämolyse durch Cumarine bei PNH zu erklären. Tatsächlich hämolysiert properdinfreies Thrombin PNH-Zellen.

Literatur: CROSBY, W. H., and N. R. BENJAMIN: Blood 13, 684 (1958).

3. *Hemmung mancher Viruserkrankungen.*
N. B. Poliomyelitis-Virus ist gegen diese Wirkung sehr resistent.
4. *Zerstörung von Protozoen,* z. B. Toxoplasma gondii.

Erniedrigte Serum-Properdin-Werte.

1. Nach Bestrahlungen
2. Nach schwerem hämorrhagischem Schock
3. Nach schweren Verbrennungen
4. Nach schweren Infektionen
5. Ausgedehnte Gewebszerstörung

} Niedere Werte scheinen mit hoher Mortalität verknüpft zu sein.

6. Dextran-Transfusion. Es ist möglich, die akute Hämolyseattacke bei PNH mit Dextran-Transfusion zu verbessern.
7. Akute Leukämie.
8. Hämolytische Anämie während der Krise.
9. Aplastische Anämie.
10. Manche Carcinome.
11. Hodgkinsche Erkrankung und manche Fälle von Lymphosarkom, bei denen der Serum-Komplementwert erhöht ist.
12. Von Gierkesche Glykogen-Speicherkrankheit. Das Properdin wird an Glykogen gebunden.
13. Experimentell nach Zymosan-Injektion (Polysaccharid in Hefezellkapseln) fällt der Properdinwert ab, aber steigt nach 2—3 Tagen bis auf dreimal normale Werte wieder an.

Literatur: ROTTINO, A., and A. L. LEVY: Blood 14, 246 (1959). — HUNTER, DE W., and J. M. HILL: Amer. J. clin. Path. 29, 128 (1958). — WEDGEWOOD, R. J.: Pediatrics 22, 991 (1958). (Review.)

Teste

Blutungszeit

Normalwert. 0—7 min. Die normalen Variationen und die verschiedenen Meßmethoden werden durch O'BRIEN dargestellt.

Literatur: O'BRIEN, J. R.: J. clin. Path. 4, 272 (1951).

Die Blutungszeit ist umgekehrt proportional dem adhäsiven Plättchenwert.

Literatur: HELLEM, A. J.: Scand. J. clin. lab. Invest. 12, Suppl. 51 (1960).
— PARQUET-CERNEZ, A., J. CAEN, and M. GONDEMAND: Path. Biol. 12, 558 (1964).

Pathologisches.

1. Verlängerte Blutungszeit.
a) Fast immer verlängert.
  I. Thrombocytopenie (unter 30 000/mm^3).
  II. Thrombasthenie.
  III. Pseudohämophilie (von Willebrandsche Krankheit, siehe Faktor VIII).
  IV. Schwere Lebererkrankung.
  V. Hereditäre hämorrhagische Teleangiektasie (in den befallenen Gegenden).
  VI. Gewebskollagen-Krankheiten.
b) Kann verlängert sein in manchen Fällen.
  I. Fibrinolytische Purpura.
  II. Dysproteinämien.
  III. Manchmal bei angeborenen Herzfehlern.
  IV. Hypothyreose.
c) Gelegentlich verlängert bei Fällen von:
  I. Vasculärer Pupura.
  II. Verschluß-Ikterus.
d) Die Blutungszeit ist verlängert bei schwerem Mangel von einem folgender Faktoren:
  I. Faktor I (Fibrinogen).
  II. Faktor II (Prothrombin).
  III. Faktor V (z. B. Parahämophilie).

2. Sekundäre Blutungszeit. Das Blutgerinnsel wird von der Stelle entfernt, an der die Blutungszeit am vorhergehenden Tag gemacht wurde (24 Std nach der primären Blutungszeit).

Eine merkliche Verlängerung der Blutungszeit findet sich bei der Hämophilie, bei der Christmas-Krankheit (Faktor-VIII- und Faktor-IX-Mangel) und beim Faktor-XI-Mangel.

Literatur: BORCHGREVINK, C. F., and B. A. WAALER: Acta med. scand. **162**, 361 (1958).

Kapillar-Fragilitäts-Test nach Hess

Es gibt zahlreiche Variationen der Technik, und der Test ist lediglich eine grobe Meßmethode für die gestörte Kapillar-Fragilität, aber er kann gelegentlich wertvoll sein. Eine Standardmethode schließt die Aufrechterhaltung eines Druckes von 50 mm Quecksilber am Arm über 15 min ein. Dies ist wahrscheinlich besser als der Mittelwert des diastolisch-systolischen Druckes, über 5 min eingehalten, da der endlich verwandte Druck bei dieser letzten Methode entsprechend dem Blutdruck des Patienten wechselt.

Mehr als 8 Petechien, die in einem Kreis von 6 cm der antecubitalen Region auftreten, werden als pathologisch angesehen.

Pathologisches.

1. Stark positiv.
a) Thrombocytopenie.
b) Thrombasthenie.
c) Skorbut.

2. Mäßig positiv.
a) Vasculäre Purpura.
b) Lebererkrankungen.
c) Verschluß-Ikterus.
d) Glanzmannsche Krankheit.
e) Bisher nicht-benanntes Syndrom nach FESSEY und MEYNELL.

Literatur: FESSEY, B. M., and M. J. MEYNELL: Brit. med. J. 2, 391 (1957).

3. Schwach positiv.
a) Hereditäre hämorrhagische Teleangiektasie.
b) Pseudohämophilie (von Willebrandsche Krankheit).
c) Anaphylaktoide Purpura (Schönlein-Henoch).
d) Schwere Hypoprothrombinämie (Faktor-II-Mangel).
e) Schwerer Faktor-VII-Mangel.
f) Schwerer Fibrinogen-Mangel (Faktor-I-Mangel).
g) Polycythaemia vera.
h) Gelegentlich Fälle von Hämophilie (Faktor-VIII-Mangel).
i) Dysproteinämie (wechselnde Resultate).
j) Frühgeborene.

Retraktion des Gerinnsels

Während dem Gerinnungsprozeß unterliegen die Blutplättchen der „viscösen Metamorphose" und produzieren Pseudopodien des Cytoplasmas, die ein Netzwerk ausbilden. Dieses Netzwerk kontrahiert sich mit dem Fibrinnetzwerk und endet in der Retraktion des Gerinnsels. Verschiedene Faktoren beeinflussen die Retraktion:

1. Fibrinogen. Das Fibrinnetz enthält Serum durch capillare Wirkungen und deswegen ist die Retraktion des Gerinnsels herabgesetzt, wenn der Plasma-Fibrinogenwert erniedrigt ist. Die Stärke des gebildeten Gerinnsels hängt von der Plasma-Fibrinogen-Konzentration ab.

2. Thrombocyten. Die Retraktion des Gerinnsels ist direkt proportional dem Plättchenwert, bis zu einem Wert von 126 000/mm^3. Danach hat ein weiterer Anstieg des Plättchenwertes wenig Effekt auf die Retraktion, bis übermäßig hohe Plättchenzahlen die Retraktion des Gerinnsels behindern.

Pathologische Blutplättchen wie bei Thrombocytasthenie (Glyceraldehyd-3-phosphat-Dehydrogenase-Mangel) zeigen eine mangelhafte Retraktion.

3. Erythrocyten und Leukocyten. Die Erythrocyten und Leukocyten sind nicht aktiv an der Retraktion beteiligt. Wenn der Hämatokritwert ansteigt, dann wird das Ausmaß der Retraktion beeinträchtigt, entsprechend der Zunahme der Zellen.

4. Temperatur. Von 0° bis 42° C ist die Zeit des Einsetzens der Retraktion umgekehrt proportional der Temperatur und das Ausmaß der Retraktion ist direkt proportional der Temperatur. Oberhalb 42° C wird die Reaktion behindert.

5. Thrombin. In einem kontrollierten System mit konstanter Thrombocytenzahl und einer konstanten initialen Fibrinkonzentration ist das Ausmaß der Retraktion eine Funktion der hinzugefügten Thrombinmenge. Die Breite der Fibrinstränge variiert umgekehrt mit der Thrombinkonzentration, und je breiter die Stränge sind, desto spärlicher ist die Retraktion. Thrombinbesetztes Fibrin ist eine Oberfläche, an der Thrombocyten haften.

Reduzierte Retraktion.

1. Thrombocytopenie.
2. Thrombasthenie.
3. Hyperfibrinogenämie.
4. Hypofibrinogenämie (weniger als 150 mg/100 ml Plasma).
5. Kombinationen von 1. und/oder 2., 3., 4.

Literatur: BUDTZ-OLSEN, O. E.: Clot Retraction. Oxford: Blackwell 1951.

Gerinnungszeit des Gesamtblutes

Normale Schwankungen. 5—11 min (modifizierte Methode nach LEE und WHITE).

Pathologisches.

1. Verlängerung.

a) Faktor-VIII-Mangel (Antihämophiles Globulin).

b) Faktor-IX-Mangel (Christmas-Faktor).

N. B. Die Gerinnungszeit kann bei leichten Fällen von Hämophilie normal sein (ungefähr 33% aller Fälle).

c) Plasma-Thromboplastin-Antecedent-Mangel (PTA).

d) Hageman-Faktor-Mangel. Die verlängerte Gerinnungszeit und der beeinträchtigte Thromboplastinbildungstest sind die einzigen pathologischen Laborbefunde bei dieser Erkrankung, die klinisch symptomlos verläuft.

e) Faktor-I-Mangel (Fibrinogen), entweder starker Mangel oder völliges Fehlen.

f) Zirkulierende Hemmstoffe.

g) Dysproteinämien.

h) „Hypoprothrombinämie". D. h., wenn die einstufige Prothrombinmethode eine Ablesung von weniger als 10% ergibt. Dies kann zurückgeführt werden auf einen einzelnen oder kombinierten Mangel der Faktoren II, V, VII oder Stuart/Prower.

N. B. Mit den therapeutischen Werten des „Prothrombins", die während Dicumarin-Therapie festgestellt werden, gibt es keine einfache Korrelation zwischen Gesamtblutgerinnungszeit und der einstufigen Prothrombin-Konzentration.

i) Thrombocytopenie (falls schwer).

j) Neugeborene. Die Gerinnungszeit kann während der ersten Woche verlängert sein.

k) nach Bestrahlung oder Stickstoff-Lost-Therapie.

l) Bisher nicht benanntes Syndrom nach FESSEY und MEYNELL.

Literatur: FESSEY, B. M., and M. J. MEYNELL: Brit. med. J. 2, 391 (1957).

2. Verkürzung. Man hat bei Fällen von Pfortaderthrombose, die sich bei Erkrankung an Lebercirrhose entwickelten, welche mit ACTH behandelt waren, gefunden, daß die Gerinnungszeit pathologisch kurz war und der Plasma-Antithrombin-Titer unterhalb der Norm lag.

Literatur: EISENMENGER, W. J., R. J. SLATER, and A. M. BONGIOVANNI: Amer. J. Med. 13, 27 (1952).

Heparin-Toleranz

Das Prinzip dieses Tests ist, daß bei Bildung des Thrombins in nur kleinen Mengen während der Gerinnung das zugefügte Heparin einen größeren Effekt hat als man üblich zur Verlängerung der Gerinnungszeit feststellen kann. Die recalcifizierte Gerinnungszeit des Plasmas, dem verschiedene Mengen von Heparin zugefügt wurden, wird gemessen.

Pathologisches.

1. Herabgesetzte Heparin-Toleranz (d. h. verlängerte Gerinnungszeit).

a) Hypoprothrombinämie (einschließlich Herabsetzung der Plasmawerte von Faktor II (Prothrombin), V und VII.

b) Thrombasthenie.

c) Thrombocytopenie.

d) Faktor-VIII-Mangel (Hämophilie).
e) Zirkulierende Hemmstoffe.
2. *Erhöhte Heparin-Toleranz* (d.h. verkürzte Gerinnungszeit).
a) Bei Vorhandensein infizierter chirurgischer Wunden.
b) Während der ersten Tage nach Operationen (3. bis 5. Tag).
c) Nach thromboembolischen Episoden.
d) Dekompensiertes Herz-Vitium.
e) Akuter Herzinfarkt während der ersten Tage.

Der Heparin-Toleranz-Test wurde sorgfältig erforscht und eine akkurate Technik angegeben, aber er scheint kein praktischer Labortest zu sein. Es ist bemerkenswert, daß, obwohl die Schwankungsbreite der normalen Werte groß ist, die Resultate bei der gleichen Person sehr konstant sind.

Folgende Substanzen haben eine heparinähnliche Aktivität:
1. Dextran.
2. Treburn.
3. Paritol (aus Seetang hergestellt).

Literatur: GORMSEN, J.: Brit. J. Haemat. **5**, 257 (1959). — POLLER, L.: Clin. Sci. **15**, 55 (1956). — SOULIER, J. P., and A. G. LE BOLLOCH: Rev. hemat. **5**, 148 (1950).

Partielle Thromboplastin-Zeit (P.T.T.) (Kephalin-Gerinnungszeit)

Aufgelöste Thrombocyten oder einem Substitut für Plättchensubstrat (Kephalin, Chloroform-Extrakt von Gehirn, Sojabohnenextrakt oder Erythrocyten-Hämolysat) wird Citrat-Plasma hinzugesetzt und die Mischung wird dann recalcifiziert. Die Zeit bis zum Eintreten der Gerinnung wird gemessen.

Um einen maximalen „Kontakt"-Effekt zu erreichen, wird das Plasma bei einigen Methoden aktiviert, bevor es recalcifiziert wird, entweder mit Kaolin, Celit oder Bentonit.

Pathologisches.

Verlängerte Gerinnungszeit.
a) Faktor-XII-Mangel (Hageman-Defekt) wird durch diese Methode nur dann aufgedeckt, wenn eine maximale Aktivierung des Plasmas unternommen wird.
b) Faktor-XI-Mangel.
c) Faktor-X-Mangel (Stuart/Prower-Defekt).
d) Faktor-IX-Mangel (Christmas-Krankheit) wird am besten bei Anwendung einer Methode aufgedeckt, die maximale Aktivierung des Plasmas einschließt.
e) Faktor-VIII (echte Hämophilie).
f) Faktor-V-Mangel.

g) Kombinationen des Mangels der oben genannten Faktoren. So tritt nach Behandlung mit Phenindion und Cumarinen eine partiell verlängerte Thromboplastinzeit durch veränderte Plasmawerte der Faktoren X, IX und II auf. (Der Test wird durch Mangel an Faktor VII allein nicht verändert, z. B. bei kongenitalem Mangel oder während der ersten 48 Std nach Behandlung mit Phenindion oder verwandten Medikamenten.)

Verkürzte Gerinnungszeit.
a) Carcinome, besonders wenn sie ausgedehnt sind, es sei denn, die Leber wäre ausgedehnt befallen.
b) Akute Blutung. Unmittelbar nach akuten Blutungen ist die partielle Thromboplastinzeit verkürzt bis unter die normale Grenze.

Literatur: EASTHAM, R. D.: J. clin. Path. 15, 86 (1962). — EASTHAM, R. D., and E. H. MORGAN: Lancet 2, 543 (1964). — MACPHERSON, J. C., and R. M. HARDISTY: Thromb. Diath. haemorrh. 6, 492 (1961). — MARGOLIS, J.: Brit. J. Haemat. 7, 21 (1961). — NYE, S. W., J. B. GRAHAM, and K. M. BRINKHOUS: Amer. J. med. Sci. 243, 279 (1962).

Plasma-Recalcifizierungszeit (Calcium-Zeit)

Ein Überschuß an Calciumchlorid wird Citratplasma hinzugegeben und die Zeit bis zum Auftreten des Fibringerinnsels festgestellt.

Normalwerte.

1. Plättchenreiche Probe (kurz und langsam zentrifugiert) 90 bis 250 Sekunden.

2. Plättchenarme Probe (hochtourig zentrifugiert). Nicht mehr als 15 sec länger als (1).

Pathologisches.

Die Zeit ist bei allen Erkrankungen verlängert, bei denen die Gesamtblutgerinnungszeit erhöht ist. Bei der Hämophilie ist die Calcium-Gerinnungszeit stark verlängert, wenn plättchenfreies Plasma gebraucht wird, im Vergleich mit „kurz zentrifugiertem" plättchenreichem Plasma.

Man hat gezeigt, daß anläßlich eines großen Thrombocytenverlustes oder bei Thrombocytopenie die Recalcifizierungszeit abnorm verlängert sein kann.

Literatur: KLEIN, E., S. FARBER, G. FREEMAN and R. FIORENTINO: Blood 11, 910 (1956).

Obwohl diese Technik den Vorzug gegenüber der Gesamtblutgerinnungszeit haben sollte, da sie einige Zeit nach dem Auftreten des Blutes durchgeführt werden kann, finden sich in der Praxis unglücklicherweise unzuverlässige Ergebnisse.

Gerinnungszeit in silikonisierten Röhrchen

Die normale Schwankung der Gerinnungszeit von Gesamtblut in silikonisierten Röhrchen ist 25—45 Minuten.

Der Index $\dfrac{\text{Gerinnungszeit in silikonisiertem Glas}}{\text{Gerinnungszeit in einfachem Glas}}$ wird als Benetzungsindex („Wettability-Index") bezeichnet (normal 2—3).

Die Gerinnungszeit in silikonisiertem Glas kann bei folgenden Erkrankungen verlängert sein, auch wenn die Gerinnungszeit in reinem Glas normal ist:
1. Prothrombin-Mangel (Faktor II).
2. Faktor-V-Mangel.
3. Zirkulierende Antithromboplastine (Hemmstoffe)?

N. B. Die verlängerte Gerinnungszeit mit erniedrigter Heparin-Toleranz, die sich nach schweren Strahlenschäden findet oder nach Stickstoff-Lost-Therapie, wird auf das Auftreten eines heparinähnlichen Stoffes im Kreislauf zurückgeführt. Gradlinige gesättigte Fettsäuren mit 16 oder mehr Kohlenstoffatomen (z. B. Stearate) verkürzen die Gerinnungszeit (wahrscheinlich durch Aktivierung des Faktors XII).

Literatur: JACOBSON, L. O., E. K. MARKS, E. GASTON, J. G. ALLEN, and M. H. BLOCK: J. Lab. clin. Med. 33, 1566 (1948).

Plasma-Prothrombin-Messung

Einstufige Prothrombin-Messung (Quick). Gewebs-Thromboplastin in Form von Gehirnextrakt wird dem Citrat-Plasma des Patienten zugefügt. Dann wird Calciumchlorid in Überschuß hinzugegeben und die Zeit bis zum Erscheinen des Fibringerinnsels gemessen. Diese Zeit wird mit der Zeit verglichen, die man von einem bekannten, normalen Sammelplasma erhalten hat. Die normale Gerinnungszeit wechselt zwischen 11—18 sek und hängt von dem jeweilig gebrauchten Gehirn-Thromboplastinpräparat ab.

A. Methoden zur Feststellung von „Prothrombin" im Plasma.
1. Quotient.

$$\dfrac{\text{Prothrombinzeit des Patientenplasmas}}{\text{Prothrombinzeit des Normalplasmas}}$$

ausgedrückt als Quotient. Die normale therapeutische Schwankung dieses Verhältnisses (Behandlung mit Cumarin-Medikamenten) ist 1,5—2,5.

N. B. Wenn das Verhältnis größer als 3,0 ist, dann besteht Blutungsgefahr.

2. Prothrombin-Index.

$$\dfrac{\text{Prothrombinzeit des Patientenplasmas}}{\text{Prothrombinzeit des Normalplasmas}} \times 100\%.$$

Die normale therapeutische Schwankung dieses Indexes, während der Behandlung mit Cumarinen, beträgt ungefähr 50—75%. Unglücklicherweise wechselt die Schwankung je nach dem verwandten Gehirn-Thromboplastin, z. B. mit einem Gehirn-Thromboplastin, das eine normale Gerinnungszeit von 12 sec ergibt, beträgt die Schwankung 50 bis 67%, während mit einem Gehirnextrakt, der eine normale Gerinnungszeit von 15 sec ergibt, die Schwankung 56—75% ausmacht.

3. *Verdünnungskurven-Methoden.*

a) Eine Verdünnungskurve wird hergestellt, indem man normales Sammelplasma mit adsorbiertem Plasma verdünnt, und man erhält eine hyperbolische Kurve der Relationen des „Prozentsatzes des Prothrombins" zur Gerinnungszeit. Mit dieser Methode beträgt die therapeutische Schwankung 15—25%. (Bei Zahlen unter 10% besteht das Risiko einer Blutung.)

b) Eine Verdünnungskurve wird wie in a) hergestellt, aber an Stelle von adsorbiertem Plasma wird Salzlösung als Verdünnung verwendet. Mit dieser Methode beträgt die therapeutische Breite 18—30% (bei Kurven von weniger als 10% besteht das Risiko einer Blutung).

4. *Quicksche Formel.* QUICK hat eine Formel von den Verdünnungskurven abgeleitet:

$$\frac{302}{(\text{Plasmazeit des Patienten} - 8{,}7)} = \text{Prothrombin-Konzentration.}$$

N. B. „Prothrombin-Index und -Quotient" werden heute allgemein nicht mehr verwendet. Man zieht eine Eichkurve mit Prozentangabe der Norm (= 100%) vor.

B. *Erniedrigung des Plasma-„Prothrombins"* (d. h. verlängerte Zeit).
Die einstufige Zeit ist verlängert bei:
1. Faktor-II-Mangel (Prothrombin).
2. Faktor-V-Mangel.
3. Faktor-VII-Mangel.
4. Stuart/-Prower-Faktor-Mangel.
5. Kombination des Mangels von 1. und 3. und 4.

Durch Variation dieser Faktoren hat sich herausgestellt, daß:
1. Überschuß an Faktor-V-Mangel den Faktor-II- und Faktor-VII-Mangel kompensiert.
2. Überschuß an Faktor VII und Stuart/Prower-Faktor nicht den Mangel an Faktor II (Prothrombin) kompensiert und in größerer Konzentration sofort die einstufige Reaktion inhibiert.
3. Überschuß an Faktor VII plus Stuart/Prower-Faktor den Mangel von Faktor V nicht kompensiert.
4. Wenn Faktor VII und Stuart/Prower-Faktor reduziert sind, aber in Mengen oberhalb 25% der Norm vorliegen, dann ist die einstufige

Zeit annähernd normal, wenn andere Faktoren nicht stärker erniedrigt sind.

Literatur: FERGUSON, J. H., and M. J. PATCH: Proc. Soc. exp. Biol., N.Y. **93**, 193 (1956). — HICKS, N. D., and J. A. BONNIN: Brit. J. Haemat. **5**, 194 (1959).

a) Reduktion des „Prothrombins".
  I. Perniziöse Anämie. Die Konzentration kann nach Meßwerten mit der 1-Phasenmethode 40—65% der Norm betragen. Behandlung mit Leberextrakten hat Normalisierung zur Folge. Behandlung mit Vitamin B_{12} oder Vitamin K ist nicht sofort wirksam.
  II. Leukämie. Besonders akute Leukämien.
  III. Arzneimittel.
    α) Dicumarol und verwandte Mittel.
    β) Salicylate, einschließlich Para-amino-Salicylat.
    γ) Chinin.
    δ) Organische Arsenverbindungen.
    ε) Thiouracil.
  N. B. Diese Mittel, besonders die Cumarine, haben einen stärkeren Effekt auf die Prothrombinzeit, wenn eine Leberschädigung vorliegt (wobei eine reduzierte Entgiftung des Arzneimittels besteht). Ähnlich ist die Prothrombinzeit stärker verlängert, wenn eine Nierenkrankheit vorliegt, weil die Exkretion mit dem Urin erniedrigt ist.

b) Die Reduktion des Faktors V.
  I. Leukämie: besonders akute Leukämien.
  II. Infektionen: besonders bei schwerem Scharlach.
  III. Carcinomatose: in manchen Fällen.
  IV. Postoperativ: über einige Tage.
  V. Traumatische Blutungen: Geburtshilfe.

c) Reduktion der Faktoren VII und II.
  I. Perniziöse Anämie.
  II. Neugeborene: langsamer Anstieg zu normalen Erwachsenenwerten ungefähr bis ein Jahr.

d) Erniedrigung der Faktoren V und VII stärker als Reduktion des Faktors II.
  I. Postoperativ: In Verbindung mit dem Anstieg der Thrombocytenwerte und dem Anstieg der Heparin-Toleranz gibt es einen stufenweisen Abfall des „Prothrombins", gemessen mit der 1-Stufen-Methode während der ersten drei postoperativen Tage, mit Rückkehr zur Norm in 6 Tagen, wenn keine thrombotischen Phänomene auftreten. Bei Auftreten von Thrombosen ist die Prothrombin-Aktivität während der ersten drei Tage erhöht.

Literatur: MAHONEY, E. B., and R. S. SANDROCK: Bull. N.Y. Acad. Med. 24, 636 (1948).

II. Makroglobulinämie: In manchen Fällen von Makroglobulinämie behindern die Makroglobuline die Wirkung der Faktoren V und VII, was sich in einer verlängerten 1-Phasenzeit zeigt.
e) Stuart/Prower-Faktor-Reduktion. Dies tritt nach verlängerter Cumarin-Therapie ein.
C. *Anstieg des Plasma-„Prothrombins"* (d. h. verkürzte Zeit).
1. Nach Myokard-Infarkten (während der ersten Tage).
2. Phlebitis.
3. Lungenembolie (während der ersten Tage).
Unmittelbar nach dem Einsetzen irgendeiner dieser Erkrankungen scheint es eine „Accelerator"-Phase zu geben, in der die Prothrombinmessung entweder an a) Plasma oder b) verdünntem Plasma oder c) beiden a) und b) verkürzt ist. Diese wird abgelöst durch eine Phase verlängerter Zeiten (d. h. der sogenannten „natürlichen Anticoagulation").
D. *Praktische Schwierigkeiten der Bestimmung.* Die 1-Stufenzeit ist verlängert, wenn:
1. Die Glassachen mit nicht-seifeartigen Detergentien kontaminiert sind.
2. Die Blutprobe mit Alkohol verunreinigt ist, der zur Hautvorbereitung benutzt wurde.
3. Die Blutprobe bei 37° C inkubiert und der Faktor V zerstört ist.
4. Oxalat oder EDTA wird als Anticoagulans benutzt, wobei Faktor V rascher verloren geht, als wenn man Citrat als Anticoagulans verwendet.

Literatur: LEIKIN, S., and S. P. BESSMAN: Blood 11, 916 (1956).

Bei der einstufigen Prothrombinzeit existiert eine individuelle Variationsbreite. Deswegen sollte immer normales Sammelplasma für Kontrollen verwendet werden.

Literatur: OVERMAN, R. S., A. A. NEWMAN, and I. S. WRIGHT: Amer. Heart. J. 39, 56 (1950).

N. B. Bei einfachem Verschluß-Ikterus normalisieren relativ kleine Dosen von Vitamin K die einstufige Zeit zur Norm (1 mg), aber es können bei Leber-Parenchym-Erkrankungen mehr als 30 mg nötig sein.
2stufige Prothrombinmessung. Man nimmt an, daß die 2-Stufenmethode das totale Prothrombin mißt (aktives Prothrombin und Vorläufer des Prothrombins). Ein Mangel der Faktoren V und VII wird nicht damit aufgedeckt, deshalb ist die Methode unbrauchbar zur Kontrolle einer Anticoagulantien-Therapie.
Beim Morbus haemorrhagicus neonatorum nimmt man an, daß nur eine geringe oder keine Reserve des inaktiven Prothrombin-Vorläufers

vorhanden ist. Deshalb ist das Ergebnis der 2-Stufen-Prothrombin-Methode niedrig.

Diese Methode ist wertvoll bei Lebererkrankungen, um reduzierte Plasmawerte des Faktors II (Prothrombin) aufzudecken, der in Gegenwart ausreichender Mengen von Faktor V und VII mit der Einstufenmethode nicht entdeckt werden kann. Plasmen, die keinen Faktor VII und Stuart/Prower-Faktor haben, geben mit dieser Methode falsche positive Werte für Prothrombin. Hinzufügung von prothrombinfreiem Normalserum ergibt den wahren Wert.

Literatur: DENSON, K. W. E.: Personal communication 1960.

Prothrombin-Methode mit Viperntoxin-„Kephalin". Oxalat-Plasma und Russelsches Schlangengift „Stypven" werden gemischt und ein Überschuß an Calciumchlorid hinzugefügt. Die Zeit wird gemessen, bis nach der Hinzufügung von Calciumlösung die Gerinnung eingetreten ist.

Dieser Test mißt die Prothrombin-Aktivität nicht genau und da Schlangengift eine dem Faktor VII ähnliche Aktivität hat, kann die Methode nicht sicher zur Kontrolle der Anticoagulantien-Therapie verwendet werden.

Auf der anderen Seite kann diese Technik zur Differenzierung zwischen Faktor-VII-Mangel in der 1stufigen Methode und Stuart/Prower-Defekt benutzt werden. Schlangengift korrigiert Mangel von Faktor VII, aber nicht von Stuart/Prower-Faktor. Kephalin oder Lecithin ist für diese Reaktion unbedingt notwendig.

Literatur: BIGGS, R., and R. G. MACFARLANE: J. clin. Path. 2, 33 (1949). — JAMES, G. A.: Ibid. 2, 45 (1949).

Prothrombin-Proconvertin-Methode. Patienten-Plasma wird verdünnt und adsorbiertes Rinderplasma hinzugefügt, um optimale Mengen an Faktor V und Faktor I (Fibrinogen) zu haben. Möglicherweise verhindert die Verdünnung genauere Feststellungen über geringe Reduktionen der Faktoren II (Prothrombin), Faktor VII und Stuart/Prower-Faktor.

Literatur: OWREN, P. A., and K. AAS: Scand. J. clin. Lab. Invest. 3, 201 (1951).

N. B. Die Quicksche einstufige Prothrombinmessung kann modifiziert werden, indem man die Resultate von einer Kurve abliest, die durch Verdünnung von normalem frischem Sammelplasma mit adsorbiertem Plasma präpariert wurde (d. h. Faktoren I und V sind dann nicht verdünnt).

Literatur: HICKS, N. D., and J. A. BONNIN: Brit. J. Haemat. 5, 194 (1959).

Kontrolle der Anticoagulantien-Therapie

Quick's einstufige Prothrombinmesung.
Therapeutische Schwankungsbreite.
a) Mit physiologischer NaCl-Lösung verdünntes Plasma: 18—30%.
b) Adsorbierte plasmaverdünnte Kurve: 15—25%.
c) Prothrombin-Index: 50—75%.
d) Verhältnis der Normalzeit: $1^{1}/_{2}$- bis $2^{1}/_{2}$mal der Kontrolle.
Der Verhältniswert wird wegen seiner Einfachheit bevorzugt.

Prothrombin und Proconvertin-Methode (P und P). Diese Methode weist Veränderungen der Plasmawerte von Faktor VII und Faktor II ungefähr 24 Std früher auf als 1-Stufen-Methode.
Therapeutische Schwankung. 10—30%
Der Test wird auch bis zu einem gewissen Grade beeinflußt durch die Plasma-Konzentrationen von Stuart/Prower-Faktor und Faktor IX (Christmas-Faktor).

Literatur: ALLINGTON, M. J.: J. clin. Path. 11, 62 (1958). — OWREN, P. A., and K. AAS: Scand. J. clin. Lab. Invest. 3, 201 (1951). — TOOHEY, M.: J. clin. Path. 11, 56 (1958). (Comparison of Quick's, Owren's, and Ware's techniques for the control of anticoagulant therapy.)

Schlangengiftmethode. Diese Methode sollte nicht gebraucht werden, da der Wert für Faktor VII, der durch die Cumarine am meisten herabgesetzt wird, dabei nicht gemessen wird.

2-Stufen-Prothrombinmessung. Auch diese Methode sollte nicht benutzt werden, da der Rückgang von Faktor VII nicht aufgedeckt und nur die Prothrombin-Depression erfaßt wird.

Owren's Thrombotest. Während einer Anticoagulantien-Therapie werden sowohl die „Intrinsic"- als auch die „Extrinsic"-Gerinnungssysteme vermindert. In dem Intrinsic-System wird der Faktor IX (Christmas-Faktor) herabgesetzt und im Extrinsic-System Faktor VII. Zusätzlich werden Stuart/Prower-Faktor und Faktor II (Prothrombin), die in beiden Systemen wirksam sind, herabgesetzt. Eine adäquate Kontrolle sollte das Ausmaß des Rückganges aller vier Faktoren erfassen. Bei dieser Methode ist sowohl das Intrinsic- als auch das Extrinsic-System so eingestellt, daß sie mit ungefähr der gleichen Geschwindigkeit reagieren. Ein „Gesamt"-Reagens wird gebraucht, das Kephalin, Thromboplastin und Substrat-Plasma mit einer hohen Konzentration von allen anderen Gerinnungsfaktoren, die nicht durch Anticoagulantien beeinflußt werden, enthält, d. h. sie sind frei von Faktoren II, VII, IX und Stuart/Prower.
Normale Plasma-Gerinnungszeit. 35—40 sec = 100% auf mitgelieferter Eichkurve.

Therapeutische Schwankungen. 10—30% der Norm = 50—100 sec (optimale Einstellung 8—15%).
Dies stimmt mit dem 1½- bis 2½fachen des Kontrollwerts der Quickschen 1-Stufenmethode überein.
Thrombocytenzerfall oder Kontakt von grobem Glas mit entweder Plättchenzerstörung oder Aktivierung der Plasma-Faktoren XII und XI resultieren in einer verkürzten Quickschen Prothrombinzeit und in einem noch stärkeren Rückgang der Thrombotestzeit.

Literatur: MATTHEWS, J. M., and W. WALKER: Lancet 2, 1159 (1959). — OWREN, P. A.: Ibid. 2, 754 (1959). — PENNER, J. A.: Thromb. Diath. haemorrh. 10, 332 (1964).

Wenn die therapeutischen Schwankungen der ersten zwei Methoden und der letzten (oben) bei einem Patient festgestellt werden, findet man, daß der Thromboplastinbildungs-Test beeinflußt ist, und daher ist voraussichtlich eine weitere intravasculäre Thrombose weniger wahrscheinlich als in unbehandelten Fällen.

Literatur: HICKS, N. D., and J. A. BONNIN: Brit. J. Haemat. 5, 194 (1959). — HUNTER, R. B., and W. WALKER: Brit. med. J. 2, 197 (1954).

Die Werte von a) Prothrombin (Faktor II), b) Christmas-Faktor (Faktor IX), c) Faktor VII und d) Stuart/Prower-Faktor wurden bei Patienten, die mit Dindevan und Cumarinen behandelt wurden, in der Serie gemessen und zur einstufigen Prothrombinzeit in Beziehung gesetzt. Man fand, daß:
1. Der Prothrombinwert nach wenigen Tagen mäßig abfiel.
2. Der Christmas-Faktor nach 4 Tagen oder später bis auf einen Wert zwischen 30—40% der Norm abfiel.
3. Der Faktor VII rasch zu niederen Werten abfiel.
4. Der Stuart/Prower-Faktor nach 4 Tagen auf 3—15% der Norm gefallen war.
5. Die einstufige Prothrombinzeit gut in Übereinstimmung mit den Faktoren VII und Stuart/Prower-Faktorwerten steht.
Es scheint daher, daß die einphasige Prothrombinmessung die beste Methode zur Kontrolle der Anticoagulantientherapie mit Cumarinen darstellt.

Literatur: DENSON, K. W. E.: Brit. med. J. 1, 1205 (1961).

Serum-Prothrombin-Verbrauch

Während der normalen Gerinnung wandelt Thromboplastin praktisch alles Plasma-Prothrombin zu Thrombin um, das dann durch Serum-Antithrombin neutralisiert wird. In den Fällen, bei denen Thromboplastin in ungenügender Weise während der Gerinnung freigesetzt wird, wird nur ein Teil des Prothrombins zu Thrombin umgewandelt (d. h. verbraucht). Deshalb kann der Test, der das restliche Prothrombin im Serum nach der Gerinnung mißt, als einfacher Suchtest gebraucht werden, ehe man einen gesamten Thromboplastinbildungstest durchführt. Er hat den Vorteil, daß er mit Citratplasma durchgeführt werden kann, aber er leidet an weiten Schwankungen der Normalwerte, wenn die Bedingungen des Testes nicht strikt eingehalten werden.

Normalwerte. Prothrombinverbrauchsindex = 0—40% (gewöhnlich weniger als 20%). Die Serumprothrombinzeit, eine Stunde nach Abschluß der Gerinnung gemessen, beträgt normalerweise mehr als 30 sec.

Pathologisches.

1. Gestörter Verbrauch (Index größer als 40%).
a) Faktor-VIII-Mangel (Hämophilie).
b) Faktor-IX-Mangel (Christmas-Krankheit).
c) Thrombocytopenie (d. h. weniger als 50 000/mm³).
d) Thrombasthenie.
e) Plasma-Thromboplastin-Antecedent-Mangel (Verbrauch nicht stark verändert).
f) Stuart/Prower-Faktor-Mangel.
g) Zirkulierende Hemmkörper.
h) Fibrinolytische Purpura.
i) Dysproteinämie.
j) Lebererkrankungen (manche Fälle).
k) Faktor-V-Mangel, wenn er schwer ist (Verbrauch nicht sehr stark beeinträchtigt).
l) Hageman-Faktor-Mangel.
m) Bisher unbenanntes Syndrom, nach FESSEY und MEYNELL.

Literatur: FESSEY, B. M., and M. J. MEYNELL: Brit. med. J. 2, 391 (1957).

N. B. Der Test ist pathologisch, wenn die Werte von a), b) oder c) unter 15% der Norm abfallen.

2. Verminderter Verbrauch mit normaler Gesamtblutgerinnungszeit.
a) Milder Faktor-VIII- oder Faktor-IX-Mangel (milde Hämophilie oder Christmas-Krankheit).
b) Hämophilie oder Christmas-Krankheit nach Transfusion von Blut oder Plasma.
c) Thrombocytopenie.
d) Nicht-thrombocytopenische Thrombopathie (Thrombasthenie).
e) Faktor-V-Mangel.
f) Während der Menstruation bei manchen gesunden Frauen.

Literatur: BASERGA, A., P. ROSTI, and R. FURIAN: Lancet 2, 460 (1950).

Obwohl viele Variationen des Testes entwickelt wurden, um spezifische Gerinnungsdefekte zu identifizieren, ist der Test wahrscheinlich am besten als Suchtest zu gebrauchen, ehe ein Thromboplastinbildungstest durchgeführt wird. Die Temperatur der Reaktion ist von Wichtigkeit, da sehr wenig Prothrombin bei Raumtemperatur (25° C) verbraucht wird.

Literatur: QUICK, A. J., W. F. STAPP, and C. V. HUSSEY: J. Lab. clin. Med. 39, 142 (1952). — QUICK, A. J.: Brit. med. J. 1, 1059 (1959). — DENSON, K. W. E.: Personal communication 1960.

Thromboplastin-Bildung

Folgende Substanzen werden in Gegenwart optimaler Mengen von Calcium gemischt, und Thromboplastin wird gebildet:

1. $Al(OH)_3$-behandeltes Plasma oder $BaSO_4$-adsorbiertes Plasma (mit Faktor V und Faktor VIII, aber ohne Faktoren II, VII, IX und Stuart/Prower-Faktor).
2. Serum (mit Faktoren VII, IX und Stuart/Prower-Faktor, aber nicht mit Faktoren V oder VIII.
3. Gewaschene, normale Thrombocyten (mit Plättchenfaktor 3).

Wenn diese Mischung einem normalen Citrat-Plasma zugefügt wird, dann induziert das gebildete Thromboplastin die Gerinnung dieses Plasmas, *wenn genügend Thromboplastin vorhanden ist*.

Durch Testung dieser drei Komponenten (adsorbiertes Plasma, Serum und gewaschene Thrombocyten) gegen normale Kontrollproben ist es möglich, den Typ des Gerinnungsdefektes eines Patienten zu identifizieren.

Es ist immer sehr wichtig, eine volle Anamnese jedes Patienten mit einem Gerinnungsdefekt oder einer Blutungsneigung aufzunehmen. Dies muß eine sorgfältige Familienanamnese einschließen, die über wenigstens zwei Generationen zurückgeht.

Einzelheiten sollten aufgenommen werden von:
1. Spontanen Blutungen und ihren Blutungsorten.
2. der Reaktion auf mäßige Traumen.
3. Mögliche Blutung nach Zahnextraktion, Geburten, oder während der Menstruation.

Die Faktoren V und VII und Stuart/Prower-Faktor sind bei der einstufigen Prothrombinmessung alle erforderlich. Deshalb schließt eine normale Einphasenmessung ihren Mangel aus. Umgekehrt, kann ein Mangel einer dieser Faktoren identifiziert werden durch Modifizierung der einstufigen Reaktion, wonach ein voller Thromboplastinbildungstest unnötig wird.

1. Frisches adsorbiertes Plasma normalisiert die Zeit, wenn Faktor V fehlt.

2. Frisches Serum, inkubiert bei 37° C über 1 Std, normalisiert die Zeit, wenn Faktor VII und/oder Stuart/Prower-Faktor fehlen.

Identifizierung von Gerinnungsdefekten

	MISCHUNG 1	MISCHUNG 2	MISCHUNG 3	MISCHUNG 4
Adsorbiertes Plasma	Patient	Patient	Normal	Normal
Serum	Patient	Normal	Patient	Normal
Thrombocyten Normalkontrolle	Normal	Normal	Normal	Patient
Hämophilie (niedriger Faktor VIII)	+	+	+	+
Pseudohämophilie (von Willebrandsche Krankheit)	−	−	+	+
Christmas-Krankheit (niederer Faktor IX)	−	−	+	+
PTA-Mangel	−	+	+	+++
Hageman-Mangel	−	+	+	+
Thrombasthenie	−	+	+	+
Zirkulierende Hemmstoffe	+	+	+	−
Faktor-V-Mangel (schwer)	−	−	−	+
Faktor-VII-Mangel	+	+	++	+++
Stuart/Prower-Faktor-Mangel	−	+	−	+++

+ = Thromboplastin gebildet.
− = Thromboplastinbildung gestört.

3. Das Russellsche Schlangengift korrigiert die 1-Stufen-Reaktion, wenn Faktor VII fehlt, aber nicht, wenn Stuart/Prower-Faktor fehlt.

Dem Thromboplastinbildungstest sollte auch ein volles Blutbild mit Thrombocytenwert vorausgehen. Bei Vorliegen einer Thrombocytopenie wird der Test wegen dieses Mangels pathologisch sein und ist wiederum unnötig, wenn nicht vermutet wird, daß auch ein Serum- oder Plasmadefekt besteht.

Zirkulierende Hemmstoffe geben einen pathologischen Generationstest, wenn sie von dem Typ sind, der die Bildung des Thromboplastins behindert, oder auch wenn sie von dem Typ sind, der die Wirkung des Thromboplastins, das schon gebildet ist, behindert. Wiederum ist die einstufige Prothrombinmessung wertvoll, um heparinähnliche Anticoagulantien zu entdecken.

Besser ist folgendes Vorgehen: a) Feststellung der Hemmstoffe durch den Plasmatauschversuch nach KOLLER, b) Feststellung von Antithrombinen durch den Thrombin-Titer, c) Messung von Heparin durch Protaminsulfat-Titration.

Es ist wichtig festzuhalten, daß die Tabelle, die oben angegeben ist, eine Vereinfachung darstellt. So kann beispielsweise der Generationstest milde Fälle von Christmas-Krankheit nicht aufdecken, oder Fälle von Hämophilie (A) oder Christmas-Krankheit (B) nach Blut- oder Plasma-Transfusionen. Je häufiger ein bestimmtes Labor den Test ausführt, desto größer wird die Aussagekraft der Resultate, und auch die geringeren Defekte werden dann sicherer entdeckt.

Übereinstimmend kann der Serum-Prothrombin-Verbrauchstest als eine grobe Suchmethode gebraucht werden, die schnell und einfach ausgeführt werden kann. Milder Faktor-IX-Mangel wird dabei nicht erfaßt, und im Hinblick auf eine stark verdächtige Anamnese sollte ein voller Generationstest durchgeführt werden.

Thrombelastographie

Ein Zylinder, der an einem Stahldraht befestigt ist, wird in eine Cuvette hineingehängt, die Gesamtblut oder recalcifiziertes Plasma enthält. Ein kleiner Spiegel ist am Draht befestigt und die Cuvette wird um einen bestimmten Winkel hin- und hergedreht. Während das Blut oder das Plasma flüssig bleibt, bewegt sich der Draht mit dem Spiegel nicht, aber sobald sich Fibrin bildet, das sowohl an den Cuvettenwänden als auch am Zylinder haftet, wird der Draht bewegt. Die Bewegungen des Drahtes werden durch den Spiegel auf Photopapier aufgezeichnet. Mangel an verschiedenen Gerinnungsfaktoren des „Intrinsic-Systems" zeigen Veränderungen des Thrombelastogramms. Auch manche Fälle von Thrombasthenie sind nur durch diese Technik zu diagnostizieren. Die Reaktionszeit ist während einer chirurgischen Operation verkürzt in Proportion zu a) Tiefe der Narkose; b) Dauer der Operation; und ist möglicherweise Ausdruck einer gesteigerten Hypercoagulabilität.

Literatur: DE NICOLA, P.: The laboratory diagnosis of coagulation defects. Springfield, Ill.: Thomas 1956. — WILLE, P.: Folia haemat. 3, 339 (1959).

Sachverzeichnis

ABO-Inkompatibilität 72
ABO-Unverträglichkeit 79
Acanthrocyten 29
Acanthrocytose 72
Acetanilid 10, 36, 39, 69, 92
Acetazolamid 85, 92
Acetylphenylhydrazin 29
Acetylsalicylsäure 10
ACTH 51, 101
—, Behandlung 183
„activationproduct" 152
Adrenalin 99, 157
Afibrinogenämie, absolute 129
Agammaglobulinämie, kongenitale 185
Agranulocytose 91, 92, 105, 119
—, cyclische 92
Akromegalie 99
Albers-Schönbergsche Krankheit 87
Albinos 95
Alder-Anomalie 95
Alexin 183
Alkalische Phosphatase-Aktivität der Neutrophilen 96
Allyl-propyl-Disulfid 69
Amidopyrin 91, 92, 160
δ-Aminolävulinsäure 41
Aminopterin 59, 84
Amnionflüssigkeit 183
Amphetamin 69
Amodiaquin 92
Anaphylaktoide Purpura 100
Anämie 45
—, Addisonsche megaloblastäre 12
—, akute hämolytische 81
—, aplastische 80, 83, 115, 116, 119, 186
—, erworbene hämolytische 1, 77
— der Frühgeborenen 64
—, hämolytische 25, 34, 65, 70, 80, 184
—, —, Einteilung 66
—, hereditäre 63
—, hypochrome 46

Anämie, kongenitale hypoplastische 65, 84
—, — nicht-sphärocytäre 66
—, — sphärocytäre 80
—, — — hämolytische 66
—, leuko-erythroblastische 87, 104
—, makrocytäre 53
—, megaloblastische 23, 32, 34, 59, 61, 66, 72, 83
—, nicht-sphärocytäre hämolytische 74
—, perniziöse 20, 25, 34, 56, 105, 111, 114, 116, 195
—, primäre idiopathische aplastische 84
—, sekundäre aplastische 84
—, sideroachrestische 63
—, sideroblastische 63
—, toxische 32
Anämien der Kinder 64
Anilin 10, 36, 69
Anomalie, Hegglinsche 95
Anoxie 171
Anstrengungen, körperliche 90, 182
Antibiotica 85
Anticoagulantien 151, 174
—, pathologische 172
—, Therapie 198
Anticonvulsiva 60
Antiepileptica 84
Anti-Heparin 174
Antiklopfmittel 69
Antimonverbindungen 10, 11
—, organische 69, 92
Antipyrin 10, 92, 160
Antirheumatica 85
Antithrombin 171
Antithromboplastin 171
—, Aktivität 172
Antitrypsine 182
Aphosphatasie, kongenitale 96
Apresolin 85
Arneth-Wert 94
Arsen 69

Arsenik 85
Arsenverbindungen 195
—, organische 85, 92, 160, 170
Artefakte 37
Arthritis, rheumatoide 42, 44, 52, 53, 80, 86, 184
Arzneimittel, Sensibilisierung 98
—, Überempfindlichkeit 91, 172
Ascorbinsäure 48
Asphyxie 157
Asthma 98
Atebrin 86
—, Vergiftung 37
Atransferrinämie, kongenitale 52
Atropin 170
Auer-Körperchen 96, 119
Aureomycin 85
Auto-Antikörper, anomale 67

„Bagdad-Spring"-Fieber 68
Bakterien-Zerstörung 185
Banti-Syndrom 86
Barbiturate 92, 160
„Basket"-Zellen 113
Basophilie, punktierte 33
—, reife 113
Benadryl 69
Benetzungsindex 193
Benzedrin 69
Benzol 69, 84, 91, 92
γ-Benzol-Hexachlorid 84
Benzolvergiftung 105, 116
Bestrahlungen 186, 190
Beta-Naphthol 69
Blasen-Mole 130
Blei 69, 85
Bleivergiftung 33, 34, 54, 63
—, chronische 29
Blut, hämolysiertes 177
—, infiziertes 177
—, Basophile 99
—, Eosinophile 97
—, Lymphoblasten 102
—, Lymphocyten 100
—, Monocyten 102
Blutabbau, erhöhter 52
Blutausstrich, „Streifenbildung" des 106
—, Variationen des 106
Blutbild, weißes 88
Blutgerinnung 125
Blutgerinnungsfaktoren 124
—, Defekte der 176
Blutgruppenantikörper 75
—, Reaktionen 176
Blutplättchen 155

Blutsauerstoff 9
Blutsenkung 26
Blutsenkungsrate 27
Bluttransfusionen 50
—, unverträgliche 67, 70, 130, 172, 179, 183
Bluttransfusionsstörungen 176
Blutung 105, 130
—, akute 192
—, fetale, in utero 17
—, gastro-intestinale 33
Blutungsneigung 183
Blutungszeit 186
—, sekundäre 187
Blutveränderungen bei Lagerung 180
Blutverlust 52, 157
—, chronischer 23
—, fetaler 65
Blutviscosität 6
Blutvolumen 5
Blutzellen, weiße 88
Boecksches Sarkoid 86
BONSDORF, VON 94
Bromid 11
Brucellose 102
BSG 27
„Burr"-Zellen 29, 30
Busulphan 84, 92
Butazolidin 93

Cabotsche Ringe 37
Calcium 136
Calciumzeit 192
Capillardefekte 175
Capillarfragilität 171
Capillar-Fragilitäts-Test nach Hess 187
Carbimazol 92
Carbutamid 92
Carcinoid-Tumor 166
Carcinom 19, 51, 106, 162, 183, 186, 192
— des Magens 57
Carcinomatös 114
Carcinomatose 31, 35, 52, 53, 67, 195
Carcinommetastasen des Knochenmarks 83
Carcinomzellen 106
Carrionsche Krankheit 38
Chediak-Steinbrinksche Anomalie 95
Chemikalien 70
Chinidin 68, 160

Chinin 68, 69, 81, 93, 160, 170, 195
Chloramphenicol 85, 92, 93
Chlorate 10, 36
Chlorophenothan 85, 160
Chlorpromazin 85, 91, 93
Chlortetracyclin 85
Cholesterinoleat 182
Christmas-Faktor 124, 146
— -Krankheit 147, 154
„Chromatin-Partikel" 35
Chromosom Nr. 21 88
Chrorophenothan 93
Cinchophen 93
Citrat 134
—, Intoxikation 178
Co-Faktor V 124
CO-Vergiftung 8
Colitis, chronische ulceröse 103
Compound F 171
Cooks Modifikation 94
Cooley-Anämie 16
Coombs-Antihuman-Globulin-Test 79
Copaibabalsam 170
Cortison 171
Cumarin 133, 140, 192
Cushingsche Krankheit 99
Cushing-Syndrom 90, 171
Cycloserin 63
Cystein 182
Cytoplasmareste 32

Daraprim 59
DDT 85, 93, 160
Dermatitis exfoliativa 98
— herpetiformis 98, 105
Dermatomyositis 44
Dextran 26, 186, 191
Dextranverbindung 29
Diabetes mellitus 162, 170, 183
Diaminodiphenyl-Sulphon 36
Diamond-Blackfan-Typus 84
Diamox 85, 92
Dicumarol 148, 195
Diezathin-Hydrochlorid 93
Differential-Blutbild 89
Di Guglielmosche Krankheit 62, 87
Dindevan = Thrombasal 93, 150
— -Behandlung 148
Dinitrophenol 85, 93, 160
Diphenylhydramin 69
2,3-Diphosphoglyceromutase 40
Diphtherie 170
DPNH 40

Döhle-(Amato-)Körperchen 95
Donath-Landsteiner-Reaktion 67, 77
Duffy 79
Dysproteinämien 134, 172, 190, 200

EDTA 175
Ehlers-Danlos-Syndrom 169
Einschlußkörper, eisenhaltige 33
Einteilung 45
Eisenmangel 64, 120
Eisenmangelanämie 3, 46, 72, 121, 158
Eisenresorption 47
Eisenresorptions-Test, oraler 52
Eisentherapie 120
Eisen-„Turnover" 48
Eisenverlust 49
Eiweißmangel 54
Ekchymosen 163
Eklampsie 90, 105
Ekzem 98
Elliptocyten 30
Elliptocytose, hereditäre 66
Endokarditis, subakute bakterielle 102
Enteritis, regionale 103
Eosinophile, reife 112
Epsilon-Aminocapronsäure 182
Erkrankungen, entzündliche 19
—, maligne 45, 118
Erwachsenen-Hämoglobin 14
Erythro-Aplasie 84
Erythroblasten 113, 122
Erythroblastose, fetale 26, 35, 67
Erythrocyten 21, 127
— -Aldolase 38
— -Arginase 38
—, Auto-Hämolyse der 78
— -Cholinesterase 38
— -Co-Enzym-Faktor I 38
—, Enzyme 38
—, fetale 26
—, gekerbte 29
— -Glucose-6-phosphat 42
— -Glutathion 42
— — -Reductase 39
— — -Stabilitäts-Test 81
—, Hämolyse der 184
— -Katalase 39
—, kernhaltige 26
— -Koproporphyrin 41
— -Kupfer 41
— -Methämoglobin-Reductase 39

Erythrocyten, Primaquin-empfindliche 39
— -Protoporphyrin 41
— -Resistenz, mechanische 78
— zur Zeit der Geburt 22
Erythrocytenbildung, gestörte 45
Erythrocytendefekt 66
—, erworbener 81
—, kongenitaler 81
Erythrocytendicke 23
Erythrocyteneinschlußkörper 32
Erythrocytengehalt 29
Erythrocytenmasse, zirkulierende 48
Erythrocytenverlust 46
Erythrocytenvolumen, mittleres 22
Erythrocytenzerstörung 185
Erythrocytenzink 42
Erythrol-Tetranitrat 36
Erythrophagocytose 80

Färbeindex 2
Faktor I 127
— II 131
— —, angeborene Erniedrigung, Typ I und II 131, 132
— III 135
— IV 136
— V 136, 195
— — und Prothrombinmangel 138
— VII 139
— VIII 141
— IX 146
— X 149
— XI 150
— XIII 153
—, labiler 124
—, stabiler 124
Faktor-I-Mangel 155
Faktor-V-Mangel 154
Faktor-VII-Mangel 155
Faktor-X-Mangel 155
Faktor-XI-Mangel 155
Faktor-XII-Mangel 155
Fanconi-Syndrom 84
Fava-Bohnen 68
Favismus 39, 83
Felty-Syndrom 86, 92
Ferritin 48
Fettsucht 183
Feulgen-Reaktion 121
Fibrin-Gerinnsel 172
Fibrin-stabilisierender Faktor 153
Fibrinogen 127, 188
Fibrinogenopenie, angeborene 129

Fibrinogenverbrauch, excessiver 130
Fibrinolyse 181
—, erhöhte 182
Ficksches Prinzip 9
Fieber, akutes rheumatisches 100, 171, 184
—, typhusartiges 19
FIGLU 60
Fischbandwurmanämie 57
Folsäure 54, 58
Folsäureantagonisten 59
Folsäurebehandlung 158
Folsäuremangel 62
Formimino-Glutaminsäure 60
Forssman-Antikörper 43
Fragilität, osmotische 71
Fructose-6-phosphat 42
Frühgeborene 22, 34, 36, 183, 188
Furadantin 39

Gallengangsverschluß 25
Gallenwegskrankheiten 19
Gantrisin 39
Gargoylismus 95
Gastrektomie 57
Gauchersche Krankheit 111
Geburtshilfe 195
Gefäßerkrankungen 169
Gelbkreuzgasvergiftung 105
Geldrollenbildung 26
Gerinnungs-Acceleratoren 127
Gerinnungsdefekte, Identifizierung 202
Gerinnungsfaktoren bei Neugeborenen 167
— bei verschiedenen Species 167
Gerinnungszeit 173, 189
— in silikonisierten Röhrchen 193
Gesamthämoglobin 1
Gewebethrombokinase 135
Gewebsbasophile 123
Gewebsschädigungen 90
Gewebsthromboplastin 135
Gewebszerstörung 186
v. Gierkesche Glykogen-Speicher-Krankheit 42
Glanzmannsche Krankheit 164
Globulin, antihämophiles 141
— A, antihämophiles 124
— B, antihämophiles 124
Glomerulonephritis 170
Glucose-6-phosphat-Dehydrogenase 39
Glutathion, reduziertes 82
Glutathionreductasemangel 83

Glutathionsynthetase 40
Glykogen 122
— -Speicherkrankheit 186
Gold 91, 93
Goldsalze 170
Granulationen, „toxische" 94
Granulocyten-Lebensspanne 89
Granulomatose, eosinophile 99
GSH 82

Haarfarbstoffe, organische 160
Hämatemesis, idiopathische 169
Hämatokrit 3
Hämatokritwert 189
Hämenzyme 48
Hämochromatose 34, 47
Hämocytoblast 112
Hämoglobin 1
— A 16
— A_2 15
— C 15
— C-Krankheit 1
— E 15
— D 15
— G 16
— H 16
— I 16
— J 16
— K 16
— L 16
— M 16
— —, familiärer Typ 10
— N 16
— O 16
— P 16
— Q 16
—, fetales 14, 65
— -Alkali-Denaturierungs-Test 17
— -Sauerstoff-Dissoziationskurve 7
Hämoglobine, anomale 14
— β-anomale 17
Hämoglobinanomalitäten 66
Hämoglobingehalt, mittlerer 2
Hämoglobinkonzentration, mittlere 3
Hämoglobinsynthese, maximale Rate an 49
Hämoglobinurie 47, 70
—, paroxysmale nächtliche 67, 70, 74, 79
Hämolyse, intravasculäre 12, 19
Hämolysin 67
Hämophilie 142, 154
— bei Frauen 143
Hämorrhagien 47
Hämosiderin 120

Hämosiderin im Urin 70
Hämosiderinspeicher 48
Hämosiderose 179
„Haff"-Krankheit 13
Hageman-Faktor 152
Hakenwürmer 81
Hand-Schüller-Christian-Krankheit 111
Harnstoff 182
Heinz-Körper 35
Heinz-Körper-Test 82
Hemmstoffe, physiologische 171
Heparin 148, 172, 174, 182
Heparin-Co-Faktor 171
Heparintoleranz 190
Hepatitis 129
—, infektiöse 101
—, lupoide 108
Herzfehler 134
Herzinfarkt 184, 191
Herz-Vitium, dekompensiertes 191
Hess-Tourniquet-Test 129
Heufieber 98
Hexokinase 40
Hiatus-Hernien 47
Histiocyten 107
Hodgkinsche Erkrankung 53, 83, 86, 99, 102—105, 184, 186
Howell-Jolly-Körper 32
H-Substanz 75
5-H.T. 166
Hydantoine 91
Hydralazin 85
— -Lupus 108
5-Hydroxytryptamin 166
Hyperfibrinogenämie 189
Hypersegmentation, hereditäre 94
Hypersplenismus 83, 86
—, primärer 86
—, sekundär 86
Hypertension 170
Hyperthyreose 101, 145, 171
Hyperventilation 182
Hypofibrinogenämie 189
Hypophosphatasie, kongenitale 97
Hypophyseninsuffizienz 54
Hypoprothrombinämie 190
Hypothermie 179
Hypothyreose 54, 170
—, primäre 57

Identifizierung 202
Ikterus 72
—, hämolytischer 26

Infektionen 34, 51, 52, 53, 68, 81, 90, 95, 103, 116, 117, 119, 121, 129, 158, 162
—, schwere 91
—, — bakterielle 105
Infektionskrankheiten 101
Infiltrate, leukämische 117
Infiltration, leukämische 171
—, neoplastische 91
Influenza 101
INH 86
Inkompatibilität 176
Inkubationstest, Normalwerte 73
Insulin 99
Intrinsic-Faktor 55
—, gestörte Produktion des 56
„Intrinsic-System" 203
Isaacsche Körperchen 33
Iso-Antikörper, anomale 67
Isoniazid 63, 93, 170

Jodolysin 93

Kälte-Antikörper, inkomplette 75
— -Autoagglutinine, normale 75
— -Hämagglutinine 75, 77
— -Hämoglobinurie, paroxysmale 70, 77
Kälteagglutinine 28, 67
Kala-azar 86
Kaliumchlorat 69
Kaliumchlorid 81
Kalium-Intoxikation 178
Kalt-Dauerwellen 93
Kell 79
Kephalin-Gerinnungszeit 191
Kernplasmareste 32
Ketose, diabetische 90
Keuchhusten 105
Kidd 79
Knochenmark 110
— -Basophile 114
— -Biopsie 113
— -Chemie 111
— -Eosinophile 114
— -Lymphoblasten 116
— -Lymphocyten 115
— -Megakaryocyten 116
—, Myeloblasten des 119
— -Plasmazellen 117
—, Reticulumzellen des 118
Knochenmarksmetastasen 87
Knochenmarksschädigung 91
Knochenmarkzellen 114
Körpereisen 48

Kohlenoxydhämoglobin 11
Kokardenzelle 16, 31
Kokken-Infektionen 96
Kollagen-Krankheiten 19, 45, 103, 117, 129, 172
Kontraceptiva 145
Kreislauf, extracorporaler 130
Krisen, hämolytische 32
Kryofibrinogenämie 131
Kryoglobulinämie 27
Kupfermangel 66
Kwashiorkor 51

Lachgas-Anaesthesie 93
Latex-Test 44
L.E., Discoider 108
„L.E.-Rosetten" 108
L.E.-Test 108
Lebercirrhose 116, 148, 183
Lebererkrankungen 23, 42, 50, 54, 56, 72, 94, 95, 129, 133, 151, 168, 171, 187, 188, 197, 200
—, chronische 20
Leberschaden 52
Lecithin 69
Leptocyten 31
Leukämie 26, 32, 33, 53, 63, 67, 80, 83, 87, 90, 98, 101, 103, 111, 114, 116, 119, 184, 186, 195
—, akute 119, 120
—, lymphatische 115, 116
—, —, chronische 102
—, myeloische 44, 97
—, —, chronische 55, 99, 100, 104, 157
—, Vortäuschung einer lymphatischen 105
—, — einer myeloischen 105
Leukocyten, neutrophile 89
Leukocytose 89
—, nicht-leukämische 56
Leuko-Erythroblasten-Anämie 25
Leukopenie 89
Linksverschiebung 94
Lipoid-Speicherkrankheit 86
Lobär-Pneumonie 100
Lorand-Laki-Faktor = LL-Faktor 125
Lost 93
Luftembolie 178
Lungen-Hämosiderose 169
Lungenoperation 130
Lupus erythematodes 44, 67, 83, 92, 99, 102, 172, 184
—, disseminierter 134

Lupus erythematodes (L.E.) Zellen 107
Lymphadenom 67, 114
Lymphoblasten 113
— -Leukämie, akute 102
Lymphocyten 113
— -Lebensspanne 100
Lymphocytose bei Kindern 101
Lymphom, follikuläres 105, 115
—, lymphoblastisches 102, 105, 116
—, lymphocytäres 105, 115
Lymphosarkom 67, 83, 102, 111, 115, 116
Lymphosarkomzellen 107
Lyse 127
Lysolecithin 68

Magencarcinom 30
Makroglobulinämie 115
Malabsorption 59, 133
Malabsorptionsyndrom 57
Malaria 34, 38, 54, 70, 178
Maligne Tumoren 103
Mark, hyperplastisches 114
Markfibrose 113
Markhypoplasie 114
Markreticulocytenzeit 24
Marmor-Knochen-Krankheit 87
Marsch-Hämoglobinurie 14
Masern 170
Mastzellen 99
Material, retikuläres 33
Maurersche Flecken 37
McArdle-Syndrom 14
M.C.H. 2
M.C.H.C. 3
M.C.T. 23
M.C.V. 22
Medikamente 70
—, acetanilidhaltige 11
—, phenacetinhaltige 11
—, die Thrombocytopenie hervorrufen 159
Megakaryocyten 113
— des Blutes 104
Megaloblasten 113
Megaphen 85, 93
Melaena 169
— neonatorum 138
Meningitis, benige lymphocytäre 101
Meningokokken-Infektionen 19
Menopause 182
Menstrual-Cyclus 157
Menstruation 128
Mepacrin 85
Mercaptoäthanol 182

6-Mercaptopurin 84, 91, 93
Mesantoin 69, 93
Mesobilifuscinurie 17
Metamorphose, viscöse 188
Metamyelocyt 112
Metastasen 111, 113, 123
Metathrombin 128
Methämoglobin 8, 9
Methämoglobinämie 38
—, idiopathische 10
—, kongenitale 10
Methämoglobinreductase 40
Methaphenilen 93
Methimazol 93
α-Methopterin 84
Methylamin 182
Methyl-Chlorid 69
Methylmercaptoimidazol 85
Milz 32
Milzvenenthrombose 86
Modifikation der Prothrombinmessung 197
Monoaminoxydase-Hemmer 166
Monocyten 113
Mononucleose, infektiöse 42, 92, 101, 102, 115
Morbus haemolyticus neonatorum 30, 87
Morbus haemorrhagicus neonatorum 114, 196
Muskelarbeit 145
Mustardgas 93
Myanesin 69
Myeloblast 112
Myelocyt 112
Myelocyten, basophile 112
—, eosinophile 112
Myelofibrose 115, 116
Myeloid/Erythroid(M./E.)-Verhältnis 110
Myelom 53, 103, 111, 117
—, multiples 83
Myelomzellen 113
Myelophthise 87
Myelose, akute erythrämische 25
—, erythrämische 26
—, megakaryocytäre 116
Myelosklerose 25, 80, 83, 87
Myelotomie 112
Myleran 85, 91, 92
Myoglobin 48
Myoglobinurie 13
—, familiäre paroxysmale 13
—, idiopathische 13
—, paroxysmale 70

Myositis myoglobinurica 13
Myxödem 54

Nachweis von HbF, Methode Betke-Kleihauer 18
Nahrungsmittel-Sensibilisierung 98
Naphthalin 29, 36, 65, 68, 69, 81
Natrium-Citrat 175
Nebennierenhormontherapie 51
Nebennierensteroide 99
Neoarsphenamin 69
Neomercazol 85, 92
Nephritis 50
—, akute 184
Nephrose 51, 129
Neugeborene 90, 152, 190
Neugeborenenperiode 148, 163
Neutropenie der Kinder, chronische 92
Niemann-Picksche Krankheit 111
Nitrat 11
Nitrite 10
Nitrobenzol 10, 69
Nitrofurantoin 39
Nitroglycerinvergiftung 11
Normoblasten 113
—, polychromatische 113
— -Anämie, refraktäre 63

Ödem, angioneurotisches 98
Oestrogene 170
Operationen 53, 191, 203
—, chirurgische 183
Orotsäureausscheidung im Urin 62
Oroya-Fieber 38, 70
Orthochromatische Normoblasten 113
OSLER, M. 169
Osteosklerose 91
Ovalocyten 30
Ovalocytose 17, 31
Owrensche Krankheit 137
Owren's Thrombotest 198
Oxalat 175
Oxytetracyclin 86, 160

Packed Cells 3
Pamaquin 10, 36, 69
Pancytopenie 83
Pankreas 173
Pankreatitis, akute 20
Pappenheimer Körperchen 35
Para-Aminosalicylat 69
Parahämophilie 137

Paraphenylendiamin 84
— -Haarfarbstoff 86
Parasiten 98
Parathion 38
Paratyphus 102
Paritol 191
PAS 160
— -Färbung 122
Paul-Bunnell-Test 42
Pelger-Huet-Anomalie 95
Pellagra 54, 171
Pemphigus 98
Pennyroyal 69
Pentamidin 104
Peptone 182
Periodic-Schiff-Reaktion 122
Permanganate 10
Petechien 163
PFAUNDLER-HURLER, M. 95
Pfortaderthrombose 190
Phenacetamid 93
Phenacetin 10, 36, 69, 93
Phenazon 10
Phenindion 192
Phenothiazin 36, 69, 92, 93
Phenylbutazon 93, 134, 160
Phenylhydrazin 10, 36, 68, 69, 79
Phenylinandion 93
Phenylsemicarbazid 69
6-Phosphogluconat-Dehydrogenase 40
Phosphor 70, 86, 93
—, radioaktiver 138
Pilzvergiftung 81
Plasma-Accelerator-Globulin 124
— -Antithrombin 173
— -Haptoglobine 18
— -Komponente, thromboplastische 124
— -Methämalbumin 12
— -Prothrombin-Conversions-Faktor 124
— — -Messung 193
— -Recalcifizierungszeit 192
— -Thromboplastin-Antecedent 150
— — -Komponente 124
— — -Komponente B 124
Plasmaeisen 48
Plasmahämoglobin 1
Plasmaviscosität 7
Plasmavolumen 5
Plasmazellen 113
— des Blutes 103
Plasmin 182

Plasminogen 181
Plasmoquin 93
Plättchen-Faktor-1 156
— — -2 156
— — -3 156
— — -4 156
— -Mangel 155
Pneumonie, atypische 92
—, schwere lobäre 104
PNH 74
Pocken 170
Poikilocytose 29
Pollen 68
Polychromasie 24
Polycythaemia vera 4, 23, 52, 56, 97, 104, 116, 130, 157, 165, 188
Polycythämie 27
—, benigne familiäre 4
—, sekundäre 4
Polykaryocyten 116
Polysaccharide 122
Polyvinylverbindung 29
Porphobilinogen 41
Prednison-Behandlung 90
Price-Jones-Kurven 23
Primaquin 36, 39, 69, 82
Pro-Accelerin 124
Procainamid 93
Proconvertin 124
Pro-Erythroblast 113
Promyelocyt 112
Properdin, erniedrigt 186
Prostata-Carcinom 130
Prothrombin 131
—, totales 196
— -Index 193
— -Mangel 154
— -Methode mit Viperntoxin-„Kephalin" 197
— -Messung (Quick), einstufige 193
— —, 2stufige 196
— -Proconvertin-Methode 197, 198
Prothrombinaktivierung 126
Prothrombinverbrauch 173
Prothrombinzeit, einstufige 173, 174
Prothrombokinase 124
Protozoen-Infektion 103
Prurigo 98
Pseudohämophilie 145, 169
Pseudo-Thalassämie 31
Psoriasis 98
PTA 150
Punktion, blutige 113
—, trockene 113
Purinethol 85

Purpura 163
—, idiopathische thrombocytopenische 116
—, kachektische 170
— bei Kindern 163
—, senile 170
— simplex 170
—, thrombotische, thrombocytopenische 30
Pyribenzamin 69, 86, 93
Pyridin 36
Pyridoxin-Therapie 64
Pyrithyldion 93
Pyrogene 177
Pyruvatkinase 39

Quecksilber 85
— -Diuretica 93
Quecksilberverbindungen 160
Quecksilbervergiftung 105
Quicksche einstufige Prothrombinmessung 197, 198
— Formel 194

Reaktion, leukämoide 97, 104
Rebound-Phänomen 145
Rechtsverschiebung 94
Reed-Sternberg-Zellen 106
— — -Zell-Leukämie 107
Reserpin 166
Resistenz, osmotische 71
Resorcin 36, 65
Retention eines totalen Fetus in utero 130
Reticulocyten 24
Reticulumzellen 113
Reticulum-Zell-Sarkom 67, 83
Retinitis pigmentosa 29
Retracto-Enzym 156
Retraktion des Gerinnsels 188
Rh-Antikörper 79
Rh-Unverträglichkeit 9
Rieder-Zellen 120
Riesenzellen, Langhanssche 123
—, Sternbergsche 123
Rizinus-Öl 68, 70
Röntgenbestrahlung 91, 95, 116
Röntgenstrahlen 85
Romanowsky-Färbung 24, 106
Rose-Waaler-Test 43
„Rouleaux-Bildung" 26
Russel-Körperchen 104

Salicyl 133
Salycilat 160, 195

Saponin 68, 70
Sarkoidose 80
Säugling 128
Sauerstoff-Sättigung 9
Scabies 98
Schaf-Erythrocyten-Agglutinationssystem 43
Scharlach 98, 170, 195
Scheinerythropoese 61
Schistocyten 29
Schlangenbisse 70, 176, 183
Schlangengift 68, 170
Schlangengiftmethode 198
Schock 130
—, hämorrhagischer 186
Schönlein-Henoch-Purpura 170
Schüffnersche Tüpfelung 37
Schumm-Test 12
Schwangerschaft 27, 49, 50, 57, 92, 96, 128, 141, 145, 157, 171, 172
—, normale 5
Schwangerschaftsanämie, megaloblastische 59, 105
Schwangerschaftstoxikose 95
Schwangerschaftszeit 90
Schwarzwasserfieber 35
Schwefel 11
Schwermetalle 182
Segmentation, neutrophile 94
Segmentierte 112
Segmentwert 60
Sepsis 10, 170
Serotonin 156, 166
Serum-Antikörper 81
— -Eisen 49
— — -Bindungskapazität 51
— — —, totale 51
— — —, ungesättigte 51
— -Komplement 183
— -Properdin 185
— -Prothrombin-Conversions-Accelerator 12
— — -Verbrauch 199
— -Säure-Hämolyse-Test von Ham und Crosby 74, 76
Serumkrankheit 98
Serumreaktionen 43, 103
Sezary-Krankheit 107
— -Zellen 107
Sichelzellanämie 8, 28
Sichelzell-Hämoglobin C-Krankheit 1, 15
Sichelzellkrankheit 6, 32
Sichelzellthalassämie 1, 15
Sichelzell „trait" 15, 16, 17

Sichel-Zellen-HbD-Krankheit 15
— — -HbE-Krankheit 15
— — -HbG-Krankheit 15
— -Anämie 15
— -Hämoglobin (HbS) 15
Sideroblasten 34, 121
Siderocyten 33
Siderophilin 51
Silber 86
—, colloidales 70
Singer-Methode 18
„Skein"-Zellen 24
Sklerodermie 44
Skorbut 52, 169, 188
„Smear"-Zellen 113
Snapper-Schneidsche Einschlußkörper 104
Speicherzellen, monocytäre 123
Sphärocyten 30
Sphärocytose 22, 74
—, erworbene 30
—, hereditäre 30, 31
—, osmotische 30
„Spider"-Naevi 171
Splenektomie 32, 72, 157
„Splenin" 171
Stabkernige 112
Staphylokinase 182
Steroid-Behandlung 183
Steroidtherapie 100
Stickstofflost 93
— -Therapie 190, 193
Stickstoffmustard 84
Stilbamidin 104
Strahlenschäden 103, 129, 193
Streptokinase 182
Streptomycin 160, 170
Stress 99, 100
— -Reaktionen 101
Störungen, endokrine 45
Stuart-Prower-Faktor 149
2-Stufen-Prothrombinmessung 198
Sulfapyridin 29
Sulfhämoglobin 8, 11
Sulfide 11
Sulfonal 10
Sulfonamide 10, 36, 68, 69, 91, 93, 105, 160, 170
Sulfonamidtherapie 11
Sulfoxon 39
Sulphone 70
Syndrom, nephrotisches 52
—, Sjögrensches 108
Synkavit 65

Syphilis 67
—, kongenitale 26, 101

Target-Zellen 31
„Tart"-Zellen 109
Teleangiektasie, hereditäre hämorrhagische 169
TEM 84, 91
Terramycin 86
Test, direkter Coombs- 79
—, indirekter Coombs- 79
Tetraäthyl-Blei 69
Tetrachlorkohlenstoff 85
Thalassaemia major 1, 16, 17, 105
— minor 16, 17
Thalassämie 16, 31
— und Hb (G u. S) 17
— — HbC 17
— — HbD 17
— — HbE 17
— — HbG 17
— — HbH 17
— -„trait" 16
Thiantoin 93
Thioglykollat 93
Thiosemicarbazon 86, 93
Thiosulfate 11
Thiouracil 91, 93, 160, 195
Thorax-Operation 183
Thorium-Dioxid 86
Thrombasal 148
Thrombasthenie 164
—, hereditäre hämorrhagische 164
Thrombelastographie 203
Thrombin 135
— -Bildungs-Test 136
Thrombocytasthenie 165
Thrombocyten 188
— -Adhäsion 162
Thrombocytendefekte 175
Thrombocythämie, hämorrhagische 164
— mit Thrombocytasthenie 165
—, idiopathische primäre 157
Thrombocytolysin 124
Thrombocytopenie, amegakaryocytäre 160
—, Capillar-Schädigung mit 170
— -Ursachen 158
Thrombocytose 171
Thrombopathie, thrombasthenische 165
Thrombophlebitis 179
Thromboplastin 125
Thromboplastinbildung 175, 201

Thromboplastinbildung, gehemmte 172
Thromboplastinbildungstest 174
Thromboplastinkomplex 125
Thromboplastinogen 124
Thromboplastin-Zeit, partielle 191
Thrombosthenin 156
Thymustumoren 83
Thyreotoxikose 90, 100
T.I.B.C. 51
Toluylendiamin 70
Toxoplasma gondii 186
TPNH 40
Trauma 157, 162
Traumen 19
Treburn 191
Triethylenmelamin 84
Trimethadion 86, 93
Trinitrotoluen 36, 70, 84, 93
Triodon 86, 93, 160
Triosephosphatisomerase 40
Trypsin-Hemmer 182
Tuberkulose 87, 102, 105
—, chronische 101
Tumorzellen 123
Türksche Zellen 109
Typhus 19, 102, 170

Überempfindlichkeit auf Antigene 118
— gegen Arzneimittel 118
Überempfindlichkeitsreaktionen 114
Übertransfusion 178
U.I.B.C. 51
Urämie 30, 52, 90, 166, 170
—, akute 102
—, chronische 102
Urethan 84, 86, 91, 93
Urin-Eisen 49
— -Exkretions-Test 58
Urokinase 182
Uroporphyrin 42
Urticaria 98

Varietät der thrombotischen Thrombocytopenie 36
Vasculäre Purpura 188
Verbrennungen 46, 53, 96, 105, 129, 133, 186
—, schwere 34
Verbrennungsfälle 68
Verschluß-Ikterus 133, 173
Vergiftung 87
Vitamin B_{12} 54
— — -Mangel 62
— K 134, 151

Vitamin K-Mangel 132, 148, 150, 169
Virus-Agranulocytose 92
— -Erkrankungen 178
— -Infektion 103, 105
— -Lymphocyten 101
Viruspneumonie, atypische 67, 77

„Wärme"-Auto-Antikörper 67
Wasserüberfüllung 3
Westergren-Methode 27
„Wettability-Index" 193
v. Willebrand-Jürgens-Typ der Thrombopathie 165

v. Willebrandsche Erkrankung 162
— Krankheit 144, 175
Wintrobe-Methode 27
Wismut 85, 92, 160
Wright-Färbung 34
Wunden, infizierte 191

Xanthoderma pigmentosa 171
Xanthomatose, primäre 87
Xylol 70

Zellen, nicht-myeloische 111
Zustände, hämorrhagische 175
—, kachektische 130
Zymosan-Injektion 186

Erschienene Bände der Heidelberger Taschenbücher

1 Max Born: Die Relativitätstheorie Einsteins
 4. Auflage. Mit 143 Abbildungen. XII, 329 Seiten. 1964. DM 10,80
2 K. H. Hellwege: Einführung in die Physik der Atome
 2. erweiterte Auflage. Mit 80 Abbildungen. VIII, 162 Seiten. 1964. DM 8,80
3 Wolfhard Weidel: Virus und Molekularbiologie
 2. erweiterte Auflage. Mit 26 Abbildungen. VIII, 160 Seiten. 1964. DM 5,80
4 L. S. Penrose: Einführung in die Humangenetik
 Mit 32 Abbildungen. VIII, 121 Seiten. 1965. DM 8,80
5 Hans Zähner: Biologie der Antibiotica
 Mit 68 Abbildungen. VIII, 113 Seiten. 1965. DM 8,80
6 Siegfried Flügge: Rechenmethoden der Quantentheorie
 3. Auflage. Mit 30 Abbildungen. X, 281 Seiten. 1965. DM 10,80
7/8 G. Falk: Theoretische Physik I und I a
 auf der Grundlage einer allgemeinen Dynamik
 Band 7: Elementare Punktmechanik (I). Mit 29 Abbildungen. X, 152 Seiten. 1966. DM 8,80
 Band 8: Aufgaben und Ergänzungen zur Punktmechanik (I a). Mit 37 Abbildungen. VIII, 152 Seiten. 1966. DM 8,80
9 Kenneth W. Ford: Die Welt der Elementarteilchen
 Mit 47 Abbildungen. XII, 242 Seiten. 1966. DM 10,80
10 Richard Becker: Theorie der Wärme
 Mit 124 Abbildungen. XII, 320 Seiten. 1966. DM 10,80
11 P. Stoll: Experimentelle Methoden der Kernphysik
 Mit 79 Abbildungen. XII, 178 Seiten. 1966. DM 10,80
12 B. L. van der Waerden: Algebra I
 7. neubearbeitete Auflage der Modernen Algebra
 XII, 271 Seiten. 1966. DM 10,80
13 H. S. Green: Quantenmechanik in algebraischer Darstellung
 VIII, 106 Seiten. 1966. DM 8,80
14 Alfred Stobbe: Volkswirtschaftliches Rechnungswesen
 Mit 17 Schaubildern. XVI, 254 Seiten. 1966. DM 10,80
15 Lothar Collatz/Wolfgang Wetterling: Optimierungsaufgaben
 Mit 38 Abbildungen. XII, 181 Seiten. 1966. DM 10,80
16/17 Albrecht Unsöld: Der neue Kosmos
 Mit 143 Abbildungen. X, 356 Seiten. 1967. DM 18,—
18 Fred Lembeck/Karl-Friedrich Sewing: Pharmakologie-Fibel
 Tafeln zur Pharmakologie-Vorlesung
 VIII, 117 Seiten. 1966. DM 5,80
19 A. Sommerfeld/H. Bethe: Elektronentheorie der Metalle
 Mit 60 Abbildungen. VIII, 290 Seiten. 1967. DM 10,80
20 K. Marguerre: Technische Mechanik
 I. Teil: Statik
 Mit 235 Figuren. VIII, 132 Seiten. 1967. DM 10,80
21 K. Marguerre: Technische Mechanik
 2. Teil: Elastostatik.
 Mit 200 Figuren. VIII, 136 Seiten. 1967. DM 10,80

22 K. Marguerre: Technische Mechanik
3. Teil: Kinetik
Mit 201 Figuren, VIII, 158 Seiten. 1968. DM 12,80
23 B. L. van der Waerden: Algebra II
5. Auflage der Modernen Algebra
XII, 300 Seiten. 1967. DM 14,80
24 Manfred Körner: Der plötzliche Herzstillstand
Akuter Herz- und Kreislaufstillstand
Mit 18 Abbildungen. XII, 113 Seiten. 1967. DM 8,80
25 W. Reinhard: Massage und physikalische Behandlungsmethoden
Mit 52 Abbildungen. VIII, 79 Seiten. 1967. DM 8,80
26 H. Grauert/I. Lieb: Differential- und Integralrechnung I
Mit 25 Abbildungen. X, 200 Seiten. 1967. DM 12,80
27/28 G. Falk: Theoretische Physik II und II a
Band 27: Allgemeine Dynamik und Thermodynamik (II)
Mit 35 Abbildungen. VIII, 220 Seiten. 1968. DM 14,80
Band 28: Aufgaben und Ergänzungen zur Allgemeinen Dynamik und Thermodynamik (II a)
Mit 29 Abbildungen. VIII, 170 Seiten. 1968. DM 12,80
29 P. D. Samman: Nagelerkrankungen
Mit 126 Abbildungen. VIII, 113 Seiten. 1968. DM 14,80
30 R. Courant/D. Hilbert: Methoden der mathematischen Physik I
3. Auflage
Mit 26 Abbildungen. XIV, 469 Seiten. 1968. DM 16,80
31 R. Courant/D. Hilbert: Methoden der mathematischen Physik II
2. Auflage
Mit 57 Abbildungen. XVI, 549 Seiten. 1968. DM 16,80
32 F. W. Ahnefeld: Sekunden entscheiden — Lebensrettende Sofortmaßnahmen
Mit 63 Abbildungen. VIII, 84 Seiten. 1967. DM 6,80
33 K. H. Hellwege: Einführung in die Festkörperphysik I
Mit 98 Abbildungen. VIII, 170 Seiten. 1968. DM 9,80
36 H. Grauert/W. Fischer: Differential- und Integralrechnung II
Mit 25 Abbildungen. XII, 216 Seiten. 1968. DM 12,80
37 V. Aschoff: Einführung in die Nachrichtenübertragungstechnik
Mit 121 Abbildungen. VIII, 147 Seiten. 1968. DM 11,80
38 R. Henn/H. P. Künzi: Einführung in die Unternehmensforschung I
Mit 25 Abbildungen. VIII, 154 Seiten. 1968. DM 10,80
39 R. Henn/H. P. Künzi: Einführung in die Unternehmensforschung II
Mit 70 Abbildungen. VIII, 201 Seiten. 1968. DM 12,80
40 M. Neumann: Kapitalbildung, Wettbewerb und ökonomisches Wachstum
Mit 23 Abbildungen. XII, 206 Seiten. 1968. DM 9,80
41 G. Martz: Die hormonale Therapie maligner Tumoren
XI, 82 Seiten. 1968. DM 8,80
42 W. Fuhrmann/F. Vogel: Genetische Familienberatung
Mit 27 Abbildungen. VIII, 98 Seiten. 1968. DM 8,80
43 H. Grauert/I. Lieb: Differential- und Integralrechnung III
Mit 25 Abbildungen. XII, 177 Seiten. 1968. DM 12,80

Bitte Gesamtverzeichnis der Reihe anfordern!

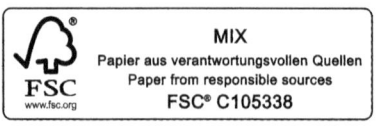

If you have any concerns about our products,
you can contact us on
ProductSafety@springernature.com

In case Publisher is established outside the EU,
the EU authorized representative is:
**Springer Nature Customer Service Center GmbH
Europaplatz 3, 69115 Heidelberg, Germany**

Printed by Libri Plureos GmbH
in Hamburg, Germany